best exercises for SPORTS、REHABILITATION、FITNESS

彈性阻力帶
肌力訓練大全

健身與功能性訓練、復健與預防肌少症 全適用

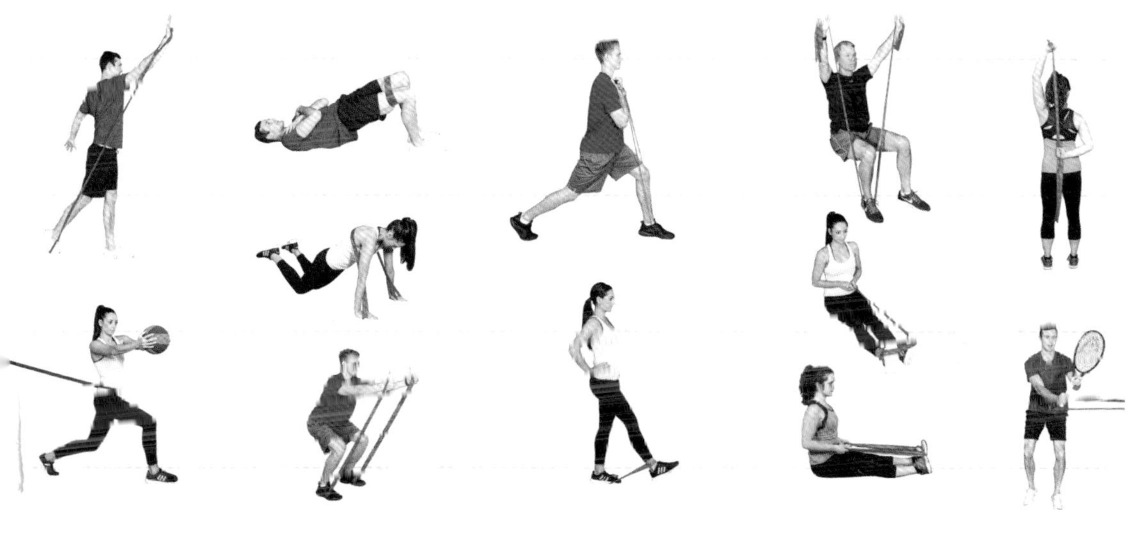

● 14 類運動項目 ● 7 大部位復健課表 ● 居家、戶外、健身房皆適用

Phil Page 博士、Todd Ellenbecker 博士 著　謝靜玫 譯

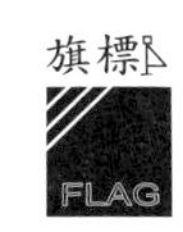

facebook：優質運動健身書

● FB 官方粉絲專頁：優質運動健身書、旗標知識講堂

● 旗標「線上購買」專區：您不用出門就可選購旗標書！

● 如您對本書內容有不明瞭或建議改進之處，請連上旗標網站，點選首頁的 聯絡我們 專區。

若需線上即時詢問問題，可點選旗標官方粉絲專頁留言詢問，小編客服隨時待命，盡速回覆。

若是寄信聯絡旗標客服 email，我們收到您的訊息後，將由專業客服人員為您解答。

我們所提供的售後服務範圍僅限於書籍本身或內容表達不清楚的地方，至於軟硬體的問題，請直接連絡廠商。

學生團體　訂購專線：(02)2396-3257 轉 362
傳真專線：(02)2321-2545

經銷商　服務專線：(02)2396-3257 轉 331
將派專人拜訪
傳真專線：(02)2321-2545

國家圖書館出版品預行編目資料

彈性阻力帶肌力訓練大全 162 式最新版：健身與功能性訓練、復健與預防肌少症 全適用

Phil Page, Todd Ellenbecker 作；謝靜玫譯. --

臺北市：旗標科技股份有限公司, 2021.04　面；　公分

ISBN 978-986-312-666-9　(平裝)

1.運動訓練　2.健身運動

411.711　　110005220

作　　者／Phil Page、Todd Ellenbecker
翻譯著作人／旗標科技股份有限公司
發 行 所／旗標科技股份有限公司
台北市杭州南路一段15-1號19樓
電　　話／(02)2396-3257(代表號)
傳　　真／(02)2321-2545
劃撥帳號／1332727-9
帳　　戶／旗標科技股份有限公司
監　　督／陳彥發
編輯企劃／孫立德
美術編輯／陳慧如
封面設計／陳慧如
校　　對／孫立德

新台幣售價：500 元
西元 2024 年 8 月 初版 4 刷
行政院新聞局核准登記-局版台業字第 4512 號
ISBN 978-986-312-666-9

目錄

第一篇　彈性阻力訓練的基本知識

第二篇　彈性阻力運動與訓練

第三篇　彈性阻力訓練計畫

訓練動作索引

訓練動作名稱	主要鍛鍊的肌肉	適用的運動項目	是否需要固定彈力帶	頁碼
第 5 章：關節與肌肉孤立訓練				
肩部				
側平舉	中三角肌	籃球、橄欖球、冰上曲棍球	否	44
前平舉	前三角肌	籃球、橄欖球、冰上曲棍球	否	45
斜上平舉	旋轉肌袖、三角肌群	所有運動	否	46
側向肩關節內轉	旋轉肌袖	棒球、高爾夫球、壘球、游泳、網球、排球	是	47
側向肩關節外轉	旋轉肌袖	棒球、高爾夫球、壘球、游泳、網球、排球	是	48
前鋸肌拳擊	前鋸肌、前三角肌	棒球、高爾夫球、壘球、游泳、網球、排球	是	49
手肘與手腕				
彈力帶肱二頭肌彎舉	肱二頭肌	所有運動	否	50
肘關節伸展	肱三頭肌	所有運動	是	51
腕關節屈曲	腕屈肌群	棒球、高爾夫球、壘球、網球、排球	否	52
腕關節伸展	腕伸肌群	棒球、高爾夫球、壘球、網球、排球	否	53
前臂旋後	旋後肌、肱二頭肌	棒球、高爾夫球、壘球、網球、排球	否	54
前臂旋前	旋前圓肌	棒球、高爾夫球、壘球、網球、排球	否	55
手腕尺側偏移	前臂屈肌群和前臂伸肌群	棒球、高爾夫球、壘球、網球、排球	否	56
手腕橈側偏移	前臂屈肌群和前臂伸肌群	棒球、高爾夫球、壘球、網球、排球	否	57
髖部				
髖關節內轉	髖旋轉肌群	所有運動	是	58
髖關節外轉	髖旋轉肌群	所有運動	是	59

> 接下頁

訓練動作名稱	主要鍛鍊的肌肉	適用的運動項目	是否需要固定彈力帶	頁碼
上背部				
彈力帶坐姿划船	菱形肌、中斜方肌	棒球、壘球、游泳、網球、排球	是	81
彈力帶反向飛鳥	菱形肌、中斜方肌	棒球、壘球、游泳、網球、排球	是	82
彈力帶聳肩	斜方肌、菱形肌	所有運動	否	83
彈力帶背部下拉	背闊肌	所有運動	是	84
彈力帶屈體划船	菱形肌、中斜方肌、背闊肌	所有運動	否	85
跪姿肩膀外轉	旋轉肌袖、肩胛骨穩定肌群	棒球、壘球、游泳、網球、排球	否	86
雙肩伸展後縮	菱形肌、後三角肌、背闊肌	棒球、壘球、游泳、網球、排球	是	87
彈力帶高位划船	菱形肌、中斜方肌	棒球、壘球、游泳、網球、排球	是	88
肩膀與手臂				
彈力帶肱二頭肌肩高彎舉	肱二頭肌、前三角群	所有運動	是	89
彈力帶直立划船	上斜方肌、三角肌	籃球、橄欖球、曲棍球、游泳	否	90
彈力帶過頭推舉	三角肌、上斜方肌	籃球、橄欖球、曲棍球	否	91
斜向屈曲：PNF（本體感覺神經肌肉誘發術）	三角肌、旋轉肌袖	棒球、壘球、游泳、網球、排球	是	92
斜向伸展：PNF（本體感覺神經肌肉誘發術）	胸肌、旋轉肌袖	棒球、壘球、游泳、網球、排球	是	93
肩關節外轉合併肩胛骨後縮	旋轉肌袖、菱形肌	棒球、壘球、游泳、網球、排球	否	94
上半身關節伸展	肩胛肌和胸肌上部	所有運動	否	95
肩關節90度內轉	胸大肌、旋轉肌袖	棒球、壘球、游泳、網球、排球	是	96

訓練動作名稱	主要鍛鍊的肌肉	適用的運動項目	是否需要固定彈力帶	頁碼
肩膀與手臂(接續上頁)				
肩關節90度外轉	旋轉肌袖、三角肌	棒球、壘球、游泳、網球、排球	是	97
高舉過頭手肘伸展	肱三頭肌	棒球、壘球、游泳、網球、排球	否	98
雙手爬牆運動(60～90度)	肩胛骨穩定肌群、旋轉肌袖	籃球	否	99
第 7 章：下半身肌力訓練				
髖部和臀肌				
彈力帶提髖	腰大肌	籃球、橄欖球、曲棍球、足球	否	103
彈力帶橋式	臀大肌	籃球、橄欖球、曲棍球、足球	否	104
環形彈力帶橋式	臀大肌、臀中肌	所有運動	否	105
彈力帶髖部伸展(驢子踢腿)	臀大肌	籃球、橄欖球、曲棍球、足球	否	106
彈力帶側躺提髖	臀中肌	所有運動	否	107
彈力帶蚌式開合	臀肌群、髖外轉肌群	所有運動	否	108
彈力帶反向蚌式開合	髖內轉肌群	所有運動	否	109
閉鎖鏈髖部旋轉	髖旋轉肌群、臀大肌、踝關節穩定肌群	所有運動	是	110
彈力帶屈腿硬舉	腿後肌、臀肌群、下背部	所有運動	是	111
大腿				
彈力帶弓步蹲	臀大肌、股四頭肌	所有運動	否	112
腳踝扣帶彈力管弓步蹲	臀大肌、股四頭肌	所有運動	否	113
彈力繩側向弓步蹲	臀中肌、臀大肌、股四頭肌	所有運動	否	114

> 接下頁

> 接下頁

訓練動作名稱	主要鍛鍊的肌肉	適用的運動項目	是否需要固定彈力帶	頁碼
彈力帶過頭推舉	三角肌、肱三頭肌	籃球、橄欖球、曲棍球	否	164
彈力帶側平舉	三角肌	籃球、橄欖球、曲棍球	否	165
彈力帶坐姿划船	後三角肌、肩胛骨穩定肌群、肱二頭肌	棒球、壘球、游泳、網球、排球	是	166
高舉過頭下拉	背闊肌、肩胛骨穩定肌群	所有運動	否	167
彈力帶後拉	肩胛骨穩定肌群、後三角肌	所有運動	否	168
彈力帶直立划船	上斜方肌、三角肌	籃球、橄欖球、曲棍球、游泳	否	169
彈力帶抬髖	髖屈肌群	籃球、橄欖球、曲棍球、足球	否	170
彈力帶腿部推舉	臀大肌、股四頭肌	所有運動	否	171
椅子深蹲	臀大肌、股四頭肌	所有運動	否	172
腿部伸展	股四頭肌	所有運動	否	173
膝關節屈曲	腿後肌	所有運動	否	174
踝關節背屈	脛前肌、腓骨肌群	所有運動	否	175
踝關節蹠屈	腓腸肌、比目魚肌	所有運動	否	176
第 12 章：團隊運動				
打擊動作模擬訓練	軀幹旋轉肌群、臀肌群、股四頭肌、小腿肌	棒球、壘球	是	189
側弓步接球動作模擬訓練	所有肌肉群	棒球、壘球	是	190
投球動作模擬訓練	所有肌肉群	棒球、壘球	是	191
低手風車式投球動作模擬訓練	所有肌肉群	壘球	是	191

> 接下頁

訓練動作名稱	主要鍛鍊的肌肉	適用的運動項目	是否需要固定彈力帶	頁碼
發球動作模擬訓練	所有肌肉群	排球	否	193
過頂攔網模擬訓練	所有肌肉群	排球	否	193
怪獸行走托球	所有肌肉群	排球	否	194
手拿籃球側向滑步	核心肌群、髖伸肌群、髖外展肌群、股四頭肌	籃球	否	197
髖關節外展訓練（搭配足球）	髖外展肌、髖屈肌群	足球	否	200
髖關節外展訓練（搭配足球）	核心肌群、髖內收肌群	足球	是	200
斜向踢球模擬訓練（搭配足球）	所有肌肉群	足球	是	201
控球穩定度訓練	臀肌群、腿後肌	足球	是	201
擲界外球和過頂傳球模擬訓練（搭配足球）	肩關節伸肌群、背闊肌、核心肌群、髖屈肌群	足球	是	202
三點站姿起跑往前衝	所有肌肉群	橄欖球	是	204
全身伸展訓練	所有肌肉群	橄欖球	否	204
斜向彎舉	所有肌肉群	橄欖球	是	205
怪物行走投擲模擬訓練	所有肌肉群	橄欖球、袋棍球	否	206
手持球棍滑冰前進	所有腿部肌肉	曲棍球	否	209
手持球棍抗阻力側向滑行前進	髖外展肌群、髖內收肌群	曲棍球	否	209
手持球棍抗阻力猛射往後揮桿	所有肌肉群	曲棍球	是	210
手持球棍抗阻力猛射往前揮桿	所有肌肉群	曲棍球	是	210

訓練動作名稱	主要鍛鍊的肌肉	適用的運動項目	是否需要固定彈力帶	頁碼
手持球棍腕射訓練	所有肌肉群	曲棍球	是	211
手持球棍彈性阻力跨越訓練	所有肌肉群	袋棍球	是	213
袋棍球擲球模擬訓練	所有肌肉群	橄欖球、袋棍球	是	214
第 13 章：個人運動				
游泳划水動作模擬訓練	背闊肌、肱三頭肌、核心肌群	游泳	是	218
肩關節水平外展合併外轉	旋轉肌袖、肩胛肌群	游泳	否	219
彈力帶單腿橋式	臀大肌、腿後肌、腹部肌群、下背部	跑步	否	221
方正站姿正拍擊球阻力訓練（搭配球拍）	所有肌肉群	網球	是	224
側向旋轉運動（搭配球拍）	腹斜肌、核心肌群	網球	是	225
水平外展高反拍擊球訓練（搭配球拍）	前三角肌、旋轉肌袖、肩胛肌群	網球	是	226
側向跨越箱子訓練（搭配球拍）	所有下肢肌肉群	網球	是	227
揮桿加速模擬訓練（搭配高爾夫球桿）	所有肌肉群	高爾夫球	是	229
抗阻力起桿模擬訓練（搭配高爾夫球桿）	所有肌肉群	高爾夫球	是	230
軀幹旋轉及手臂旋轉扭轉訓練	核心肌群、肩膀穩定肌	高爾夫球	是	231
滑雪姿勢迷你深蹲	髖伸肌群、股四頭肌、小腿肌群	滑雪	否	233

> 接下頁

訓練動作名稱	主要鍛鍊的肌肉	適用的運動項目	是否需要固定彈力帶	頁碼
長椅單腿下蹲平衡訓練	所有肌肉群	滑雪	否	234
雙腿抗阻力半蹲	髖伸肌群、股四頭肌、小腿肌群	滑雪	否	235
CLX 彈力帶羅馬尼亞硬舉	所有下肢肌肉群、核心肌群	自行車運動	否	237
抗阻力向前跨越訓練	股四頭肌、腓腸肌、髖屈肌群、臀肌群、核心肌群	自行車運動	是	238

誌謝

感謝 Performance Health 公司和 TheraBand 公司提供本書的示範器材。感謝我們所有的病患、客戶、老師和同事們，與我們分享這些訓練運動的知識。特別感謝 Human Kinetics 公司的優秀員工在本書最新版的成書過程中帶來的美好合作經驗。

前言

肌力訓練是完善的訓練計劃不可或缺的要項。美國運動醫學學會和美國衛生及公共服務部建議成年人，每週至少應進行兩天能活動到所有主要肌肉群的肌力強化運動。彈性阻力帶是經濟實惠又便利有效的運動器材，讓你很容易就能將阻力訓練加入任何健身計劃之中。研究已經證實彈性阻力訓練（ERT）對所有年齡層都有效，從兒童到老年人、從久坐者到職業運動員都有效果。

彈性阻力被運用於健身訓練已超過 100 年，近些年也擴展到復健治療上。它是物理治療師用於臨床和居家健身訓練最常見的阻力訓練方式之一。由於它的多樣性和變化性，是不同健康狀況者的理想道具。近期研究顯示，彈性阻力的訓練效果與傳統的等張阻力相似（像是健身房的器械），因此很適合任何人使用。

彈性阻力訓練成為許多復健計劃的基本項目。對於處於復健早期階段的患者，物理治療師經常會開立利用彈性阻力的肌力強化運動處方，因為其阻力強度較低，而且能隨著患者狀況改善而隨時調升阻力。此外，其便攜性和低成本使其成為居家肌力訓練的理想之選。彈性阻力訓練的這些優點讓一些特殊族群，例如年長者或身障人士等無法利用傳統自由重量或機械式器材的人也能加入健身行列。由於其訓練方式容易調整，也適用於團隊運動的訓練。

彈性阻力訓練已被廣泛研究並證實是有效的肌力強化訓練方式，沒有其他類型的阻力訓練能在運動模式、速度和漸進性方面提供如此多樣化的選擇。只需要一條彈力帶，就可以進行各式各樣的訓練，而且隨時隨地都可以進行，不論是在家裡還是出門在外。

本書在最新版加入了新的示範圖、更多的訓練運動與提升運動表現的相關章節。第一篇會介紹到彈性阻力訓練的基本知識，包括支持彈性阻力訓練的科學論證與相關研究，同時也會討論到彈性阻力訓練的優缺點，以及與其它類型阻力訓練的比較，例如自由重量或機械器材。另外也會討論到訓練強度的評估指標和安全注意事項。

第二篇會談到如何藉助彈性阻力進行伸展和肌力訓練。在第 4 章讀者會學習到如何使用彈力帶來輔助伸展運動，包括 PNF「收縮－放鬆」伸展法。第 5 章到第 9 章介紹能強化上半身、下半身、核心肌群和全身所有主要肌肉群和功能性活動的訓練動作。每個訓練動作都附有示範圖、鍛鍊的目標肌肉名稱、完成正確動作的步驟說明和技巧提示，以及與該訓練動作有關的研究資訊。第 10 章是專門介紹適合年長者從事的彈性阻力訓練，讓其訓練計劃更加全面完整。

第三篇涵蓋了以提升體能狀態、團隊運動訓練、個人運動訓練和復建訓練為目的的彈性阻力訓練計劃。第 11 章介紹一系列在任何場所都能進行的全身性循環式阻力訓練計劃，即使出門在外也能照常訓練。第 12、13 章分別介紹適合團隊運動和個人運動的專項訓練計劃，包括基礎訓練和運動模擬訓練。最後，第 14 章針對上半身、下半身、頸部和背部創傷者，提供利用彈性阻力肌力訓練進行復建的相關建議。

第一篇

彈性阻力訓練的基本知識

MEMO

何謂彈性阻力訓練

彈性阻力訓練的作用原理很簡單：隨著彈性阻力帶伸展程度的增加，阻力也會跟著增加。這個阻力會對肌肉產生漸進式的刺激，能夠強化肌力並有助於增加肌肉量。彈性阻力訓練（Elastic resistance training，簡稱 ERT）能夠鍛鍊單一或同時多個關節，讓運動達到更好的效果和效率。

健身機械器材和啞鈴的阻力來自於重力（等張阻力），而且每一種機械器材通常只能做特定移動軌跡的訓練。相反地，彈性阻力帶不是依賴重力來產生阻力，其阻力來自於彈力帶或彈力繩的伸展長度。除此之外，彈性阻力帶還能提供多樣化的訓練選擇。

彈性阻力帶能提供全方位各種不同類型的阻力訓練。除了健身也可用於復健治療，而且男女老少都適用。彈力帶或彈力繩也可用來做為預防運動傷害或提升運動表現的輔助工具。許多運動只需用到一條彈力帶或彈力繩就能進行。想增加或減少阻力，就更換另一種顏色（代表不同的阻力強度）的彈力帶。

只需要一條彈力帶就能進行仰臥推舉、坐姿划船、直立划船、背部下拉、腿部推舉、膝部伸展、腿後肌彎舉等各種運動，鍛鍊到所有主要肌肉群。彈力帶也可以用來鍛鍊健身器械（只能訓練固定部位的肌肉）難以練到的某些肌肉，例如旋轉肌袖、腓骨長肌（對腳踝穩定度很重要的一塊肌肉）。表 1.1 是彈性阻力運動和等張阻力運動之間的比較。

1-1 與傳統重量訓練的效果相似

研究學者發現 ERT 的鍛鍊效果與傳統重量訓練相似。從生物力學的角度來看，彈性阻力能提供與自由重量和啞鈴同樣的力量曲線（阻力力矩），即便對專業運動員而言，亦能提供足夠的訓練強度（Aboodarda et al. 2013）。

表 1.1 彈性阻力和等張阻力的比較

特性	等張阻力健身器械	彈性阻力器材
阻力來源	重力與質量	伸長率
阻力變化	線性固定	線性增加
力量曲線	鐘形曲線	鐘形曲線
動作模式	固定不變	多種變化

彈性阻力在關節活動度範圍內所產生的力矩變化，跟等張阻力相似，會在活動度範圍的中間位置提供最大的力矩（Hughes et al. 1999）。除此之外，相較於等張阻力訓練，彈性阻力訓練能減輕關節負荷的壓力，因此對關節的傷害較小（Biscarini 2012）。

有一派的觀點認為彈性阻力訓練在增強肌力和促進肌肉生長的效果不彰。然而 Aboodarda 等人在 2011 年的研究，比較了彈性阻力訓練和重量訓練器械對身體造成的生理反應，發現彈性阻力訓練的運動強度足以刺激肌肉生長。除此之外，Sundstrup 等人在 2012 年的研究發現，肩部彈性阻力運動能在肌肉疲乏之前，達到充分的肌肉活化效果，顯示彈性阻力訓練能夠替代或輔助傳統的器械阻力訓練，是非常實用、有效且便利的訓練方式。

既然彈性阻力訓練的刺激強度跟等張阻力訓練類似，理所當然地亦具有相近的肌肉活化程度（利用肌電圖測量）。針對 14 個比較彈性阻力訓練與等張阻力訓練的肌電圖測量研究進行整合分析之後，Aboodarda 等人 2016 年的研究報告指出，兩者在肌肉活化程度上面沒有顯著差異。而且他們還發現，彈性阻力訓練在運動期間比等張阻力訓練更能提升穩定肌的活化程度。事實上，做伏地挺身時搭配彈力帶，能讓整體肌肉活化程度提升 39%，而且活化胸肌的效果等同於以 70%1RM 進行臥推訓練的效果（Calatayud et al. 2014），進一步證明了彈性阻力訓練能夠提供充分的刺激。

與健身器械相比，彈性阻力訓練亦能提供較佳的肌肉活化模式。例如，做捲腹運動時使用彈力繩，髖屈肌代償出力的程度會比使用腹肌訓練器械減少58%，並且讓活化腹肌的效果提升 24%(Sundstrup et al. 2012)。除此之外，相較於啞鈴弓步蹲，做彈力帶弓步蹲時，大腿後側肌群的活化效果顯著增加(Jakobsen et al. 2013)。

有更多研究顯示，彈性阻力訓練的強化肌力效果並不亞於昂貴的重量訓練器械。Colado 和 Triplett 針對彈力帶和健身器械在相同運動強度的狀況下，進行了一項為期 10 週的比較研究(2008)。這兩位學者發現彈力帶運動組和健身器械運動組之間並無顯著差異：兩組的肌力和肌肉量都明顯地增加。研究學者更進一步指出，彈性阻力運動比使用健身器械的運動具備更經濟實惠、更節省空間的優勢。

1-2 將彈性阻力訓練納入健身計劃

彈性阻力訓練很容易就能納入健身計劃之中。無論你是偏好自由重量還是器械訓練，利用健身房設備能做的訓練類型，彈性阻力訓練亦能做到，而且在家甚至是旅途中隨時隨地就能進行訓練。彈力帶可藉由控制伸展長度調整阻力大小，因此能視健身需求提供各種不同的訓練強度。

彈性阻力訓練能不受重力限制，能針對特定的肌肉群進行鍛鍊，並且以全然不同的方式去進行相同肌肉群的訓練動作，所以更適合用來進行功能性訓練(Functional training)。除此之外，彈力帶也可用於柔軟度和平衡性訓練，能提供多樣化的訓練方式，有助於改善整體體適能。

孤立訓練(單關節訓練)

彈力帶提供的阻力方向與大小，能針對器械不容易訓練到的特定動作或特定部位的肌肉加強鍛鍊。重訓器械只能用來做固定幾種動作，因此可能無法提供訓練旋轉肌袖等較小肌肉群所需的低強度阻力。高強度阻力通常會鍛鍊到較大的肌肉群，而非較小的穩定肌群。

彈性阻力訓練因為不需要依賴重力，所以能夠針對特定的肌肉和單關節進行孤立訓練。讓彈力帶與肌肉纖維方向平行，無需依賴重力就能針對特定肌肉提供阻力。

復健或矯正訓練

彈性阻力訓練能夠以低強度阻力的方式進行，因此經常被應用在復健訓練上。因為是最常使用的阻力訓練形式，所以幾乎每間物理治療診所或是運動訓練室都可以看見彈力帶。其方便攜帶的特性也成為居家健身的理想工具。除此之外，許多人在復健之後會藉助彈性阻力訓練來維護肌肉骨骼的健康或預防問題發生，例如肩關節夾擠症、慢性頸部疼痛。

有越來越多的物理治療師和教練提供能夠幫助改善姿勢及動作模式的特定訓練課程，使得矯正訓練越漸普及。隨著人們逐漸了解不良姿勢和動作模式可能帶來的健康風險，彈性阻力訓練可以從特定方向提供低強度阻力，針對特定肌肉和關節進行訓練。

功能性訓練

彈性阻力訓練能提供各種方向的阻力，因此很適合用來訓練特定運動項目的功能性動作模式，例如高爾夫球揮桿動作或是棒球投擲動作，這些都是器械難以做到的。透過針對核心肌群的全身性運動或是能促進姿勢穩定和平衡的運動，彈性阻力也能運用於穩定性訓練。彈性阻力訓練能在額狀面、矢狀面或橫狀面（前後、左右、中間、頂部和底部）等不同運動平面上提供多種方向的阻力，也可以針對特定功能性動作或整體功能性動作提供阻力。彈性阻力訓練非常適合用來模擬功能性活動裡的全身性多關節動作，例如模擬投擲、上舉或跑步。

熱身運動與緩和運動

彈性阻力訓練除了用來強化肌肉，也很適合用於熱身運動與緩和運動。阻力比較強的彈性阻力帶經常被納入熱身運動或是緩和運動，用來做伸展動作（靜態伸展或動態伸展）。

運動員經常會利用彈性阻力進行低負荷高次數的孤立訓練來幫助肌肉熱身。例如，棒球投手經常會用彈力繩來讓旋轉肌袖熱身。彈性阻力訓練能模擬功能性動作模式，因此很適合以低阻力練習特定運動項目的動作來做為熱身，或是用於訓練開始前的獨立練習。

1-3 可與自由重量結合使用

彈力帶可以結合自由重量做為提高運動表現的訓練，特別是在做仰臥推舉和深蹲時很適合搭配彈力帶。理論上來說，彈性阻力和等張阻力在向心動作和離心動作階段能相輔相成，為起始動作提供更大的加速度，有助於提升爆發力。然而從文獻上來看，研究結果有一點分歧。有些研究報告指出彈性阻力和等張阻力訓練相結合具有提升肌力和爆發力的效果，但有些研究則提出相反看法。近期有一群學者把彈性阻力加入跳躍訓練的效果之相關研究進行了整合分析 (Aboodarda et al. 2015)。他們發現這些研究的結論是，在離心階段增加負荷並不會提升跳躍動作的表現。後續仍需要更多的研究來驗證這項理論。

1-4 彈性阻力訓練的優點與缺點

正如其它肌力訓練模式一樣，彈性阻力訓練亦有其優點與缺點。任何正在考慮把彈性阻力訓練納入健身計畫的人都應該要仔細權衡其利弊得失。

優點

彈力帶的最大優點是攜帶方便、成本低廉以及訓練多樣性。不像等張阻力訓練 (自由重量、健身器械和滑索訓練機)，彈性阻力訓練的阻力來源是彈力帶拉伸產生的張力，而非來自重力作用。由重力提供阻力的等張阻力訓練 (例如抵抗重力的上舉動作) 因受限於重力，只能固定在幾個方向上運動，但彈力帶卻能提供更多樣化的訓練動作和運動方向 (例如左右橫向動作)。相較於利用特定器械的訓練，彈性阻力訓練更能提升神經肌肉控制的能力。

彈性阻力訓練採取站姿（不需坐在器械上）就能運動到多個關節並在多個運動平面上活動，因此同樣的訓練，彈力帶能比器械啟動更多的穩定肌。除此之外，彈性阻力訓練很難在運動時作弊（借力），因為它無法利用動量，不能借力使力將彈力帶拉至定位。相較於利用滑索訓練機或是健身器械的阻力訓練，彈力帶能在動作的復位階段提供比較順暢的離心阻力，因此能增進肌肉抵抗重力的功能。最後再提一點，彈力帶可用來做較高速度的動作和增強式運動（Plyometric Exercises），這是器械較難做到的。

缺點

雖然彈性阻力訓練有不少優點，但它確實也有缺點。如果拉力超過其負荷太多或老化，偶爾會遇到彈力帶斷裂的情況。雖然彈力帶比器械更容易磨損，但因為製造技術進步得以延長其使用壽命。在使用彈力帶時必須小心，要經常檢查並避免接觸鋒利物體。有的彈力帶設計會有帶子的連接處，每次使用前都要確認是否牢固，才不會因鬆脫或斷裂而導致受傷。

與重量器械相比，一條彈力帶的阻力大小很難用明確的數值去表示。比方說，我們沒辦法說一條彈力帶等於多少數值的阻力（不像啞鈴或槓片有明確的重量標示），因為彈力帶產生的阻力取決於它的拉伸程度。

大多數彈力帶含有乳膠成份，少數人會對它過敏，接觸到皮膚的地方可能會出現發紅、腫脹和起疹子的現象。任何對乳膠敏感的人在選購時都應該先看清楚標示。

本章內容提到彈性阻力訓練和其它阻力訓練的比較，也提到如何將彈性阻力訓練納入各種不同的訓練計劃之中，以及彈性阻力訓練的優缺點。接下來幾章會討論到彈性阻力的基本原理以及相關的訓練指標和評估量表。

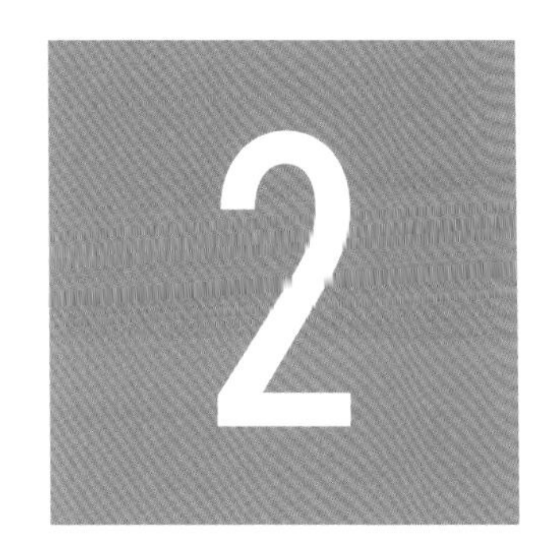

彈力帶的基本原理

正如第 1 章提到的，彈性阻力訓練的生物力學特性、肌肉活化程度和訓練效果跟等張阻力訓練相似。彈力帶簡單的構造經常令人忽略其應用和效果背後的眾多學術研究。或許是彈性阻力訓練背後的生物力學原理令人覺得深奧難懂，只好把焦點放在它簡單便利的特性上面。在討論彈性阻力訓練時，有兩個重要的生物力學名詞必須區分清楚，那就是力量和力矩。

2-1 彈力的產生

彈性阻力會隨著彈力帶或彈力繩的拉伸而增加。然而，力量的產生也跟彈力帶的厚度有關。彈力帶產生的力量通常可用下列公式計算得出（假設材料的彈性係數保持不變）：

彈性阻力 = 橫截面面積 × 伸長率

因此，彈性阻力會與彈性材料的厚度和伸長率成正比。橫截面面積其實就是彈性材料的總厚度（寬度 × 高度）。市面上販售的彈力帶經常會用不同顏色來表示彈性材料的厚度，厚度越厚亦表示阻力越大。

伸長率是指從靜止長度（無張力狀態）開始拉伸，伸長長度變化的百分比。例如，一條靜止長度為 3 尺長的彈力帶，被拉伸到 6 尺的最終長度，代表彈力帶被拉長了 100%。同樣地，一條 1 尺的彈力帶被拉伸至 2 尺，其伸長率也是 100%。彈力帶產生力量的大小是由伸長率決定，而非靜止長度。同樣厚度的彈力帶，無論靜止長度是 3 尺還是 1 尺，在 100% 伸長下所產生的力量是相同的。

需要注意的是，許多製造商區分厚度和彈性阻力大小的顏色分級方式並不相同。即使是同樣顏色的彈力帶，若是不同製造商，其厚度和彈性阻力大小可能完全不同。不同品牌的彈力帶會有各自的規格。舉例來說，表 2.1 所列的就是「TheraBand」這個品牌的彈力帶在 100% 和 200% 伸長率下產生的阻力。

由於彈性材料的總質量在彈力帶拉伸時是固定不變的，因此其產生的力量是隨著伸長率的增加而線性增加。這樣的變化可用「力量－伸長曲線」來表示（請見圖 2.1）。力量－伸長曲線實際上是比較接近線性關係，而普遍認為彈性阻力會隨著彈力帶拉伸呈指數增加的現象，通常在實驗室的環境下才看得到。

表2.1 TheraBand CLX 彈力帶在 100% 和 200% 伸長率下的彈性阻力

TheraBand 的顏色分級	100% 伸長率（磅數）	200% 伸長率（磅數）
黃色	2.96 ± 0.11	4.22 ± 0.16
紅色	3.60 ± 0.16	5.52 ± 0.33
綠色	4.46 ± 0.13	6.32 ± 0.40
藍色	5.56 ± 0.29	8.24 ± 0.38
黑色	7.22 ± 0.18	10.12 ± 0.26
銀色	10.36 ± 0.21	14.90 ± 0.16
金色	14.32 ± 0.16	20.80 ± 0.21

本表經過 Performance Health 授權使用。表格資料取自於 P. Page、L. Andersen、J.C. Colado、M. Rogers、M. Voight 和 D. Behm 等人於 2019 年刊登在《Journal of Performance Health Research》的研究報告「The Science of Elastic Resistance Exercise Dosing,」。

彈性阻力的力量大小代表運動強度，重量訓練器材和彈力帶的運動強度都能夠漸進式地調整，讓使用者能視需求利用適當的阻力進行訓練。如之前所述，重量訓練器材和彈力帶的阻力產生來源是不一樣的，彈性阻力會呈現線性增加，等張阻力則是固定不變的。雖然兩種型態的力量產生方式不同，但是兩者都能在活動度範圍內對肌肉提供適當的阻力，而這就是所謂的力量曲線（strength curve），其可用生物力學力矩來表示。

2-2 彈性力矩的產生

彈性阻力訓練的特性是無需依賴重力就能提供阻力，自由重量則必須依賴重力來產生阻力。彈力帶本身線性增加的阻力，藉由將彈力帶固定於力臂上，能在關節產生力矩，而關節在不同角度下的力矩變化就形成力量曲線。力量曲線所呈現的就是，在關節的活動度範圍內刺激肌肉的阻力力矩。

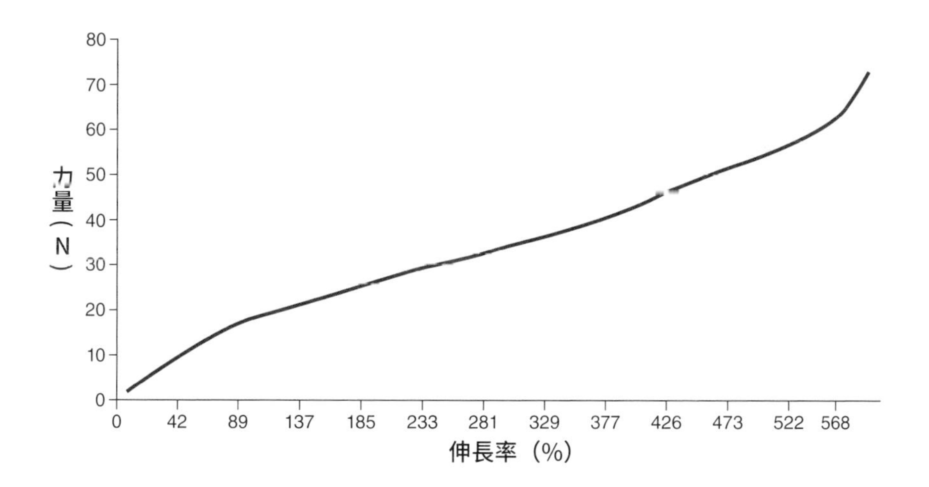

圖 2.1 彈性阻力的力量－伸長曲線

本曲線圖經過授權使用，取自於 P. Page 和 T. Ellenbecker 的著作《In The Scientific and Clinical Application of Elastic Exercise》（Human Kinetics 出版社，2003 年出版）。

大多數人的力量曲線是呈現鐘形，代表阻力力矩在動作進行到中段時是最大的，在動作初始和結束時是最小的。曲線之所以會呈現鐘形，根據肌肉功能的肌絲滑動理論，被認為是受到肌動蛋白（又稱肌粗絲）和肌凝蛋白（又稱肌細絲）相互重疊程度的影響。然而，視肌肉和關節的不同，有些力量曲線可能是呈現遞增或遞減（圖 2.2）。

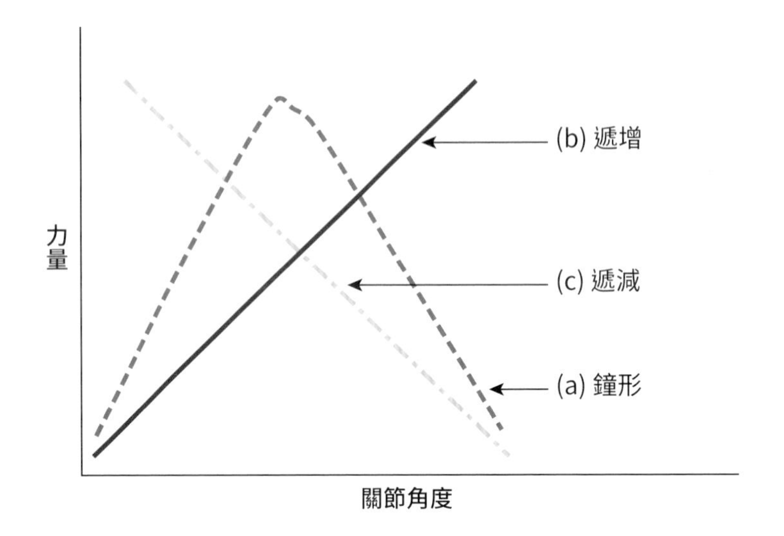

圖 2.2 三種類型的肌肉力量曲線：(a) 鐘形、(b) 遞增、(c) 遞減

相較於鐘形曲線，遞增曲線代表在活動範圍的最終位置需要增加力矩。反之，遞減曲線則是在動作結束階段所需的力量較小。這些差異的影響因素通常是跟肌肉的長度－張力關係（muscle length-tension relationship）、產生動作的關節角度變化，或是力臂長度有關。

有些人認為把彈力帶加入訓練中是沒有作用的，因為彈力帶的力量會隨拉長而遞增，跟肌肉力量先上升、後下降的鐘形曲線有所衝突。這種觀點是認為當彈力帶在達到力量最大時，肌肉卻處於最無法出力的狀態。然而，研究顯示彈性阻力產生的力量曲線，其實與等張阻力的力量曲線相似：兩者都是呈現鐘形曲線（圖 2.3）。再者，與常見的等張阻力運動不同的是，彈性阻力運動不會受限在單一個運動平面上。

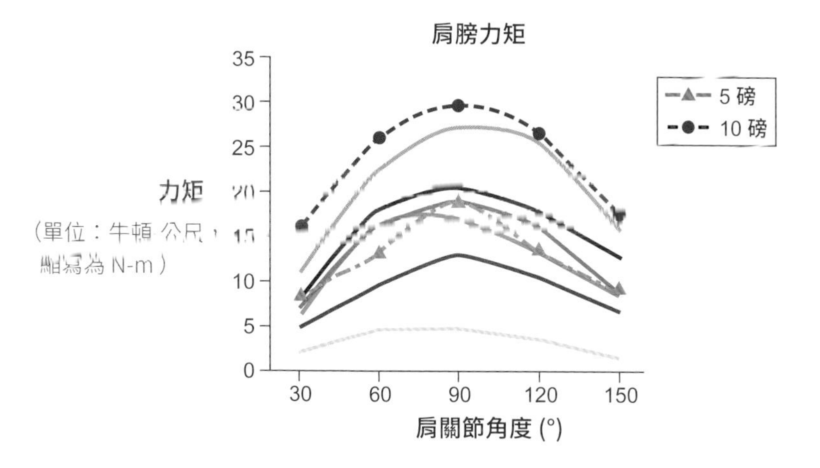

圖 2.3 等張阻力 (啞鈴) 和彈性阻力 (使用TheraBand各色彈力帶) 的力量曲線

本曲線圖改編自 C.J. Hughes、K. Hurd、A. Jones 和 S. Sprigle 等人1999 年刊登於《Journal of Orthopaedic & Sports Physical Therapy》的研究報告「Resistance Properties of Thera-Band Tubing During Shoulder Abduction Exercise」，並經過 JOSPT 的授權使用。

2-3 彈性阻力器材的類型

彈性阻力器材有很多種，彈力帶是最常見的一種，通常是成捲販售，寬度約 7.5～15 公分。另外也有環形彈力帶，提供訓練更方便的選擇。環形彈力帶有各種不同的長度和厚度，可用於復健和健身運動使用。除此之外也有販售有握把或沒握把的彈力繩。有握把的彈力繩在團體健身訓練中很受歡迎。另一種創新性彈性阻力器材是 TheraBand 開發的多環彈力帶 (TheraBand CLX consecutive loop band)，彈力帶本身由多個環圈所構成 (下圖)。

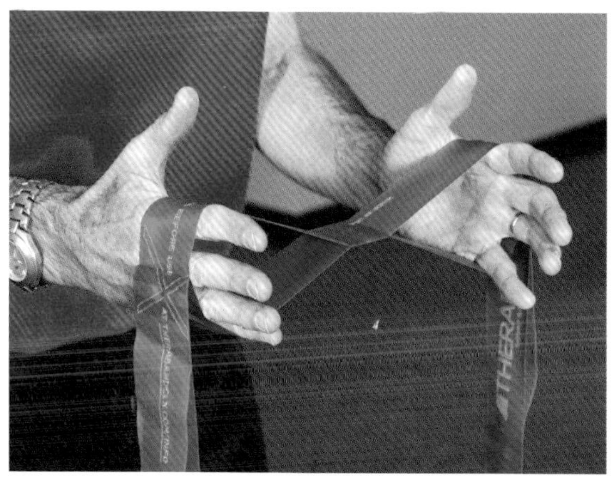

圖 2.4 TheraBand 多環彈力帶

彈力帶和彈力繩在使用上沒什麼太大差別。通常同一家製造商生產的相同顏色彈力帶和彈力繩，在特定伸長率下的阻力強度是相等的。這是因為製造商通常會讓相似顏色的彈力帶和彈力繩使用的彈性材料厚度（橫截面面積）一致。要注意的是，不同製造商的產品阻力強度確實有所不同。就生理學和生物力學上來看，彈性帶和彈力繩的阻力訓練刺激並無不同，只是彈力繩比較適合上肢運動，彈力帶則比較適合訓練下肢，可視個人喜好選用。彈力繩常用於上肢訓練雖然沒有具體原因，但可能是彈力繩出現的年代比彈力帶要早，而且訓練肩膀肌肉特別好用的關係吧。

使用彈力帶進行訓練的好處是，只要將彈力帶纏繞在手上，或者用身體穩定彈力帶就可以，而不用把它綁在某樣東西上（圖 2.5）。將彈力繩直接纏繞在手上，在做動作時比較容易勒進皮膚裡，此時不妨改用附有握把的彈力繩（圖 2.6）。

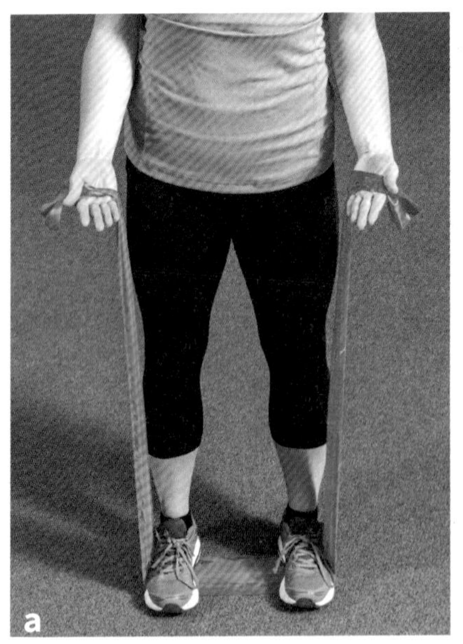

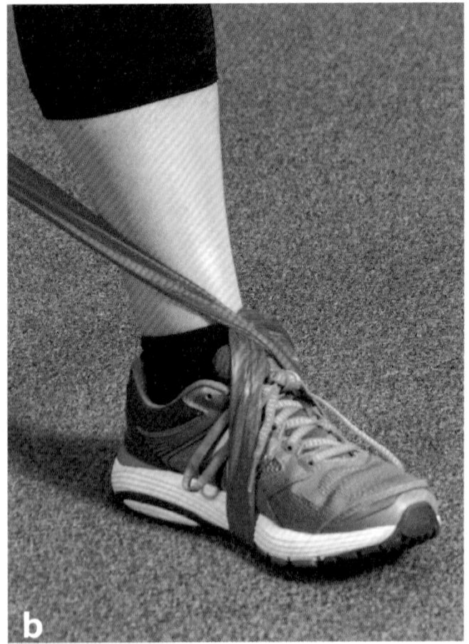

圖 2.5　彈力帶：(a) 纏繞在手上；(b) 纏繞在腳踝

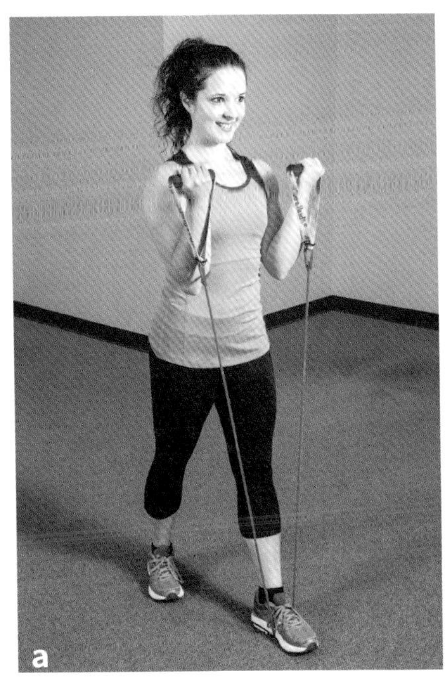

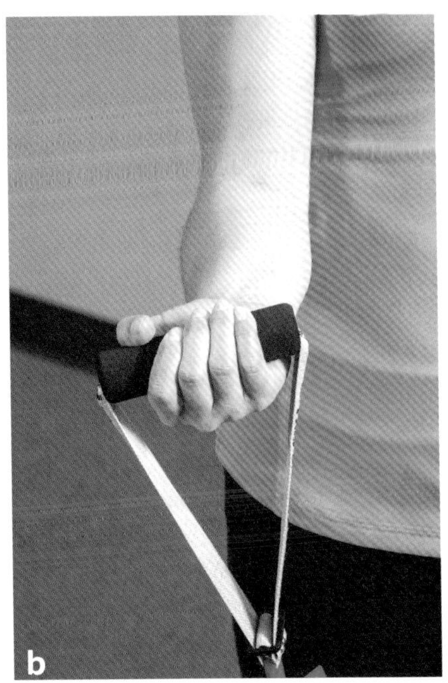

圖 2.6　附有握把的彈力繩

彈力帶或彈力繩附加的配件（圖 2.7）有助於增加可做的運動種類。無論使用哪種方法去固定或連接彈性阻力器材，都必須確保固定點或連接點的牢固性以防止鬆脫而受傷。在進行彈力繩訓練時，一般會建議使用握把、扣環、門扣和四肢護帶等配件，以避免造成手部不適。使用門扣能讓居家訓練者依據訓練需求，因應不同場所改變固定彈力帶的方向和位置。

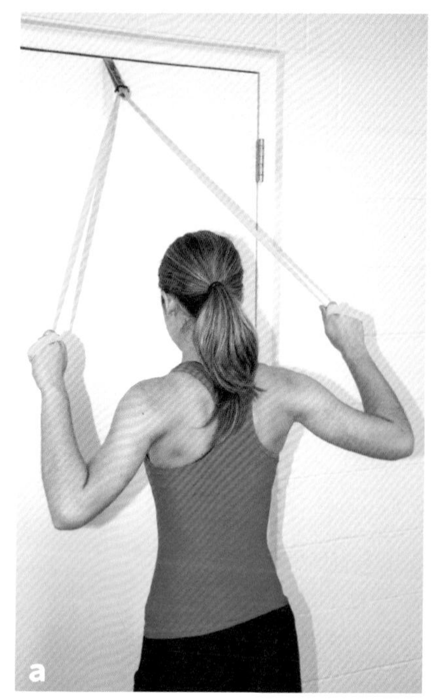
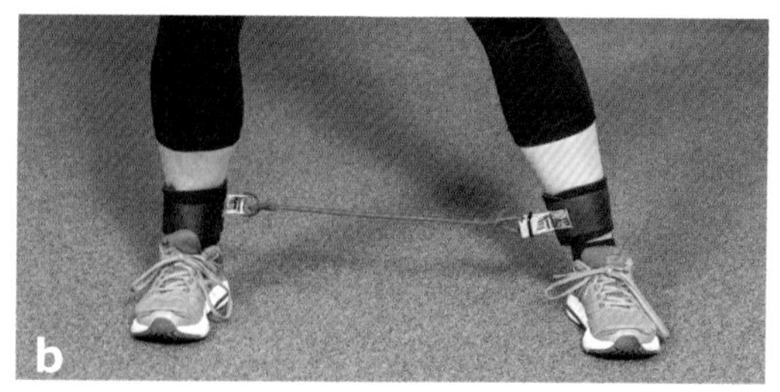
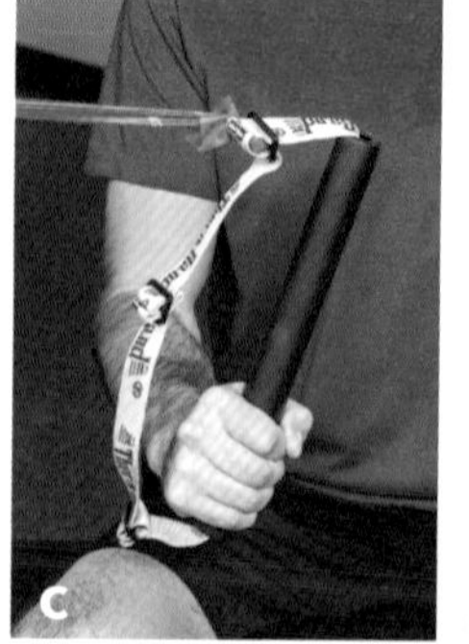
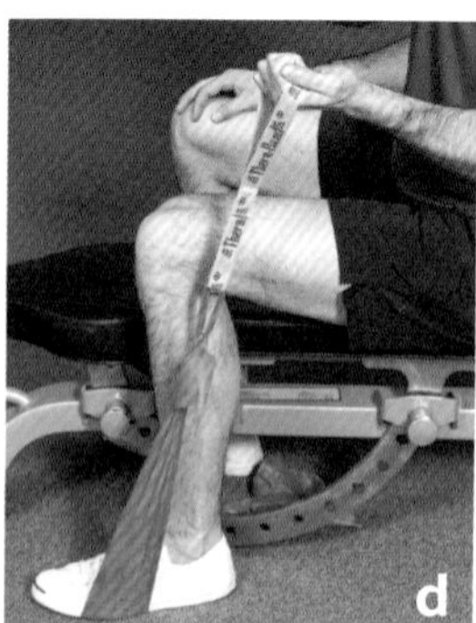
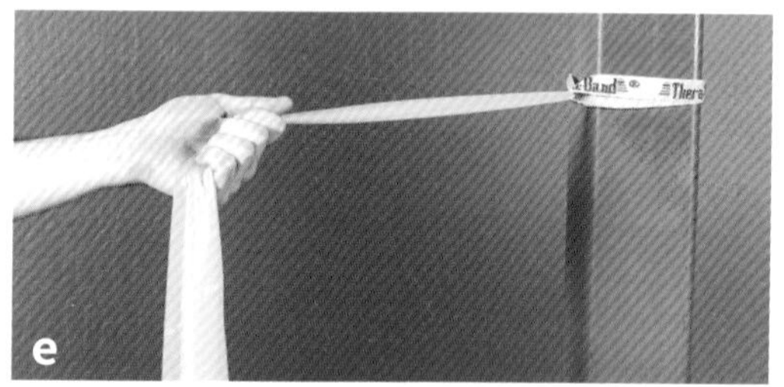

圖 2.7 適用於 TheraBand 彈性阻力帶的配件 (a) 門扣、(b)四肢護帶、(c) 運動握把、(d) 利用輔助帶作為握把 (e) 利用輔助帶將彈力帶固定於物體上。

彈力帶的保存養護方法

- 不要將彈力帶放在陽光直射或高溫的環境中，同時要避免極端溫度變化。
- 彈力帶可用溫和的香皂和水清洗。
- 將彈力帶攤平晾乾。
- 若覺得難以直接用手抓握彈力帶，可使用握把。
- 不要超出正常運動使用範圍，避免過度拉伸彈力帶。
- 使用前檢查彈力帶是否有缺口或裂痕，如有需要應更換新的。

本章已經介紹過彈性阻力的基本原理，包括彈力帶和彈力繩所產生的阻力和力量曲線。雖然彈性阻力器材有很多種類型，但是它們的特性都很相近。下一章會介紹彈性阻力訓練如何決定適當的阻力強度，如何評估訓練進度以及相關注意事項。

彈力帶的應用與運動強度評估

彈力帶能納入全面性體能活動計劃中，適用於各個年齡層。從老到少都能藉助彈力帶進行肌力、平衡感和柔軟度訓練，並從中獲得益處。

不管年輕人還是老年人，只需進行 6 週的彈性阻力訓練，肌力就能提升 10% 至 30%。彈性阻力訓練的附加好處包括增加肌肉量、降低體脂肪、提升爆發力和耐力。事實上，以彈性阻力的方式訓練腿部，甚至可以改善平衡感、走路姿勢和行動靈活度。正常情況下，彈性阻力能提供任何阻力運動的相同益處。為了獲得彈性阻力訓練帶來的好處，請遵循每項阻力運動的建議訓練方式，以擬訂適當的訓練方案和訓練進度。

2018 年美國衛生及公共服務部發佈的《美國人民運動指南》，建議所有成年人(包括慢性疾病患者、身障人士和老年人)都應該對所有主要肌群進行每週 2 天以上的中度至高強度肌肉強化活動。同時也建議兒童和青少年應每週 3 次從事肌肉強化活動。

美國運動醫學學會（American College of Sports Medicine, 簡稱 ACSM）在 2018 年也針對肌力健身訓練提出以下基於實證的建議：

- 應利用各種運動，針對每個主要肌肉群，每週進行 2～3 次的訓練。
- 任何一個肌肉群在每次訓練課程之間應間隔至少 48 小時。
- 利用阻力訓練器材、自體負重或是兩者兼用的方式進行訓練。
- 進行 2～4 組肌力和爆發力訓練，或是 1～2 組肌耐力訓練。每組之間休息 2～3 分鐘。初學者或是年長者，只要能持之以恆，即使只做一組也會有效果。
- 針對大多數成年人，肌力和爆發力訓練建議每組反覆次數為 8～12 次，肌耐力訓練每組反覆次數為 15～25 次。反覆次數 10～15 次可能比較適合中年與高齡的初學者。
- 訓練強度（負荷的重量）可以依照個人的目標和體能水準做調整。例如，60%～70% 1RM 適合想要提升肌力的初學者和中階程度成年人，小於 50% 1RM 則比較適用於提高肌耐力。40%～50% 1RM 對剛開始進行訓練的年長者比較有幫助。若本來就很有經驗的健身者可以增加到 80% 1RM 或更高，藉以提升肌力。可視情況逐步增加訓練的強度、每組反覆次數或運動頻率。

RM (Repetition Maximum) 即最大反覆次數，1RM 表示最多只能做 1 次的重量，12RM 表示最多能做到 12 次的重量，例如某人 1 次能舉起的最大重量是 100 磅，則 100 磅就是他的 1RM。若他舉 60 磅最多只能舉 12 次，那就是他的 12RM。而 60%1RM 則表示 1RM 的 60%，以此例來說 100 磅的 60% 等於 60 磅。

引用自美國運動醫學學會於 2018 年出版的第 10 版《運動測試與運動處方指引》(Guidelines for Exercise Testing and Prescription)

3-1 訓練與健身

只需改變阻力強度、反覆次數和運動速度，就可以擬訂個人專屬訓練計劃，以滿足減重、塑身、肌力和體能鍛鍊，或是提高速度、爆發力和敏捷性等各種運動表現的需求。例如，較高的阻力強度與較少的反覆次數有助於肌肥大和促進爆發力，而較低的阻力強度與較多的反覆次數則有助於保持結實體態。根據你個人目標選擇訓練量（組數和反覆次數）和訓練強度（阻力強度或彈力帶的顏色）。

因為彈性阻力強度的增加是線性的，因此很難以特定百分比的 1RM 去訓練。在進行彈力帶或彈力繩運動時，應該利用「運動自覺量表」(rating of perceived exertion of scale) 去調節控制你的訓練強度。博格量表 (Borg scale) 和 OMNI 阻力運動自覺量表 (OMNI-RES scale) 是用來衡量阻力運動的費力程度，兩個常用的運動自覺量表（圖 3.1）。你可以利用這些量表去檢視自己是否達到美國衛生及公共服務部（簡稱 USHHS）運動指南所定義的「中等強度」標準。USHHS 定義的中等強度介於博格量表的等級 12～14，OMNI 量表的等級 5～7。

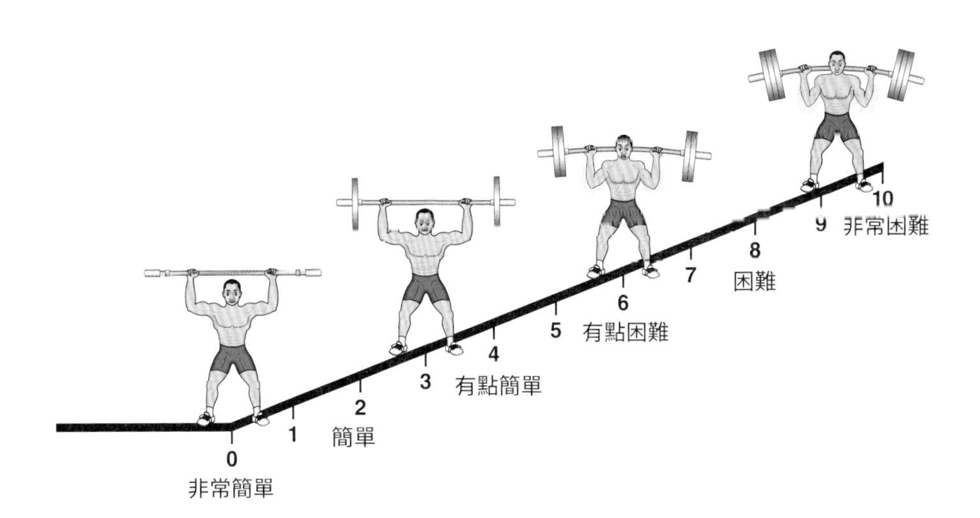

圖 3.1 OMNI 阻力運動自覺量表

本圖源於 R.J. Robertson 的著作「Perceived Exertion for Practitioners: Rating Effort With the OMNI Picture System」（Human Kinetics 出版社，2004 年初版），經過作者許可後重印。

最近的一項研究顯示，彈性阻力訓練可以搭配 OMNI 量表一起使用，以產生與等張重量訓練相似的肌力效益（Colado and Triplett 2008）。除此之外，研究學者（Colado et al. 2012; Colado et al. 2018）還利用 OMNI 量表去驗證專門用來評估彈性阻力強度的自覺費力程度的「彈力帶肌力訓練的阻力強度量表（Resistance Intensity for Strengthening with Elastics，簡稱 RISE 量表）」（圖 3.2）。

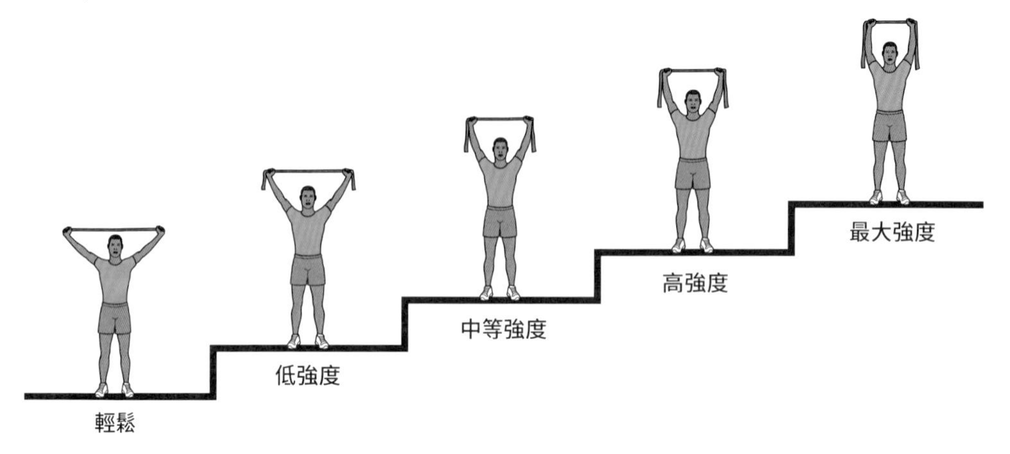

圖 3.2 TheraBand 彈力帶 RISE 量表

本圖經過 Performance Health 授權使用

安全第一

- 每次使用前要檢查彈力帶或彈力繩，特別是固定點。如果有發現任何缺口裂痕的情況，請立即更換。
- 確保彈力帶或彈力繩之固定點的安全性。例如，要確認用來固定彈力帶的門是否緊閉牢固，拉彈力帶的方向必須跟開門方向相反。
- 做動作時要緩慢並適度控制力道，不要讓彈力帶或彈力繩回彈。
- 使用彈力帶或彈力繩時要避免接觸尖銳物品，包括珠寶首飾和指甲。
- 切勿將彈力帶或彈力繩正對著臉部方向拉。
- 在進行可能會導致彈力帶或彈力繩往臉部回彈的動作時，要做好眼睛防護措施。
- 不要將彈力帶或彈力繩拉伸至靜止長度的三倍以上（例如，切勿將 2 尺長的彈力帶拉伸超過 6 尺）。
- 乳膠過敏者應使用無乳膠彈力帶或彈力繩進行訓練。

RISE 量表不用數值化的方式，而是與 OMNI 阻力運動自覺量表類似，以描述性文字和插圖來評估費力程度。

表 3.1 訓練份量表有助於你確定運動強度的等級。該表的第一欄列出各個目標，第二欄依照 RISE 量表的標準給予建議的訓練強度，第三欄則是以 RM 次數估算的建議反覆次數。例如 3～6RM 代表該動作最多只能做到 3～6 次的阻力大小。

訓練計劃建議先從較小阻力開始，把重點放在正確的姿勢和動作上面。做動作時要緩慢並控制好力道，動作的反向部分（離心或復位階段）也不能忽視。不要讓彈力帶快速彈回。不正確的動作往往會導致關節損傷和疼痛。做運動時必須考量身體前側和後側肌肉訓練上的平衡，不要偏重某一側。比方說，做了仰臥推舉，就要做坐姿划船來平衡胸肌與肩膀肌肉。跟任何的健身運動一樣，最好搭配適當的熱身運動以及緩和運動。

表 3.1 彈性阻力訓練份量表

目標	訓練強度（RISE量表）	訓練量（RM次數）
肌力和爆發力	最大強度	3～6 RM
高強度肌耐力和速度	高強度	8～12 RM
低強度肌耐力	中等強度	15～20 RM

3-2 正確的姿勢與呼吸

全身在每個動作的前、中、後階段都必須維持良好的姿勢，並且要注意脊椎的正確姿勢。即使只是在做肩部訓練，下背部和髖部也必須處於正確姿勢和位置，才能讓肩膀肌肉在做動作時有穩定的支撐。本書裡大多數的訓練動作是採取站姿，有助於啟動核心穩定肌群和增進平衡感，但同樣的訓練動作也可以採取不同姿勢以達到不同的效果。例如，相較於站姿或坐在健身球上做仰臥推舉，躺在長椅上更能啟動到比較下方的核心肌群。注意！在不穩定的表面上進行肌力訓練，可能會減少肌肉力量的輸出（Behm and Anderson 2006）。

在操作本書介紹的訓練動作時，比較建議採取穩定平衡的站姿（圖 3.3）。正常情況下，腰椎和頸椎應該保持中立位，肩膀下沉往後，腹部稍微收緊，肚臍往內縮，膝蓋保持柔軟不要鎖死，手腕保持中立位。平衡的訓練姿勢能讓整個身體保持穩定，進而更有效地啟動核心肌群。

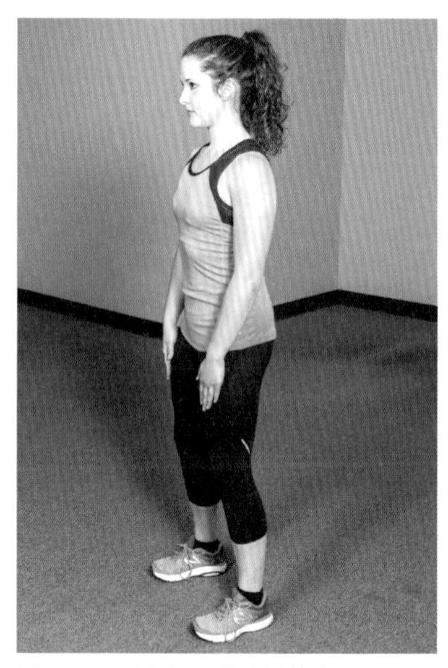

圖 3.3　穩定平衡的站姿

核心的穩定性與正確的呼吸有關。一般會建議在施力時吐氣，這是為了避免在做阻力運動時血壓升高。然而，有意識地使用腹式呼吸（亦稱橫膈膜呼吸法）可以提高腹內壓，進而增加核心的穩定度。腹式呼吸是藉由擴張腹腔，而非擴張胸腔。吸氣時，是腹部往外擴張，而不是把胸部往上抬高（圖 3.4）。只要讓動作的離心（放鬆）階段與腹式呼吸的吸氣協調一致，很簡單就能掌握正確的呼吸。

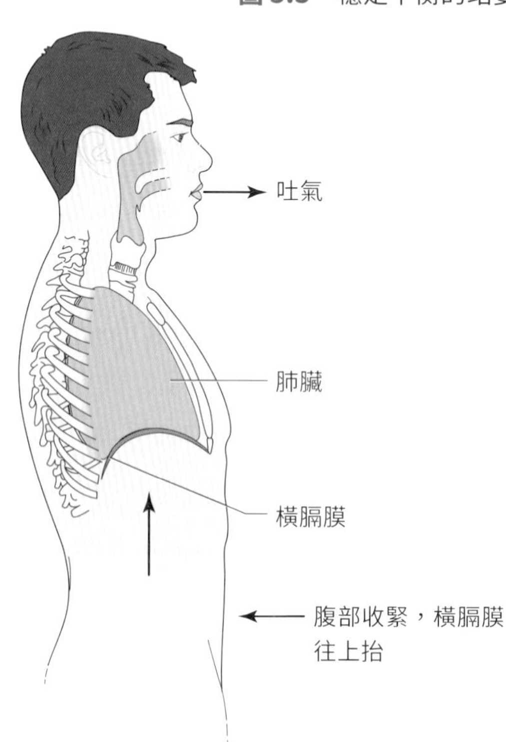

圖 3.4

例如，在做仰臥推舉時，於放下重量階段，藉由擴張腹部吸氣；於抬起重量階段，腹部內縮將氣吐出。

3-3 重「質」vs 重「量」

因為這些訓練動作會增加全身以及進行孤立訓練之關節的挑戰性，身體可能更容易疲勞並在身體其它地方出現代償動作。有鑒於此，我們提倡訓練應該要重「質」不重「量」。請記住，肌力訓練的基礎不僅是訓練肌肉，更是建立正確動作模式的運動記憶（神經系統資訊）。因此，正確的姿勢和動作遠比訓練總量來得重要。

雖然整體姿勢是重要關鍵，但很重要的一點是，彈力帶與訓練者的相對位置對訓練效果有顯著的影響。特別是彈力帶的固定點位置和拉力方向或是阻力角度，都將影響這個訓練動作的整體力量曲線以及穩定性。一般而言，彈力帶應位於運動平面的範圍內，並且要與執行動作的肌肉纖維平行。例如，在做二頭肌彎舉的過程中，彈力帶應位於矢狀面的範圍內，與二頭肌的纖維方向平行（圖 3.5）。

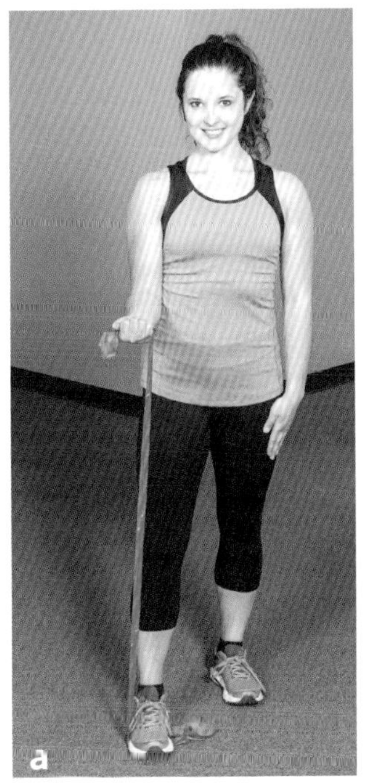

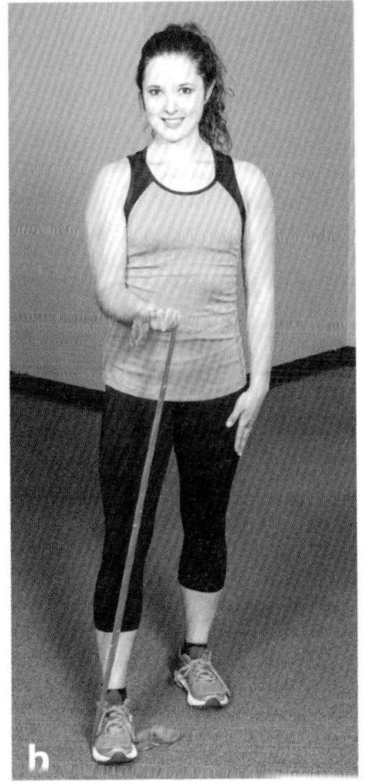

圖 3.5　(a) 正確的二頭肌彎舉做法
(b) 不正確的二頭肌彎舉做法

3-4 評估訓練進展

想以量化方式評估阻力訓練的進展和成效，利用肌力指數 (Strength Index) 會相對簡單得多 (Topp et al. 1998)。肌力指數藉由讓受測者們進行特定彈性阻力運動，來建立客觀的肌力衡量標準。計算方式是將進行動作的反覆次數乘以彈力帶或彈力繩的阻力。經過整個訓練課程，若反覆次數在相同的阻力強度下有增加，就代表訓練是有進展的。肌力指數能用來測量任何涉及多個關節和運動平面的動作或功能性活動，可做為評估肌力的衡量指標。

肌力指數的設定係針對特定品牌和特定類型的彈力帶。例如，表 3.2 的 TheraBand 肌力指數表，便提供了以伸長率 100%(靜止長度的兩倍長) 的各種顏色彈力帶進行運動的肌力指數。若操作者能在某項運動中將紅色彈力帶重複拉伸 10 次，其肌力指數為 37。若這名病患改用綠色彈力帶做相同運動，能重複拉伸 10 次，代表其肌力指數增加至 46。根據 TheraBand 公司的說法，所有 TheraBand 的彈力帶、彈力繩和 CLX 彈力帶，相同顏色的阻力強度皆相同 (紅色彈力繩和彈力帶在 100% 伸長率下的阻力強度都是 3.7 磅)。

丹麥的研究人員於近期檢測了 Thera-Band CLX 彈力帶在衡量肩膀肌肉強度上的有效性和可靠性 (Andersen et al. 2017)。研究人員使用等長力量感測器去測量肩膀肌肉的最大強度。他們讓健康的受測者搭配 CLX 彈力帶以站姿進行雙肩外展至 90 度的動作。

表 3.2 TheraBand 肌力指數表 (伸長率100%)

反覆次數	黃色	紅色	綠色	藍色	黑色	銀色	金色
1	3	3.7	4.6	5.8	7.3	10.2	14.2
2	6	7.4	9.2	11.6	14.6	20.4	28.4
3	9	11.1	13.8	17.4	21.9	30.6	42.6
4	12	14.8	18.4	23.2	29.2	40.8	56.8
5	15	18.5	23	29	36.5	51	71
6	18	22.2	27.6	34.8	43.8	61.2	85.2
7	21	25.9	32.2	40.6	51.1	71.4	99.4
8	24	29.6	36.8	46.4	58.4	81.6	113.6
9	27	33.3	41.4	52.2	65.7	91.8	127.8
10	30	37	46	58	73	102	142

本表經過 Performance Health 授權使用

該研究結果表現出很高的有效性（ICC = 0.96）及可靠性（ICC = 0.99）。這代表彈性阻力是評估肩膀肌力非常正確可靠的衡量方式，其提供了方便快速且成本低廉的初始肌力及訓練進展的量化評估方法。

3-5 逐步調升訓練計劃的強度

隨著肌力、穩定性和協調性的提升，訓練計劃也應該跟著進階。你的個人計劃取決於目標，而非運動能力或年齡。循序漸進是肌力訓練的關鍵，有多種不同阻力強度的彈力帶和彈力繩，能夠讓你隨著肌力提升選用更高的阻力強度。隨著肌力和控制技巧的提升，可以逐步增加訓練項目並進階至下一種顏色以增加阻力強度。你也可以從孤立式訓練動作（請見第 5 章），例如側平舉，提升至比較統合性的訓練動作，例如特定運動項目的動作（請見第 12 和 13 章），其通常會模擬比較多的功能性動作。

訓練計劃開始前的應注意事項

- 如果你有任何健康方面的問題或顧慮，從事彈性阻力運動前請先徵詢醫師或相關醫療人員的意見。
- 如果你有慢性肌肉骨骼疼痛，應該考慮在肌力訓練計劃開始之前，先諮詢物理或職能治療師。
- 請記住，在未熟練的訓練計劃初期，肌肉痠痛是免不了的，但通常會在數天內消退。
- 若健身之後，嚴重痠痛的狀況持續超過二天未有減緩的跡象，請諮詢醫師或相關醫療人員。

接下來幾章將會針對所有主要肌群，提供具體的肌力強化訓練方法。每種訓練都會列出主要針對的目標肌肉，以及正確動作的做法和技巧提示。在往上調升阻力強度之前，務必確認自己已經學會正確的動作。最重要的是，使用的阻力強度要能讓你在不會過度疲勞或是出現動作代償的狀況下，完成目標設定的反覆次數。請根據設定的目標選擇適當的反覆次數和阻力強度（訓練量和訓練強度）（請參閱本章開頭提到的美國運動醫學學會建議以及表 3.1）。本書裡大多數的訓練動作是採取站姿，有助於啟動身體核心肌群和改善平衡感。訓練等級反映了難度以及所需啟動的肌肉數量。

第二篇

彈性阻力運動與訓練

MEMO

4

柔軟度

運動前的熱身和運動後的緩和是所有訓練計劃不能缺少的重要環節。直到最近，伸展仍被普遍認為是運動前最佳的熱身方式，能有助於降低受傷機率和提高運動表現。然而較新的研究顯示，運動前的靜態伸展不一定能夠降低受傷機率，甚至可能會妨礙運動表現。現在比較提倡的是讓目標肌肉在全活動範圍內進行輕快動作的動態熱身。雖然沒有明確的研究能證明伸展可以預防傷害，但它仍然是改善柔軟度和靈活度很常用的技巧，也經常被納入運動後的緩和運動之中。

可以在全活動範圍內快速且重複做低強度彈性阻力運動，藉此作為活動前的動態肌肉熱身。例如，棒球投手經常會利用低阻力彈力管進行多次快速反覆的肩膀外旋和內旋動作，當作動態熱身的一部分，使肌肉裡的血液流量增加有助於提升肌肉的柔軟度。

彈力帶可以搭配多種類型的伸展運動以達到相輔相成的效果，尤其是那些涉及預收縮再伸展的運動，更是適合使用彈力帶。在伸展肌肉之前，先讓肌肉收縮，能讓肌肉獲得更有效的伸展。研究顯示，相較於靜態伸展，伸展前的預收縮（prestretch contraction）能更有效地增加肌肉長度和關節活動範圍。使用彈力帶很簡單就能完成預收縮再伸展的動作（prestretch contraction stretching）。藉由抵抗彈力帶的阻力收縮肌肉，再順著阻力做緩慢的伸展，以增加肌肉的長度和活動範圍。例如，在伸展腿後肌之前，先在抵抗彈性阻力的狀況下收縮腿後肌，這樣做能增加髖關節的活動範圍。伸展前的預收縮有助於肌肉神經放鬆，同時讓肌肉溫度上升，使其更柔軟、更容易伸展。

預收縮再伸展以「本體感覺神經肌肉誘發術」(proprioceptive neuromuscular facilitation，簡稱 PNF) 的技巧為基礎，發展出幾種不同的變化做法。PNF 是多年前由物理治療師發展出來，用於治療中風等神經損傷患者的復健技術。PNF 是藉由本體感覺 (對自己關節位置和動作的感知覺察) 增進神經肌肉控制的一套動作訓練系統。治療師運用徒手和外部兩種阻力，以各種 PNF 技術來增加肌肉力量，改善動作模式和恢復肌肉長度。近年來，一些 PNF 肌肉拉長技巧被納入非復健用的伸展訓練中。尤其是運動員們一直在使用這些技巧作為熱身的一部分。

「停留－放鬆」伸展法 (hold–relax stretching) 是最常用的 PNF 肌肉拉長技巧，其方式是把關節帶到活動範圍末端的位置，使欲伸展的肌肉被最大限度地拉長。然後肌肉在關節不動的狀態下等長收縮，停留約 5 秒鐘之後放鬆，再進一步增加關節的伸展幅度，並在這個新伸展位置停留 10～30 秒。整個過程重複 3～4 次。類似的方式，PNF「收縮－放鬆」伸展法 (contract–relax stretching) 是讓關節 (收縮肌肉) 在整個活動範圍內活動，然後再返回到伸展末端位置。

在進行 PNF 伸展技巧時，彈力帶的阻力強度是很重要的考量因素。要選擇能讓你舒服地伸展，又能收縮到肌肉或活動到關節。雖然在伸展緊繃肌肉時會有些不適，但不應造成疼痛感。最後，記住在伸展時要正常地呼吸，不要憋氣。

接下來要介紹的伸展運動會針對身體不同區域，可以作為全身伸展訓練計劃的一部分。這些區域的肌肉緊繃很常見並可能導致肌肉失衡。

上斜方肌伸展

先用雙腳踩住彈力帶的一端，用欲伸展這一側的手抓住另一端並拉長彈力帶。用另一隻手扶住頭部側邊，讓脖子朝欲伸展的對側方向彎曲 (a)。保持手肘伸直，肩膀抬高將彈力帶往天花板方向拉伸，同時吸氣 (b)。停留 2～6 秒，然後一邊吐氣，慢慢地讓彈力帶將肩膀帶回至起始位置。維持彈力帶緊繃狀態 10～30 秒 (c)。

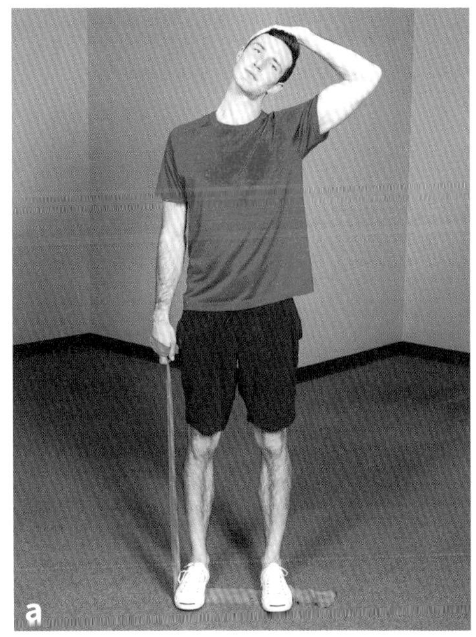

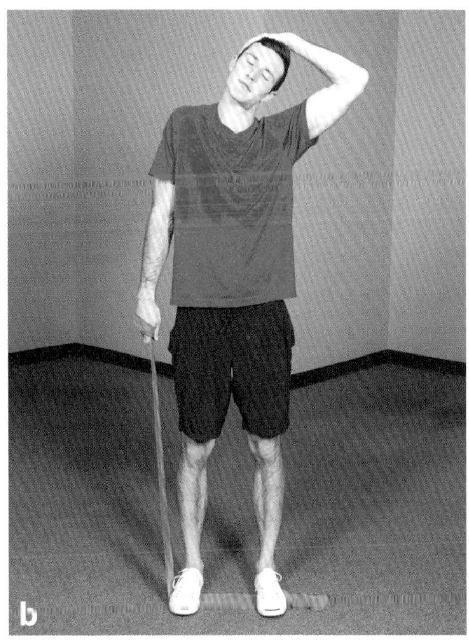

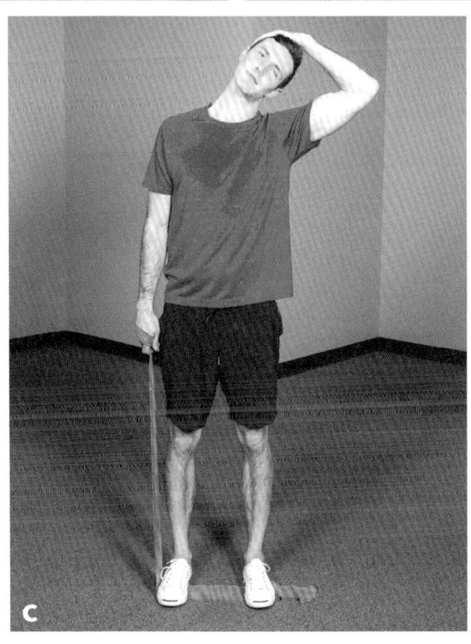

胸大肌伸展

將彈力帶從後方繞過上背部，用雙手分別抓住彈力帶的末端，雙臂朝外側伸展，抵抗彈力帶的阻力 (a)。手心相對將彈力帶的兩端往胸前拉，向身體中線靠攏，接著停留 2～6 秒 (b)。然後一邊吐氣，慢慢地讓彈力帶將雙臂拉回身體往後一點的位置。維持彈力帶緊繃狀態 10～30 秒 (c)。

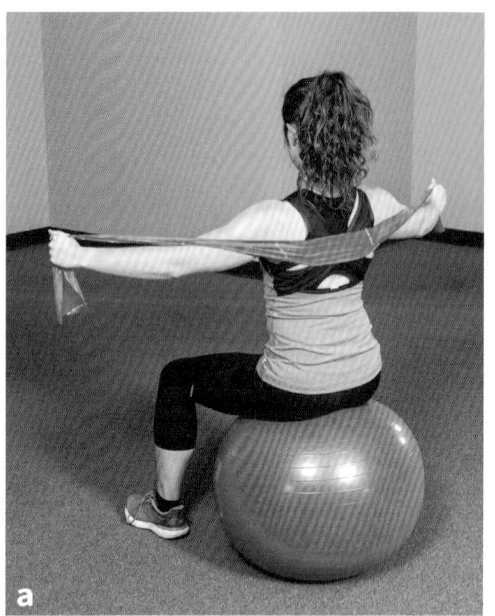
a

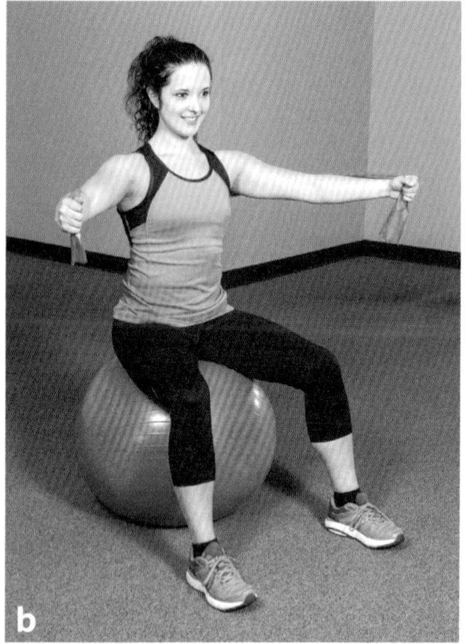
b

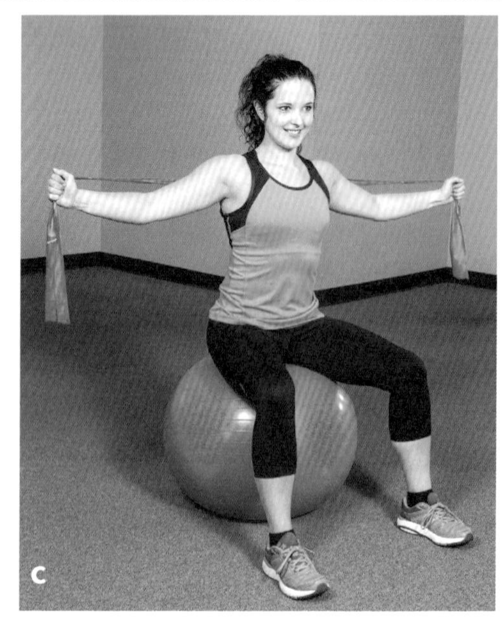
c

肩關節外轉

將彈力帶的一端固定於靠近頭部的桌子或床鋪下方。首先，先仰躺並讓手肘與肩膀同高，彎曲呈 90 度，肩膀外轉 (a)。手臂向內旋轉抵抗彈力帶的阻力。保持手肘彎曲，停留 2～6 秒 (b)。然後一邊吐氣，慢慢地讓彈力帶往外轉方向回彈，伸展肩膀前方。維持彈力帶緊繃狀態 10～30 秒 (c)。

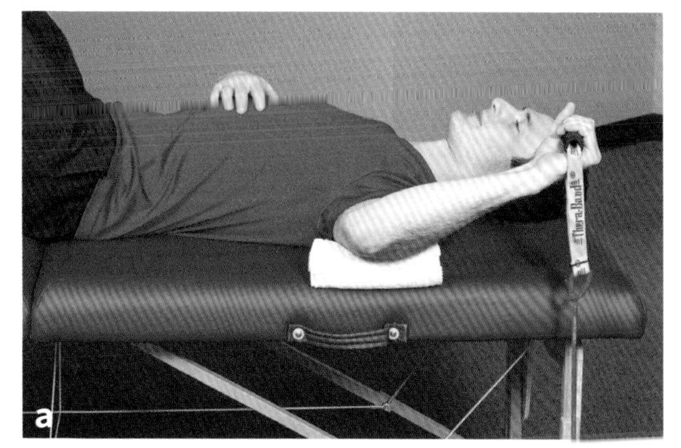
a

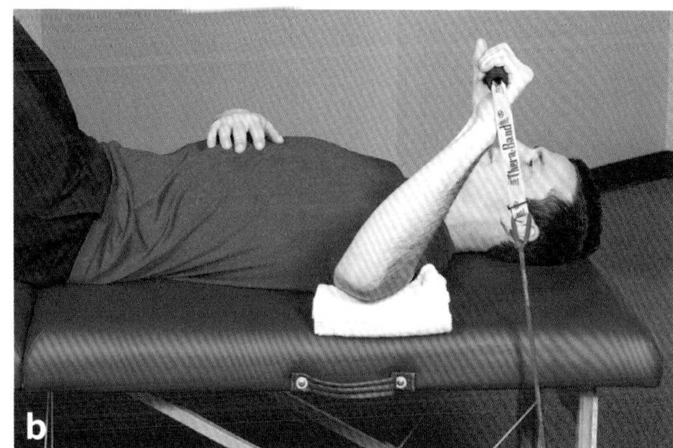
b

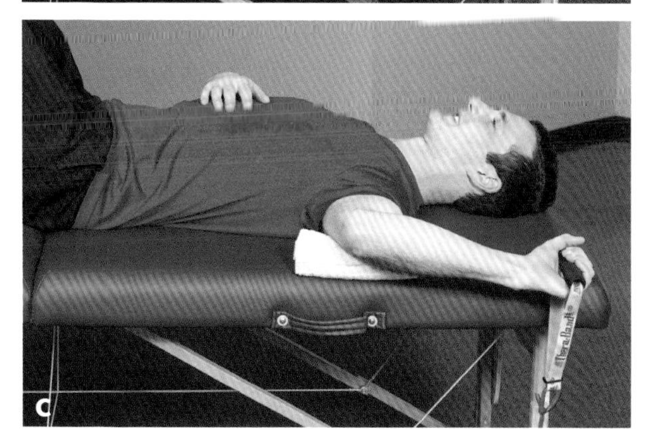
c

肩關節內轉 / 肱三頭肌

採站姿，用欲伸展的那隻手臂抓住彈力帶的一端，往上抬高超過頭頂，用另一隻手在背後抓住彈力帶的另一端 (a)。背後的手臂保持不動，位於上方的手臂將彈力帶往頭頂上方拉伸，伸展肘關節，停留 2～6 秒 (b)。一邊吐氣，一邊用背後手臂將彈力帶往下拉，讓上方手臂的手肘順勢彎曲。維持彈力帶緊繃狀態 10～30 秒 (c)。

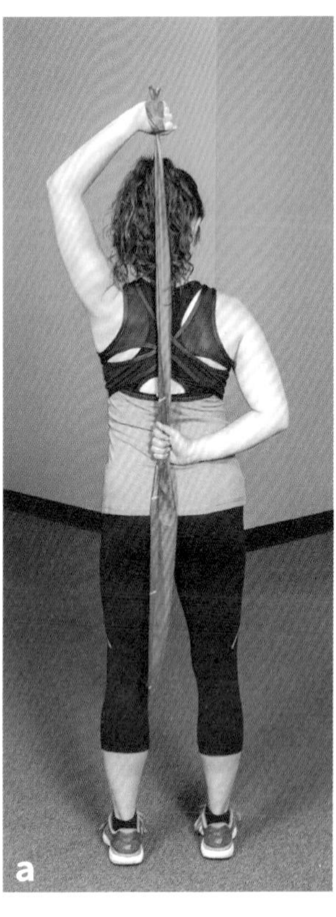
a

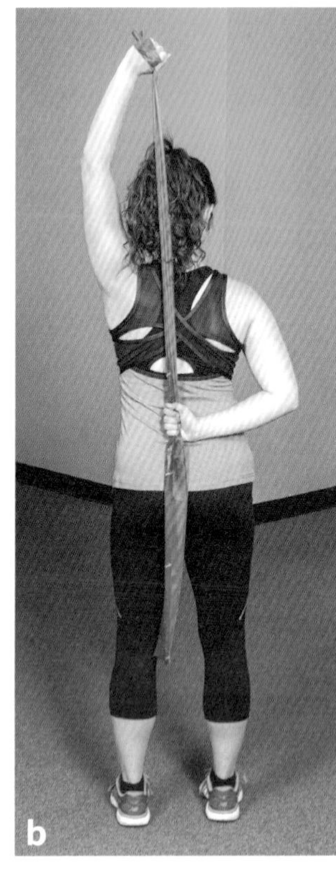
b

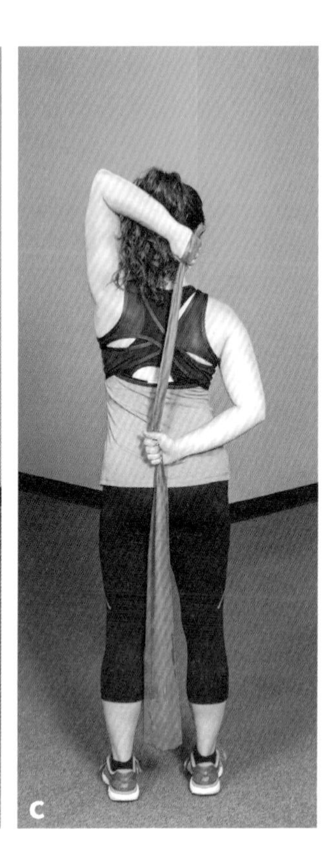
c

髖屈肌（髂腰肌）伸展

將彈力帶兩端牢牢繫於靠近地板的堅固物體上，讓彈力帶形成環狀。仰躺於長椅或桌子上。將欲伸展的那條腿懸掛在邊緣，將彈力帶套在懸掛腿的膝蓋或大腿上，雙手抱住另一條腿的膝蓋往胸部方向拉 (a)。吸氣，輕輕地將懸掛腿往上抬高，抵抗拉緊的彈力帶 (b)。停留 2～6 秒，然後一邊吐氣，一邊慢慢地讓彈力帶將腿帶回至起始位置。維持彈力帶緊繃狀態 10～30 秒 (c)。

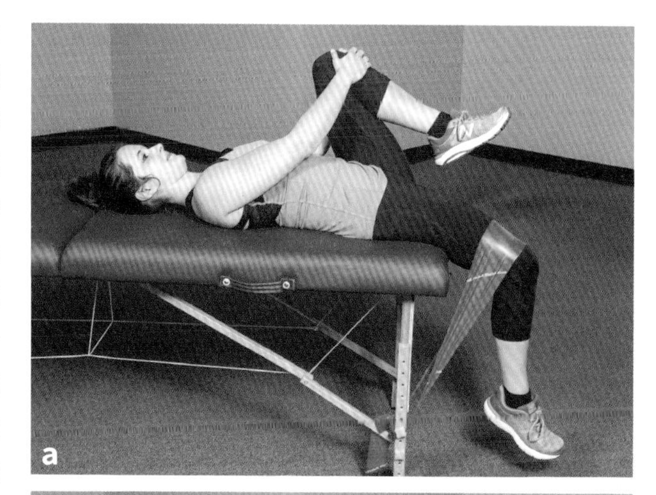
a

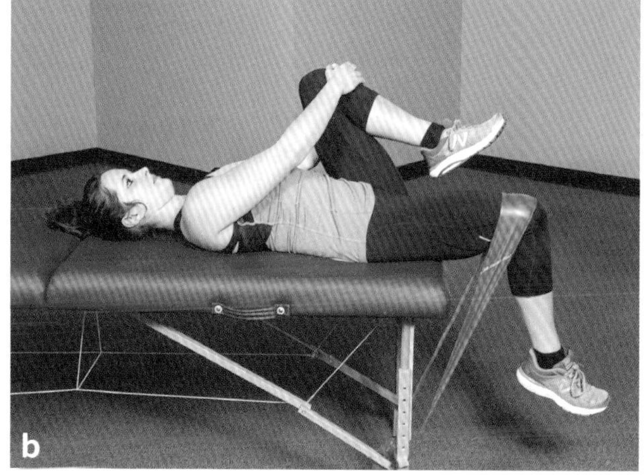
b

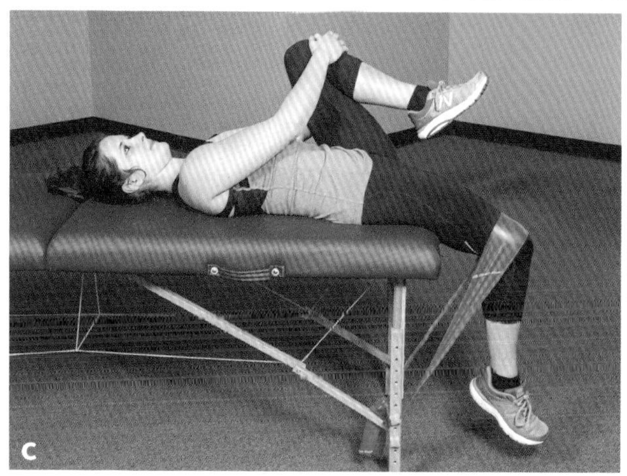
c

內收肌(腹股溝)伸展

將多環彈力帶 (TheraBand) 的一端牢牢繫於靠近地板的堅固物體上，將環圈套在欲伸展的那一側的腳上。坐在地上，雙腿打開同時膝蓋伸直，膝蓋與固定點之間略呈斜線 (a)。吸氣同時輕輕地將腿往內拉，抵抗拉緊的彈力帶 (b)。慢慢地讓彈力帶將腿帶回至起始位置甚至更外側，直到你覺得在維持抵抗彈力帶阻力的狀態下，腹股溝有拉緊的感覺。維持彈力帶緊繃狀態 10～30 秒 (c)。

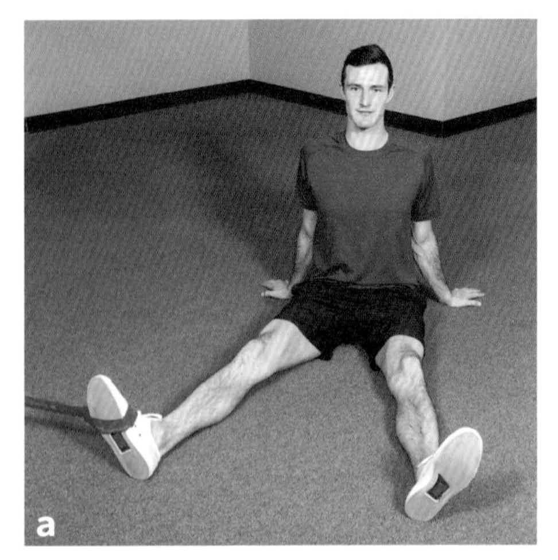
a

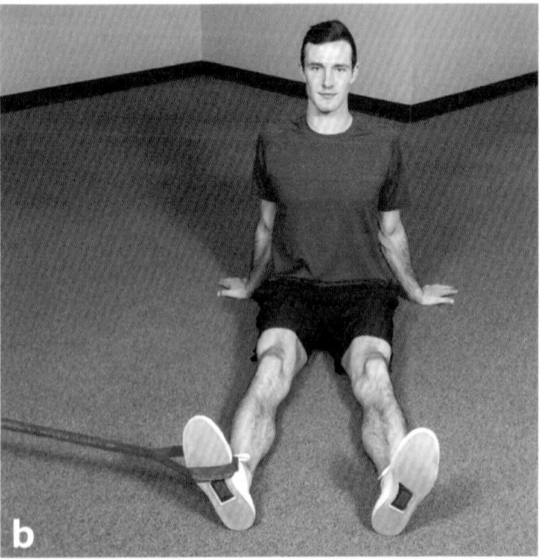
b

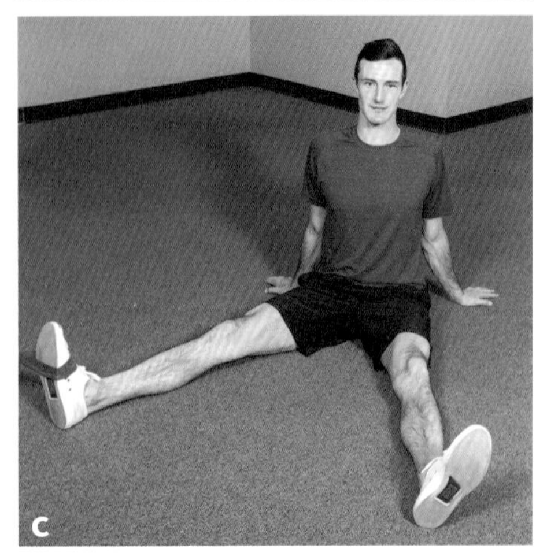
c

梨狀肌伸展

仰躺於地面，欲伸展的那一側膝蓋彎曲，腳踝置於對側腿的膝蓋上。用彈力帶環繞在欲伸展的那一側膝蓋上，用對側手抓緊彈力帶 (a)。吸氣，保持彈力帶拉緊狀態，輕輕地將欲伸展的那一側膝蓋往遠離身體的方向推 (b)。停留 2～6 秒，然後一邊吐氣，一邊慢慢地讓彈力帶將腿帶回至起始位置。接著斜向將彈力帶往身體方向拉，帶動膝蓋越過身體上方，直到髖部有強烈拉緊的感覺，然後維持彈力帶緊繃狀態 10～30 秒 (c)。

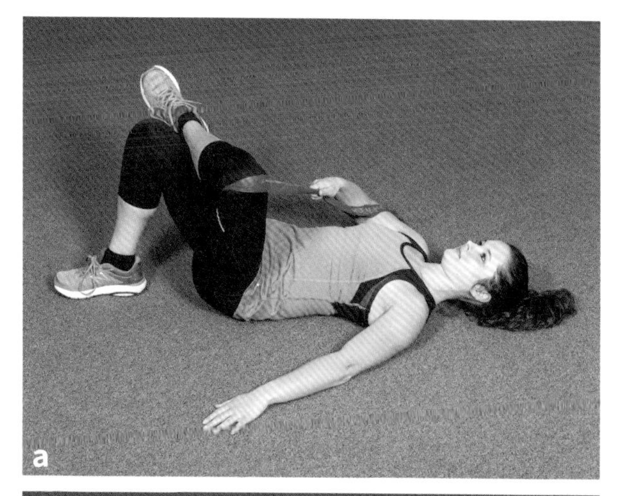
a

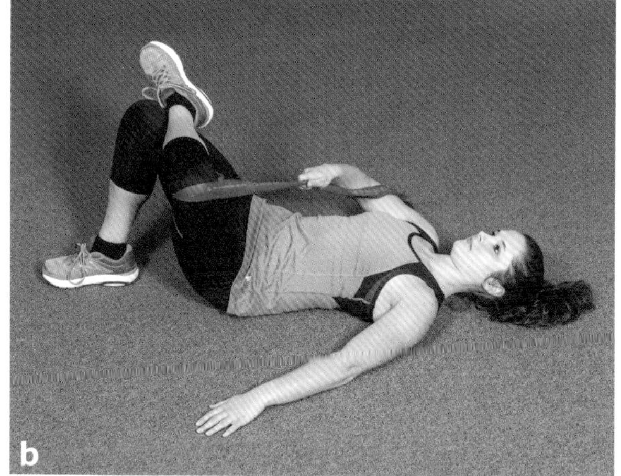
b

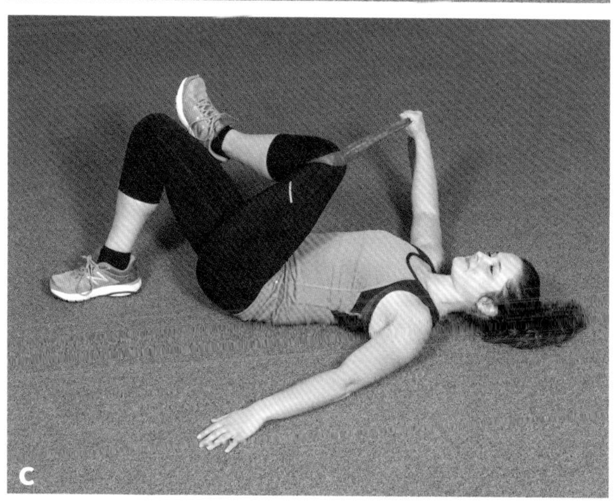
c

股四頭肌伸展

身體朝下俯臥，用彈力帶環繞其中一隻腳踝並固定好，同時膝蓋彎曲 90 度。用手抓住彈力帶的另一端往肩膀方面拉，或是將另一端固定在堅固物體上 (a)。吸氣，輕輕地往地面方向伸展膝關節，抵抗彈力帶的阻力 (b)。停留 2～6 秒，然後慢慢放鬆股四頭肌，讓膝蓋彎曲至股四頭肌能獲得伸展的位置。維持彈力帶緊繃狀態 10～30 秒 (c)。

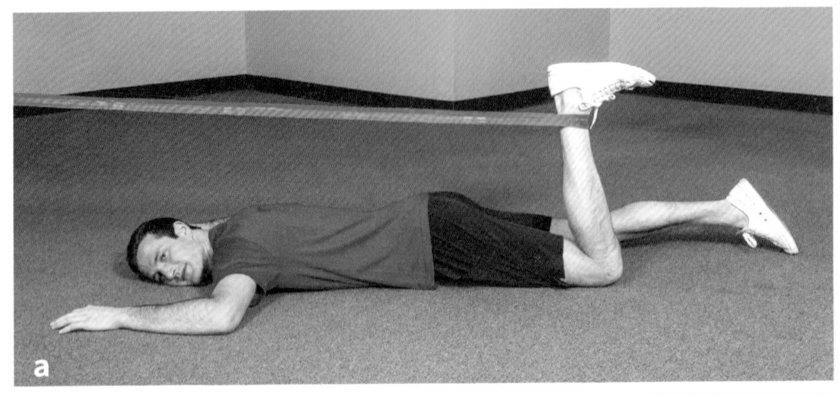
a

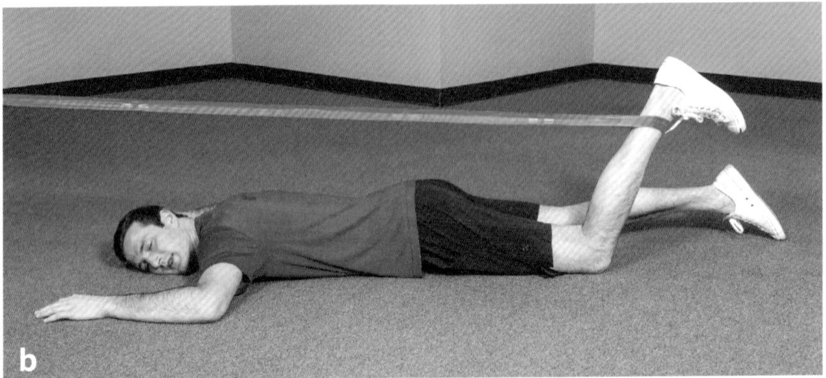
b

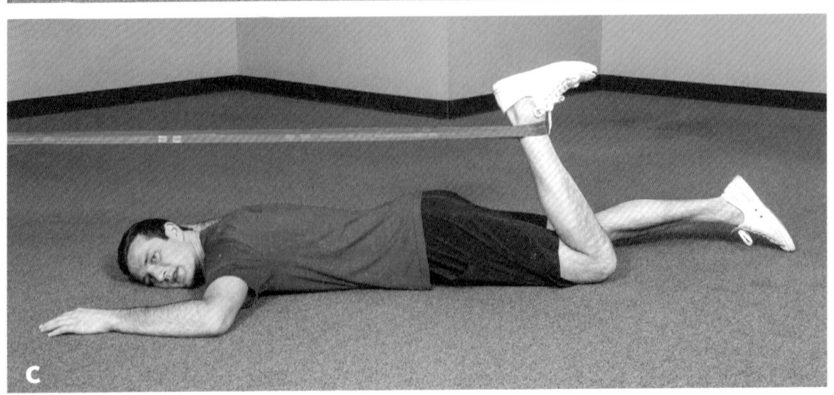
c

腿後肌伸展

仰躺並將彈力帶環繞在欲伸展那條腿的腳掌或腳踝上，另一條腿的膝蓋保持彎曲置於地面。腿部往上伸展，雙手抓緊彈力帶的末端，將腿朝頭部方向拉 (a)。伸展的那條腿抵抗彈力帶的阻力，輕輕地往下推，膝蓋保持伸直 (b)。停留 2～6 秒，慢慢地讓彈力帶回復到起始位置，然後再進一步往前，伸展腿後肌同時吐氣。維持彈力帶緊繃狀態 10～30 秒 (c)。

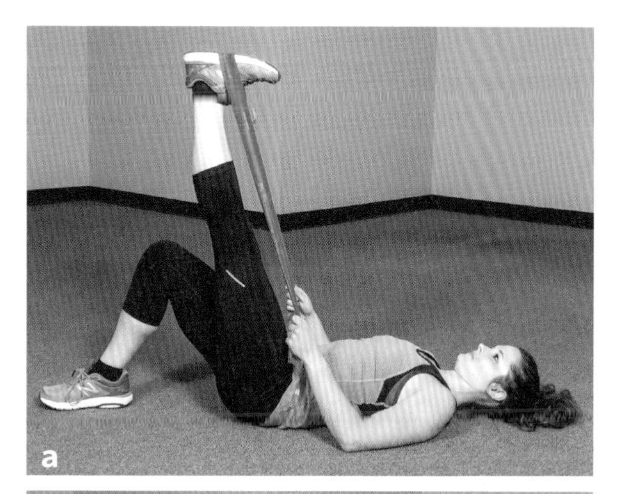

a

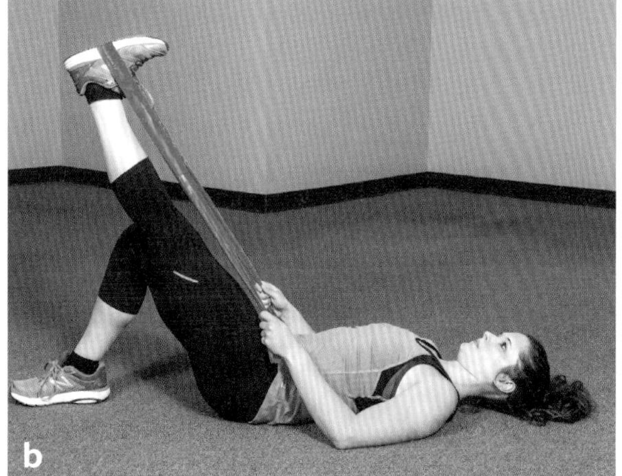

b

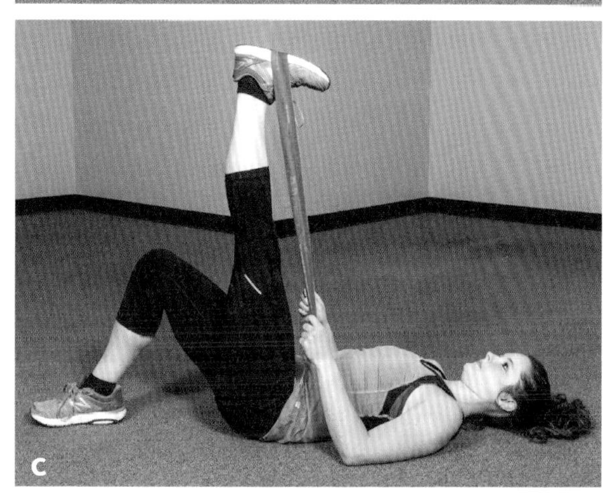

c

髂脛束伸展

身體側躺，欲伸展那側腿朝上。朝下那條腿的膝蓋彎曲。拿一條長的彈力帶，將兩端固定於桌子下方（或是用環形彈力帶套在桌子下方），將形成環狀的彈力帶套在欲伸展那側的膝蓋上 (a)。朝上那條腿的膝蓋保持伸直，大腿和膝蓋抵抗彈力帶的阻力，往上抬高，維持這個姿勢 2～6 秒 (b)。吐氣，同時腿部往下降，讓彈力帶伸展髖部外側，持續 10～30 秒 (c)。

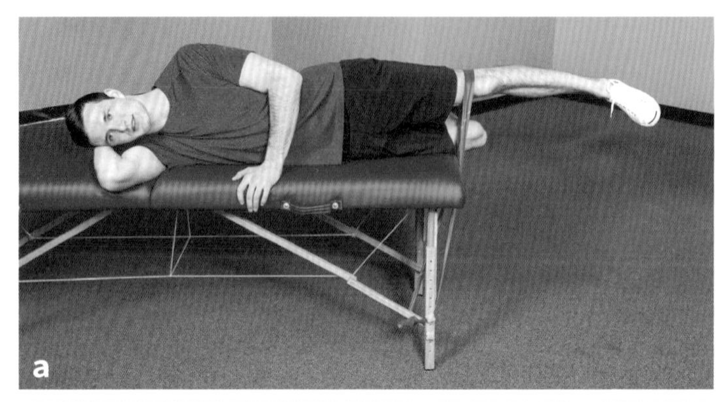

a

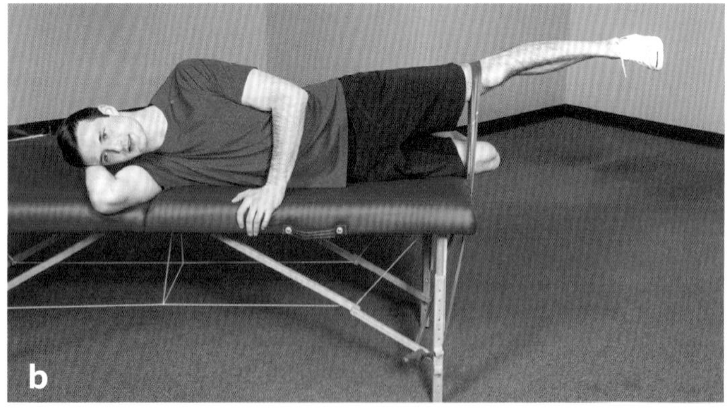

b

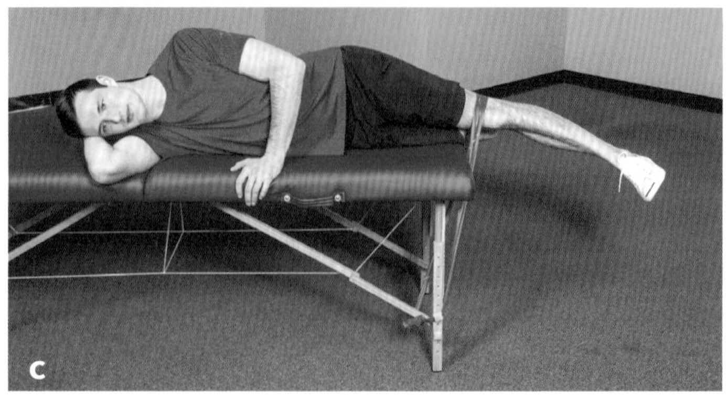

c

腓腸肌和比目魚肌伸展

身體坐在地上，雙腿伸直。將彈力帶繞過欲伸展那側腿的腳底，雙手抓住彈力帶的兩端，將腳掌往頭部的方面拉 (a)。輕輕地將腳掌下壓，抵抗彈力帶的阻力，膝蓋保持伸直 (b)。停留 2～6 秒，然後吐氣，慢慢地讓彈力帶將腳掌往身體的方面拉回 (c)。維持彈力帶緊繃狀態 10～30 秒。若想單獨伸展比目魚肌，在做前述動作時膝蓋要微微彎曲而不是伸直。

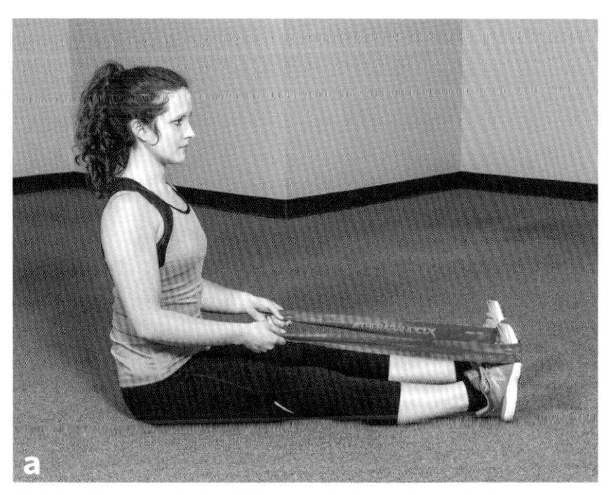

a

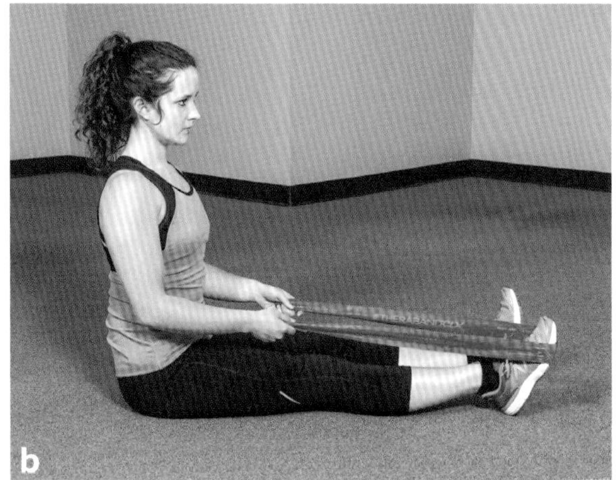

b

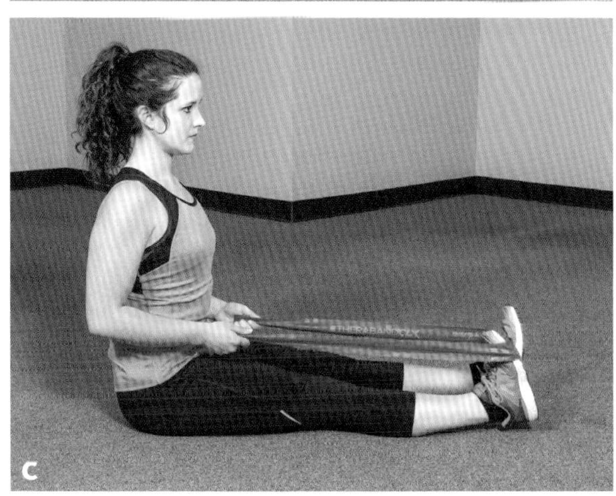

c

MEMO

5

關節與肌肉孤立訓練

單關節孤立訓練可能是最常見的彈性阻力訓練形式。這類訓練通常是單一關節固定方向的動作，可用來鍛鍊與關節穩定度有關和能避免過度使用傷害的特定肌肉。孤立訓練也經常被用於復健治療。

強健的肌肉群以及穩定的關節，對執行簡單動作以及複合性多關節動作都一樣重要。西方有句諺語「一環薄弱，全盤皆輸」，這句話也適用於動力鏈（kinetic chain）。一條動力鏈能夠發揮的程度，會受到該動力鏈裡最弱肌肉或是最不穩定關節的限制。

上半身當中，彈性阻力對肩關節訓練特別有效。肘關節、手部關節和腕關節也可以利用彈力帶和彈力繩鍛鍊。下半身的髖關節、膝關節、足部關節和踝關節也同樣適用。一般而言，身體兩側的相同關節要均衡鍛鍊。本書裡面的訓練動作，除非特別說明，否則都應使用標準長度的彈力帶和彈力繩。

側平舉

目標肌群：中三角肌

採取一腳略為往前的前後跨步站姿，前腳踩住彈力帶或彈力繩的中段，同時雙手抓住彈力帶的兩端 (a)。雙臂抬高將彈力帶往身體兩側拉伸至與肩膀同高，手肘保持伸直 (b)。慢慢返回至起始位置。

變化式

左右交替抬起手臂

技巧提示

肩胛骨保持下壓，做動作過程中避免聳肩。

腹部收緊，手腕保持打直。

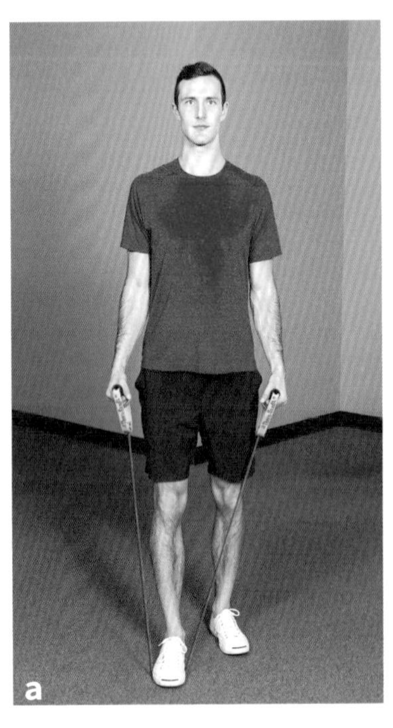
a

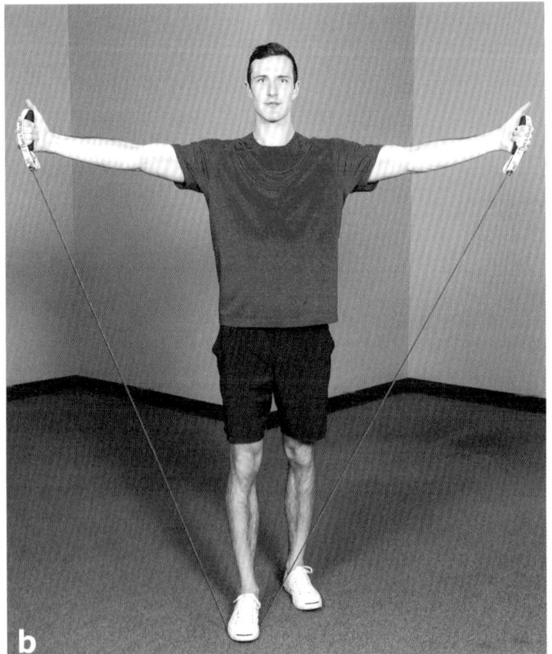
b

訓練小知識　拇指朝上，還是拇指朝下？

這項訓練亦被稱為「滿罐測試」(full can test)。最初的做法是拇指朝下，當時的名稱是「空罐測試」(empty can test)。然而，研究人員建議，用拇指朝上的方式進行這項運動亦能達到相似的肌肉活化效果，而且能減少肩關節夾擠發生的風險 (Thigpen et al. 2006)。

前平舉

目標肌群：前三角肌

採取一腳略為往前的前後跨步站姿，前腳踩住彈力帶或彈力繩的中段，同時雙手抓住彈力帶的兩端 (a)。雙臂往前方抬高，將彈力帶拉伸至與肩膀同高，手肘保持伸直 (b)。慢慢返回至起始位置。

變化式

左右交替往前抬起手臂。若想增加肱二頭肌的參與程度，抬起手臂時讓掌心朝上。

技巧提示

肩胛骨保持下壓，做動作過程中避免聳肩。

避免拱背 (脊椎前拱)，背部保持挺直。腹部收緊，手腕保持打直。

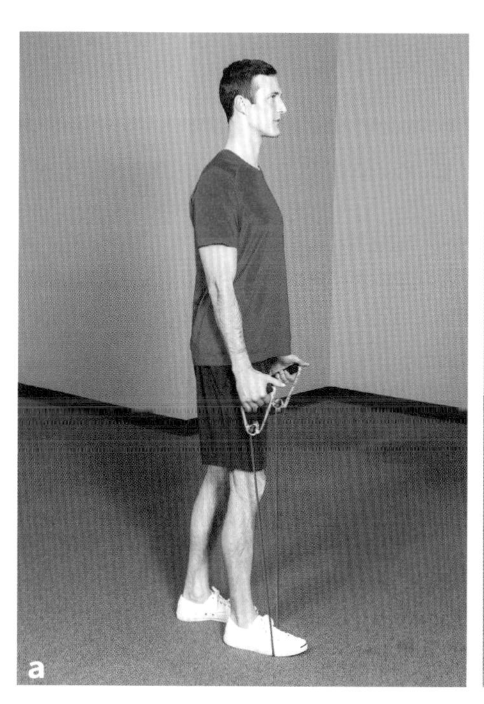
a

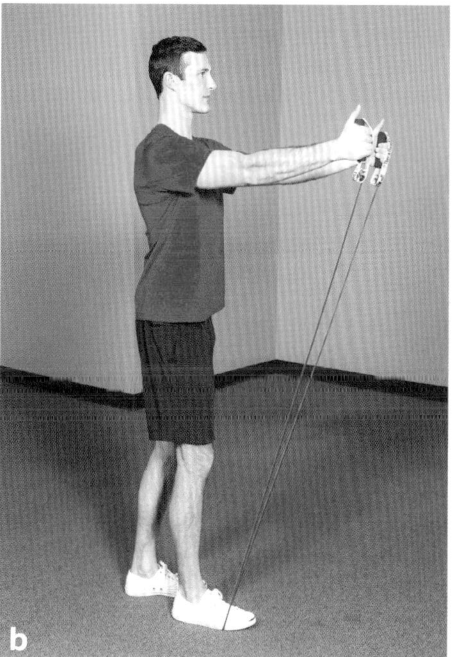
b

斜上平舉

目標肌群：三角肌群、旋轉肌袖，尤其是棘上肌

採取一腳略為往前的前後跨步站姿，前腳踩住彈力帶或彈力繩的中段，同時雙手抓住彈力帶的兩端，手臂稍微往前，置於身體斜前方約 30 度的位置 (a)。雙臂往斜上方抬高，將彈力帶拉伸至與肩膀同高，過程中拇指保持朝上 (b)。慢慢返回至起始位置。

變化式

左右交替斜上抬起手臂。務必要在肩膀高度停止。

技巧提示

肩胛骨保持下壓，做動作過程中避免聳肩。

避免拱背 (脊椎前拱)，背部保持挺直。腹部收緊，手腕保持打直。

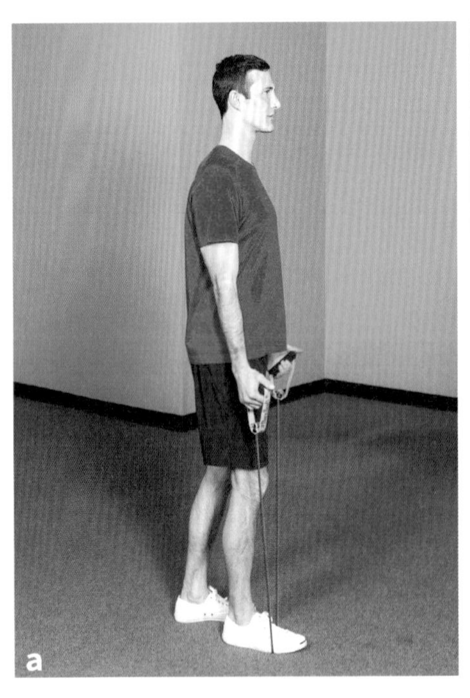
a

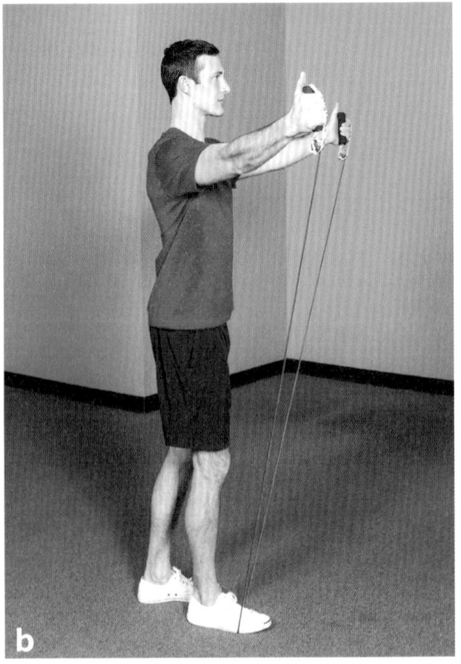
b

訓練小知識 能減輕肩頸酸痛的運動

研究人員發現，這個運動一天做 2 分鐘，每週做 5 天，持續 12 週可以顯著減輕久坐者肩頸痠痛的問題 (Andersen et al. 2011)。

側向肩關節內轉

目標肌群：旋轉肌袖，尤其是棘上肌

將彈力帶其中一端固定於堅固的物體上，並站在其旁邊，用訓練側的手臂朝向彈力帶，並用手抓住彈力帶另一端，手肘呈 90 度彎曲並貼近身體側邊，前臂與地面成平行 (a)。將彈力帶往遠離固定處的方向拉伸 (b)。慢慢返回至起始位置。

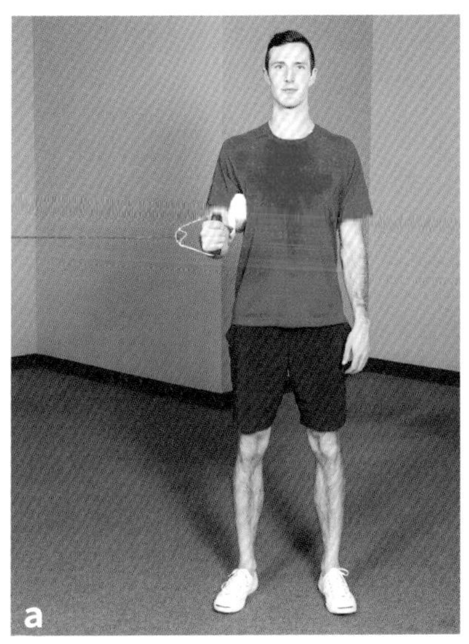
a

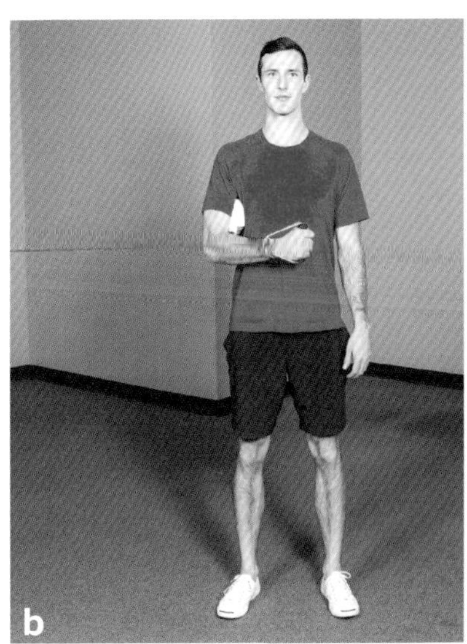
b

變化式

- 改使用環圈彈力帶，做動作時手掌張開。
- 拿一個枕頭或將毛巾捲起來夾在上臂與軀幹之間。

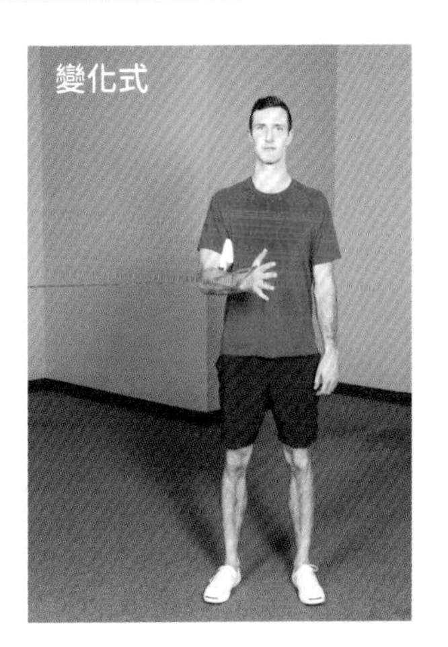
變化式

技巧提示

不要聳肩。手腕保持打直。

手肘全程保持彎曲 90 度，避免藉由手肘或手腕伸展去完成動作。

軀幹全程保持不動，避免藉由軀幹旋轉去完成動作。

訓練小知識　枕頭的小妙用

研究人員發現，在旋轉過程中將小枕頭或小毛巾夾在上臂和軀幹之間，能夠增加旋轉肌袖的血液循環，促進旋轉肌袖的活化 (Reinold et al. 2004)

側向肩關節外轉

目標肌群：旋轉肌袖，尤其是棘下肌

將彈力帶其中一端固定於堅固的物體上，並站在其旁邊，用非訓練側的手臂朝向彈力帶，然後用對側手抓住彈力帶另一端，手肘呈 90 度彎曲並貼近身體側邊，前臂與地面成平行 (a)。將彈力帶往遠離固定處的方向拉伸 (b)。慢慢返回至起始位置。

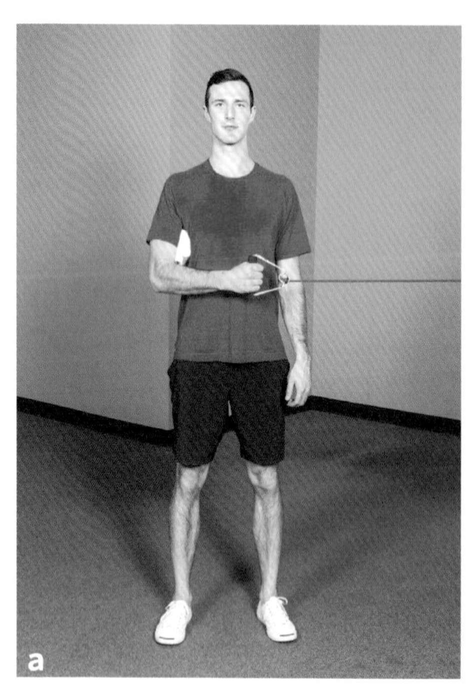

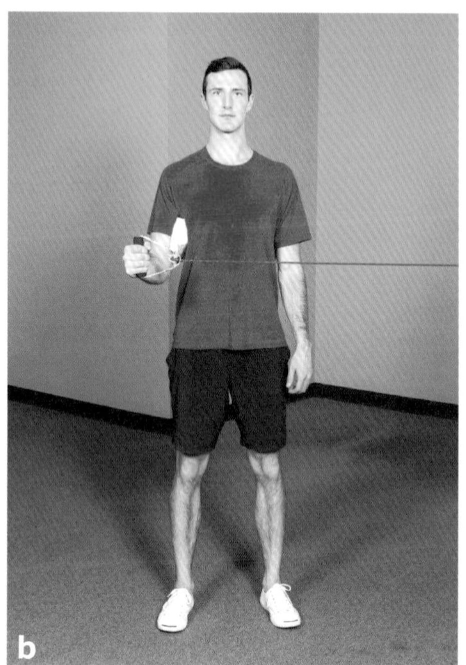

變化式

改使用環圈彈力帶，做動作時手掌張開。

拿一個枕頭或將毛巾捲起來夾在上臂與軀幹之間。

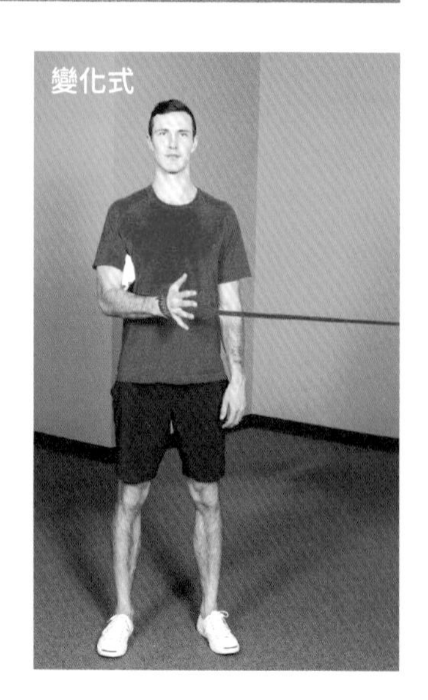

技巧提示

不要聳肩。手腕保持打直。

手肘全程保持彎曲 90 度，避免藉由手肘或手腕伸展去完成動作。

軀幹全程保持不動，避免藉由軀幹旋轉去完成動作。

前鋸肌拳擊

目標肌群：前鋸肌、前三角肌

將彈力帶其中一端固定於身體後方的堅固物體上。一隻手抓住彈力帶另一端，手肘伸直，手臂往前方上抬至與肩齊平的高度 (a)。軀幹保持穩定，肩膀往前 移動，順勢出拳帶動彈力帶末端往前推 (b)。慢慢返回至起始位置。

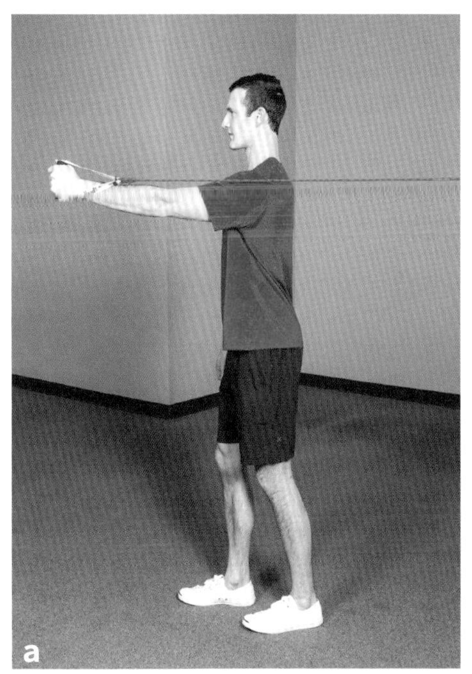

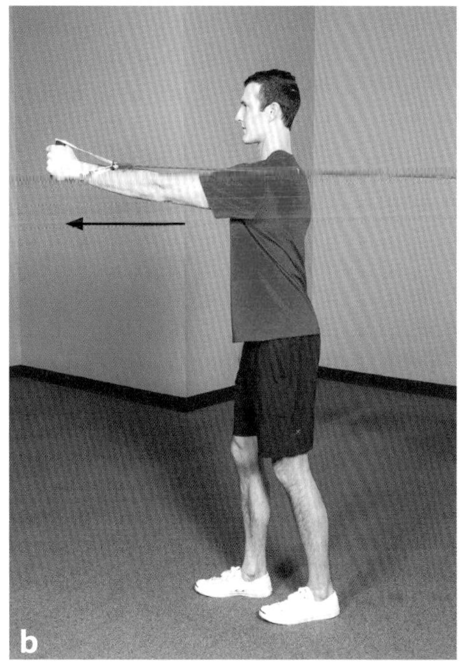

變化式

將彈力帶繞過上背部，平均分配兩邊長度。雙手分別抓住彈力帶的一端，雙臂上抬至與肩齊平的高度。手肘保持伸直，雙手抓穩彈力帶往前推。

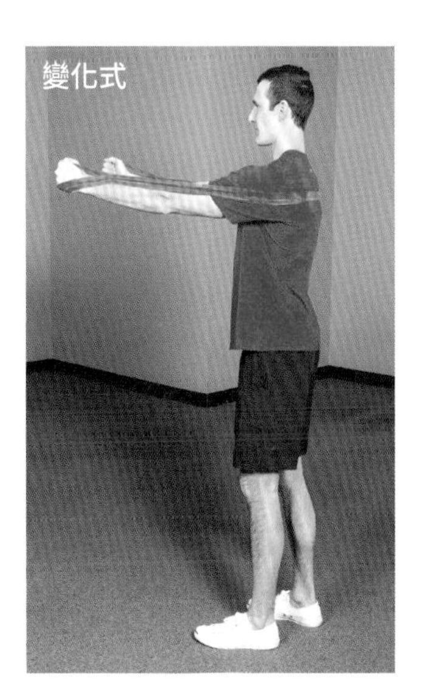

技巧提示

不要聳肩。整個過程保持手肘伸直，做動作時軀幹不要旋轉。

彈力帶肱二頭肌彎舉

目標肌群：肱二頭肌

採取前後跨步站姿，前腳踩住彈力帶或彈力繩的中段，同時雙手掌心朝上抓住彈力帶的兩端，手肘貼近身體兩側 (a)。手肘彎曲，將彈力帶往上抬伸 (b)。慢慢返回至起始位置。

變化式

左右手臂輪流交替彎舉。

技巧提示

不要聳肩。肩膀和手肘保持穩定。背部保持挺直，不要向後傾斜。腹部收緊。手腕保持打直，避免藉由彎曲手腕去完成動作。

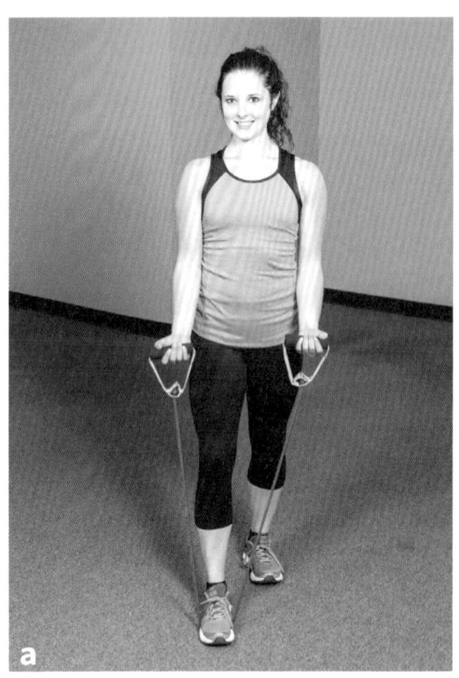
a

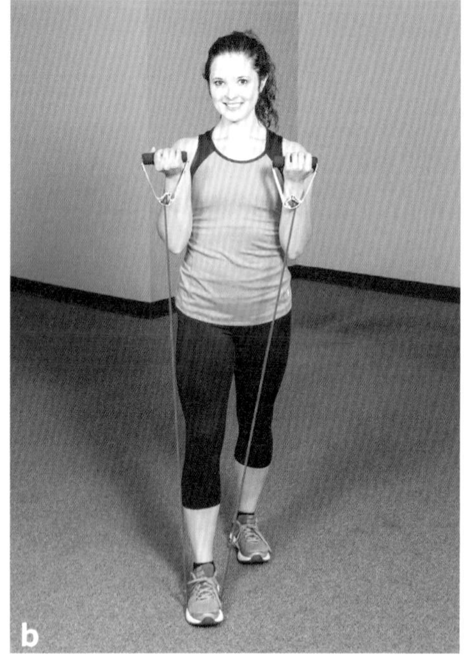
b

肘關節伸展

目標肌群：肱三頭肌

將彈力帶中間固定在高於頭部的物體上。身體正面朝向固定點。雙手分別抓住彈力帶的一端，手肘彎曲置於身體兩側 (a)。讓手肘保持於身體兩側並伸展 (b)。慢慢返回至起始位置。

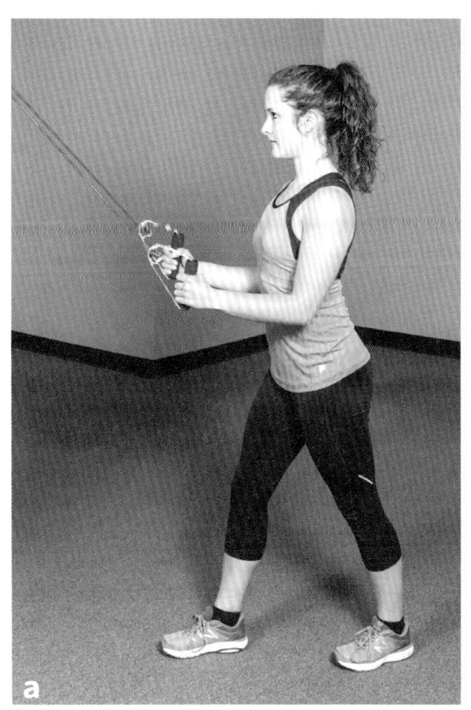
a

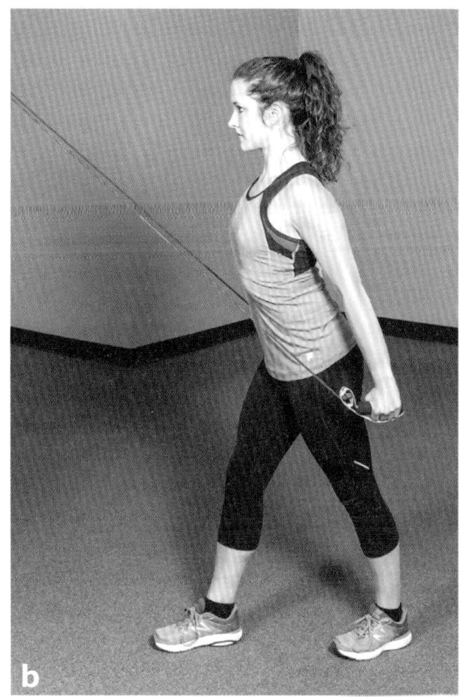
b

變化式

將彈力帶繞過頸部後方，平均分配兩邊長度。雙手分別抓住彈力帶的一端，手肘彎曲。讓手肘保持於身體兩側並伸展，然後再慢慢返回至起始位置。

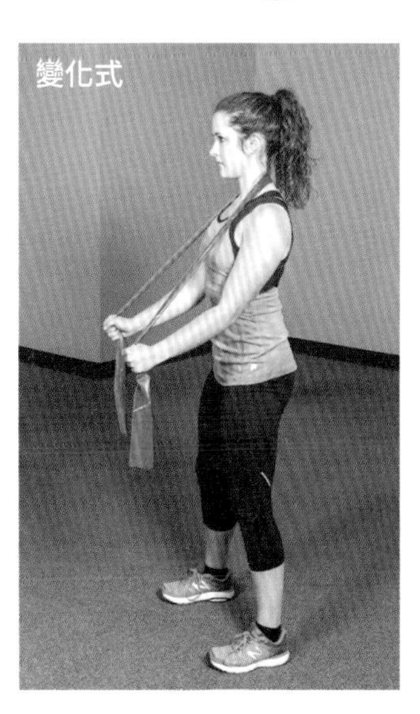
變化式

技巧提示

肩膀和手肘保持穩定。背部保持挺直，避免藉由身體前傾來完成動作。腹部收緊，手腕保持打直。

腕關節屈曲

目標肌群：腕屈肌群

採坐姿同時膝蓋彎曲，用一隻腳穩穩踩住彈力帶的兩端，同側手（訓練側）的前臂置於大腿上方，掌心朝上抓住彈力帶。利用非訓練側的手穩定置於大腿上的前臂 (a)。手腕往上彎曲，再慢慢返回至起始位置 (b)。重複這個動作幾次之後，換另一隻手重複相同動作。

變化式

採站姿，手肘置於身體側邊並彎曲呈 90 度，以增加肱二頭肌的參與度。

技巧提示

在做動作的過程中，手肘和前臂要保持固定不動。不要藉助手肘的力量去完成動作。

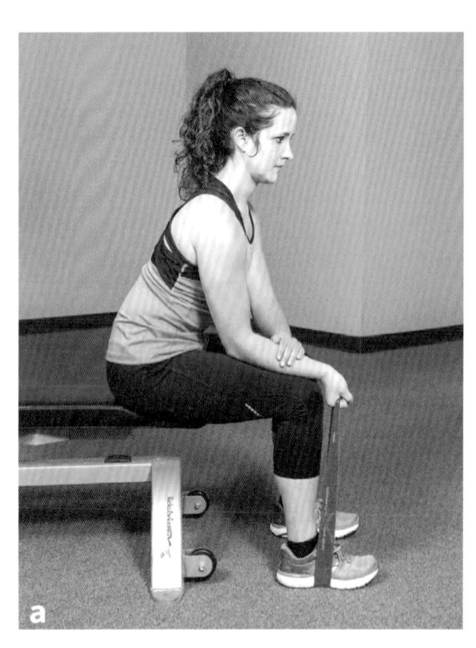
a

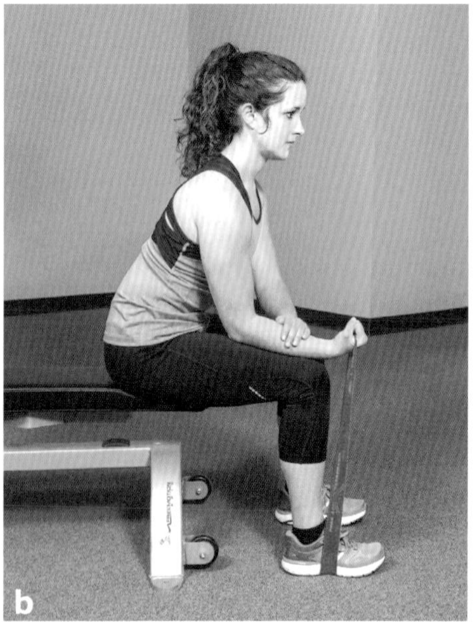
b

腕關節伸展

目標肌群：腕伸肌群

採坐姿同時膝蓋彎曲，用一隻腳踩穩彈力帶的兩端，同側手的前臂置於大腿上方，掌心朝下抓住彈力帶。利用非訓練側的手穩定置於大腿上的前臂 (a)。手腕往上彎曲，再慢慢返回至起始位置 (b)。重複這個動作幾次之後，換另一隻手重複相同動作。

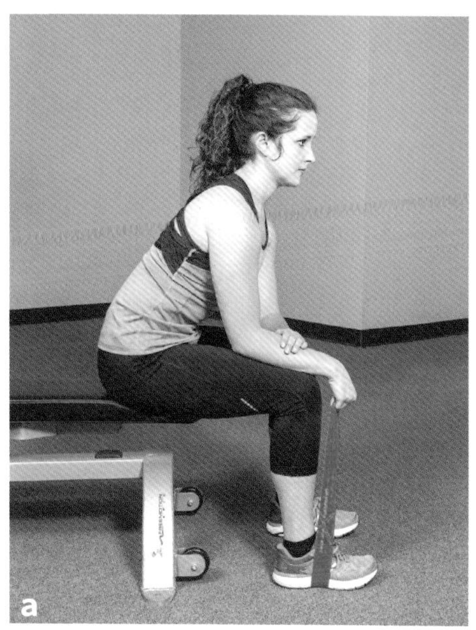

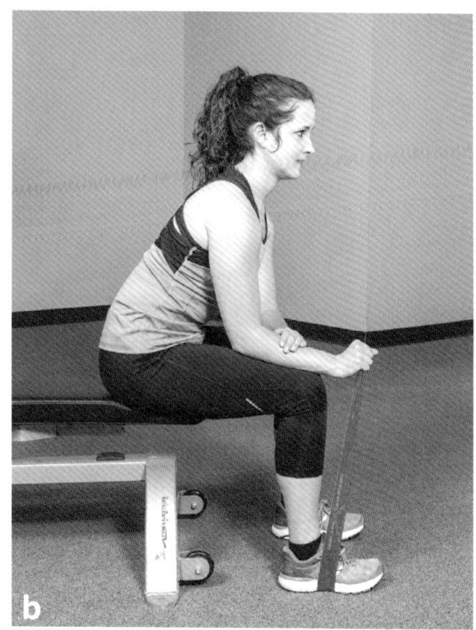

變化式

拿一條多環彈力帶，兩隻手掌套進中間兩個相鄰的環圈，掌心相對，兩手距離約莫與肩同寬。兩隻手腕同時往外側伸展。

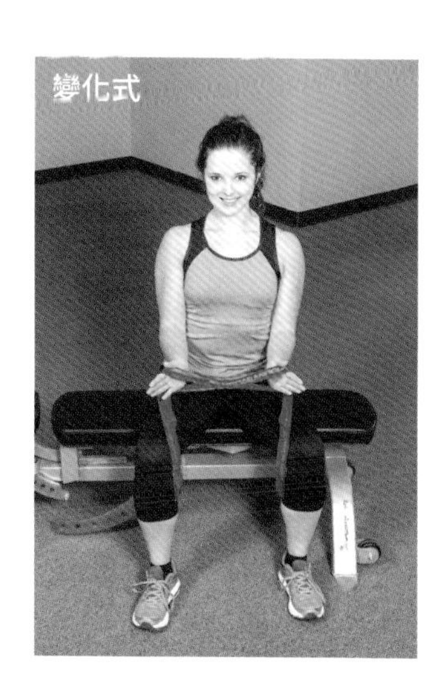

技巧提示

在做動作的過程中，手肘和前臂要保持固定不動。不要藉助手肘的力量去完成動作。

前臂旋後

目標肌群：旋後肌、肱二頭肌

採坐姿同時膝蓋彎曲，一隻腳踩穩彈力帶一端。用同側手掌心朝下抓住彈力帶另一端 (a)。旋轉前臂，讓掌心朝上 (b)。慢慢返回至起始位置。

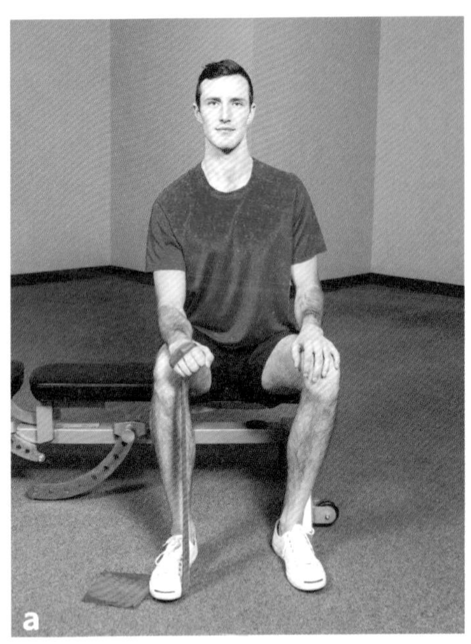

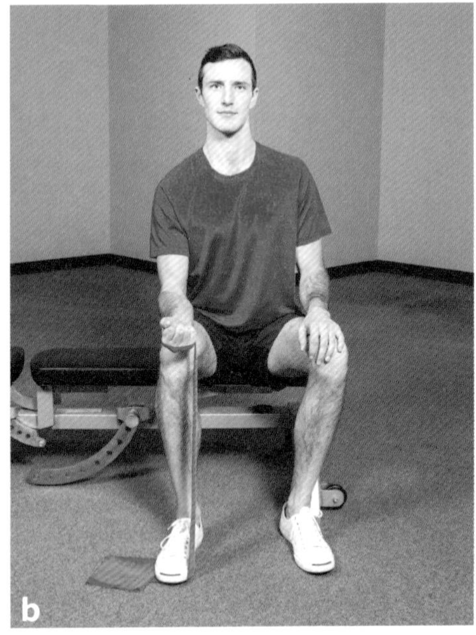

變化式

雙手掌心相對抓住彈力帶兩端，中間距離約與肩同寬。同時旋轉前臂，讓掌心朝上。若想要更有挑戰性，可以坐在健身球（或稱抗力球）上面。

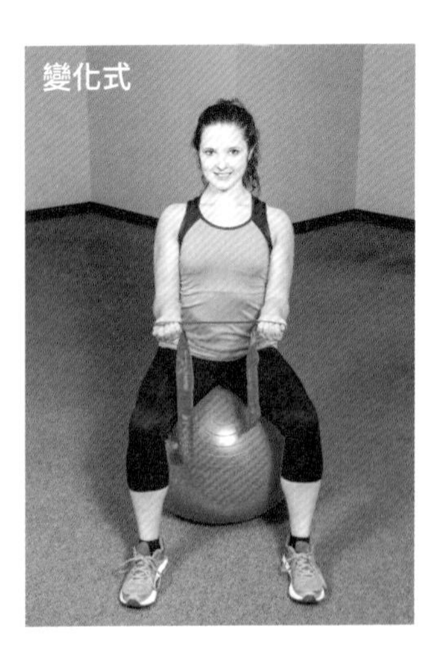

技巧提示

在做動作的過程中，手肘和前臂要保持固定不動。不要藉助手肘的力量去完成動作。

前臂旋前

目標肌群：旋前圓肌

坐在椅子上同時膝蓋彎曲，用腳踩穩彈力帶末端。用遠離末端的那隻手，掌心朝上抓住彈力帶另一端 (a)。旋轉前臂，讓掌心朝下 (b)。慢慢返回至起始位置。

變化式

採站姿，一隻手肘置於身體側邊並彎曲呈 90 度。

技巧提示

在做動作的過程中，手肘和前臂要保持固定不動。不要藉助手肘的力量去完成動作。

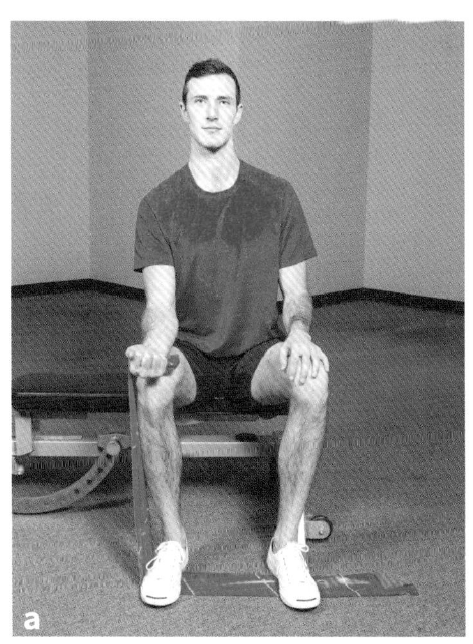
a

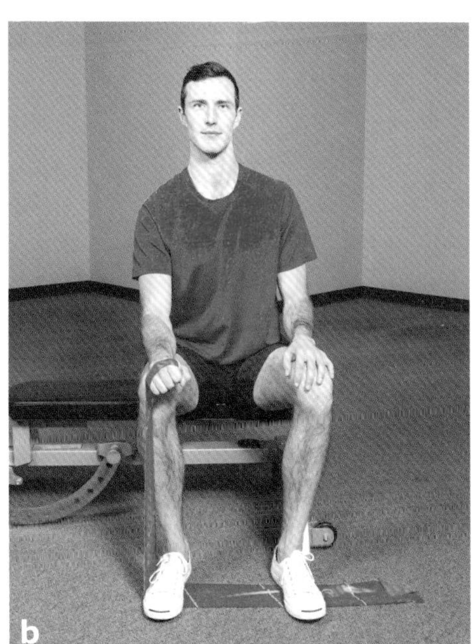
b

手腕尺側偏移

目標肌群：前臂屈肌群和伸肌群

坐在椅子上，膝蓋彎曲，一隻腳踩穩彈力帶末端。用同側手掌心朝內抓住彈力帶另一端，拇指朝向前方 (a)。手肘保持固定不動，手腕向後方移動 (b)。慢慢返回至起始位置。

變化式

以站姿的方式進行訓練。

技巧提示

在做動作的過程中，手肘和前臂要保持固定不動。不要藉助手肘的力量去完成動作。不要伸展肩膀，要保持固定不動。

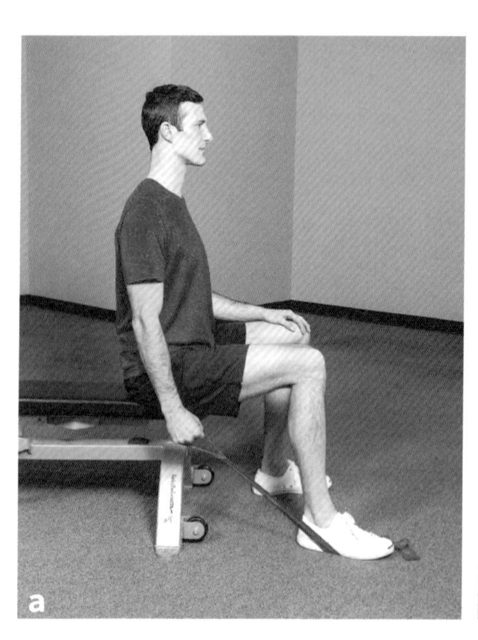
a

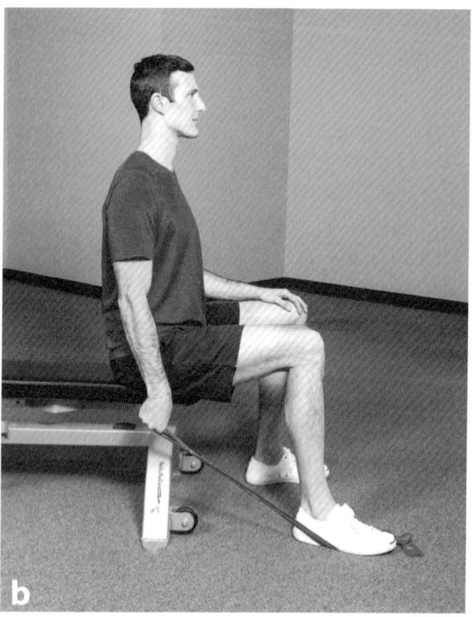
b

手腕橈側偏移

目標肌群：前臂屈肌群和伸肌群

坐在椅子上，膝蓋彎曲，一隻腳踩穩彈力帶末端。用同側手抓住彈力帶另一端，手肘平穩地置於大腿上，拇指朝上 (a)。手肘保持固定不動，手腕往上方移動 (b)。慢慢返回至起始位置。

變化式

改以站姿的方式進行訓練。

技巧提示

在做動作的過程中，手肘和前臂要保持固定不動。不要藉助手肘的力量去完成動作。

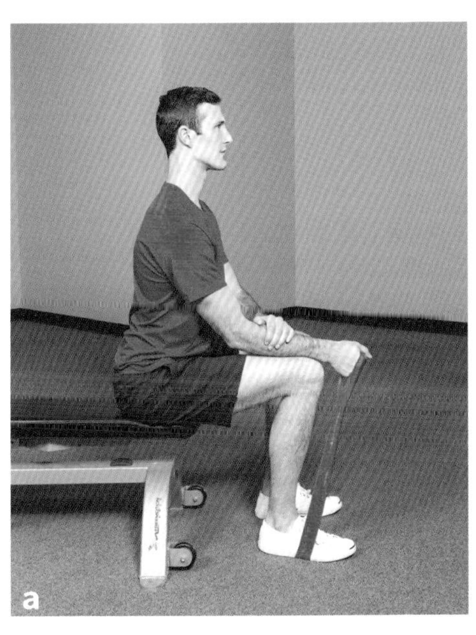
a

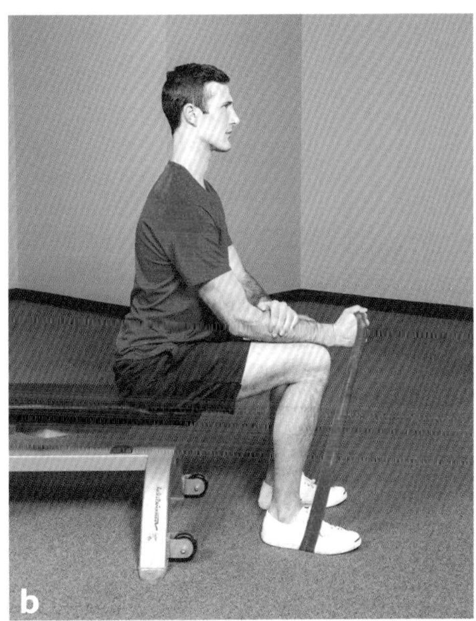
b

髖關節內轉

目標肌群：髖旋轉肌群

將彈力帶兩端固定於堅固物體上。坐在椅子或長椅上，非訓練側朝向彈力帶固定處，將彈力帶套在訓練側的腳踝 (a)。小腿抵抗彈力帶的阻力，往外側旋轉 (b)。慢慢返回至起始位置。

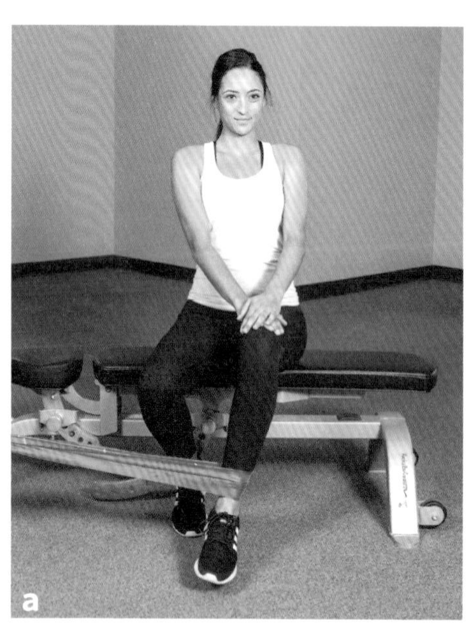

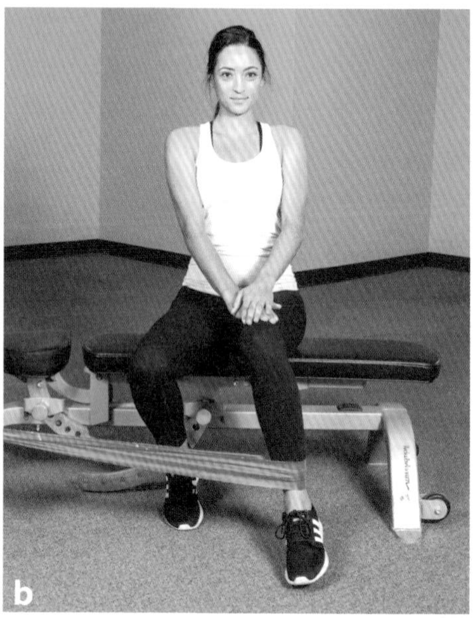

變化式

將彈力帶兩端固定於接近地面的堅固物體上。非訓練側朝向彈力帶固定處，將彈力帶套在訓練側的腳踝上。採取站姿，訓練側的膝蓋彎曲呈 90 度。小腿與地面平行，向外側旋轉，將彈力帶往遠離固定處的方向拉。慢慢返回至起始位置。

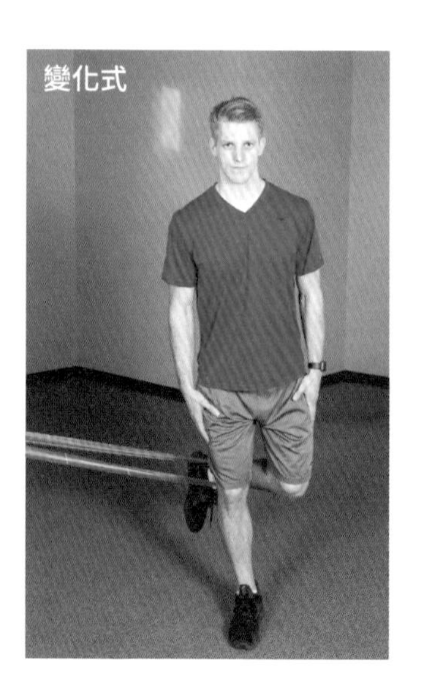

技巧提示

避免拱背（脊椎前拱），背部保持挺直。避免髖部彎曲。

髖關節外轉

目標肌群：髖旋轉肌群

將彈力帶兩端固定於堅固物體上。坐在椅子或長椅上，訓練側朝向彈力帶固定處，並將彈力帶套在腳踝上 (a)。小腿抵抗彈力帶的阻力，往內側旋轉 (b)。慢慢返回至起始位置。

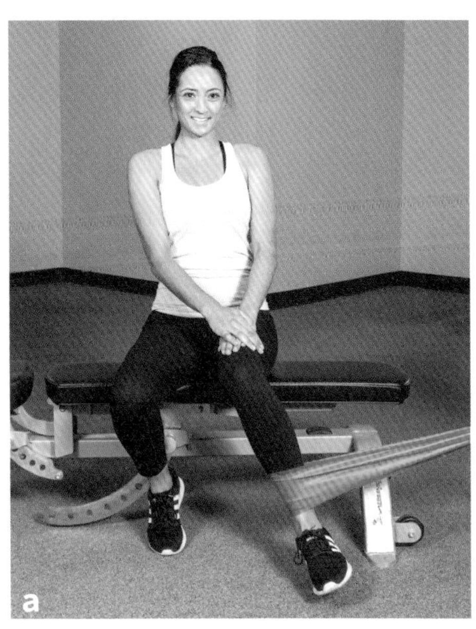

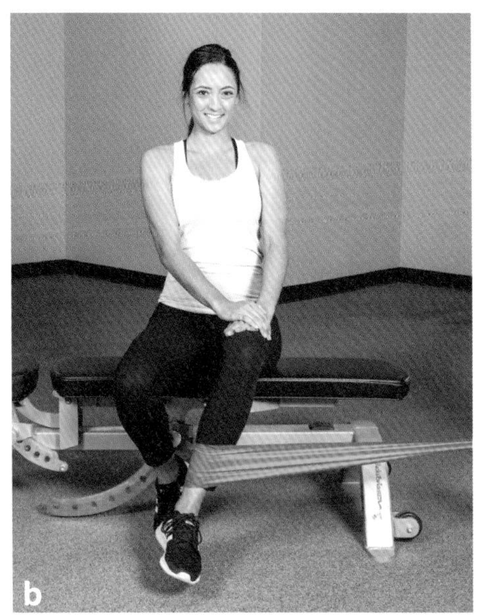

變化式

將彈力帶兩端固定於接近地面的堅固物體上。訓練側朝向彈力帶固定處，並將彈力帶套在腳踝上。採取站姿，訓練側的膝蓋彎曲呈 90 度。小腿與地面平行，向內側旋轉，將彈力帶往遠離固定處的方向拉。慢慢返回至起始位置。

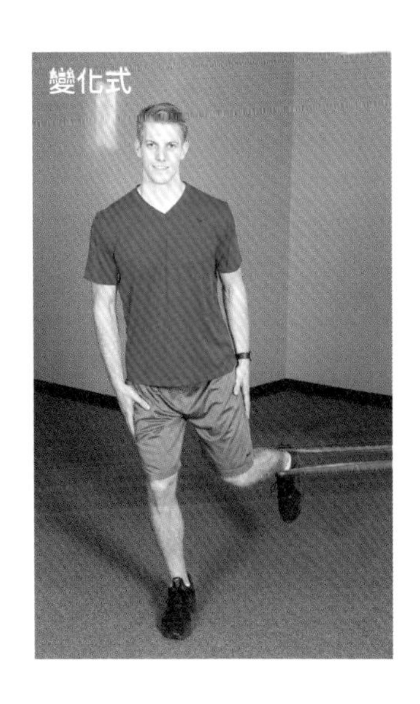

技巧提示

避免拱背（脊椎前拱），背部保持挺直。避免髖部彎曲。

髖關節屈曲

目標肌群：髂腰肌、股直肌

採取前後跨步站姿，將彈力帶套在前腳的腳踝上 (a)。用後腳 (非訓練腳) 踩住彈力帶的兩端（或是將彈力帶兩端固定於身後靠近地面的堅固物體上），前側腿抵抗彈力帶的阻力，慢慢地往前抬起，過程中膝蓋保持伸直 (b)。慢慢返回至起始位置。

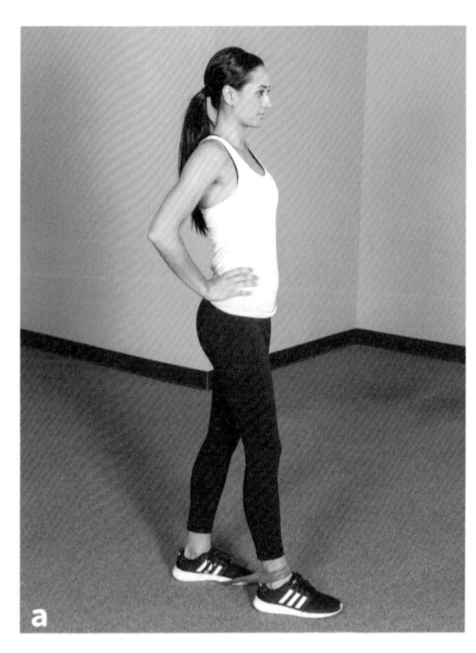
a

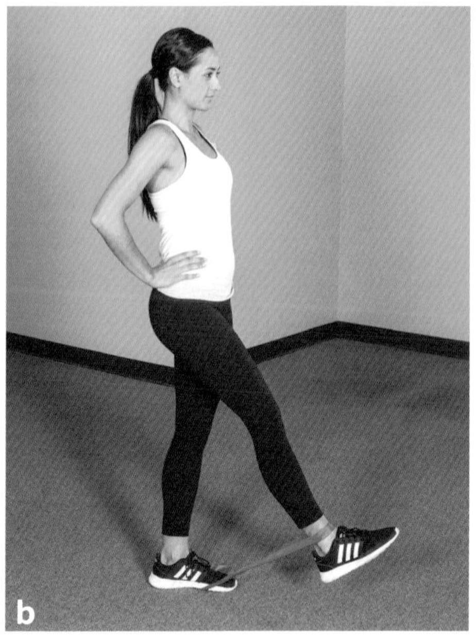
b

變化式

若想要更有挑戰性，可以站在一塊平衡墊上面。

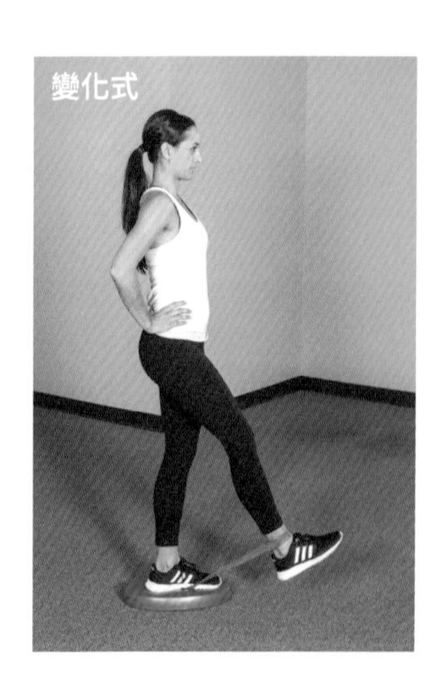
變化式

技巧提示

避免拱背 (脊椎前拱)，背部保持挺直。腹部收緊。

訓練小知識　兩側相互作用

本頁這個訓練動作也會啟動到固定不動之站立腿的肌肉。右腿的髖關節屈曲動作會啟動左腿的腿後肌群 (Hopkins et al. 1999)。

髖關節伸展

目標肌群：臀大肌

採取前後跨步站姿，將彈力帶套在後腳的腳踝上 (a)。用前腳踩住彈力帶的兩端（或是將彈力帶兩端固定於身體前方靠近地面的堅固物體上），後側腿抵抗彈力帶的阻力，慢慢地往後抬起，過程中膝蓋保持伸直 (b)。慢慢返回至起始位置。

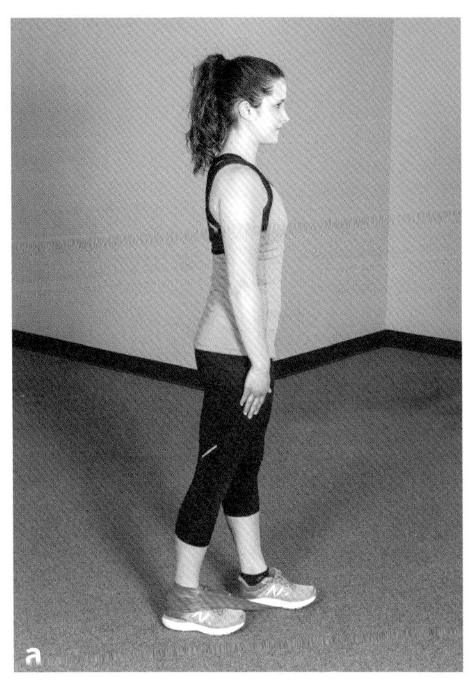
a

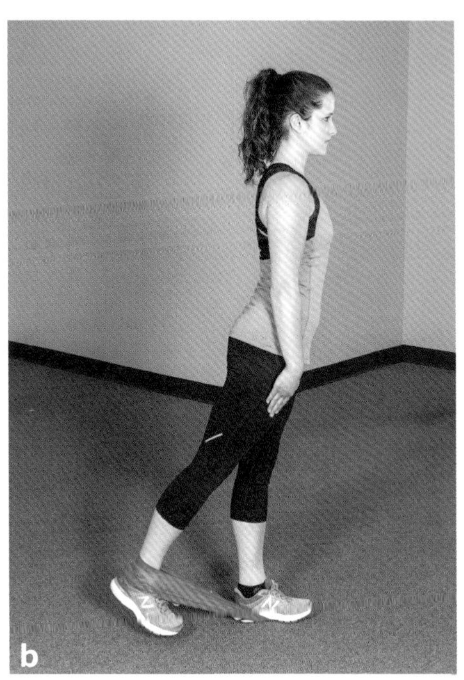
b

變化式

若想要更有挑戰性，可以站在一塊平衡墊上面。

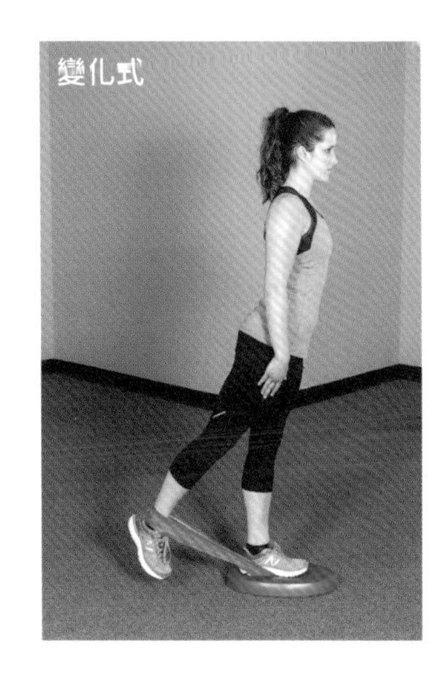
變化式

技巧提示

避免拱背（脊椎前拱），背部保持挺直。腹部收緊。

髖關節外展

目標肌群：臀中肌

身體採取側向跨步站姿，將彈力帶套在訓練側的腳踝上 (a)。用非訓練側的腳踩住彈力帶的兩端（或是將彈力帶兩端固定於靠近地面的堅固物體上）。訓練側的腿慢慢地往外側抬起，膝蓋保持伸直 (b)。慢慢返回至起始位置。

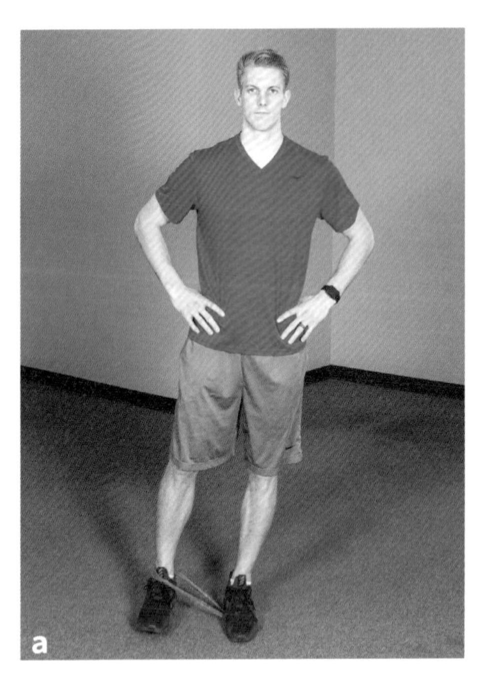
a

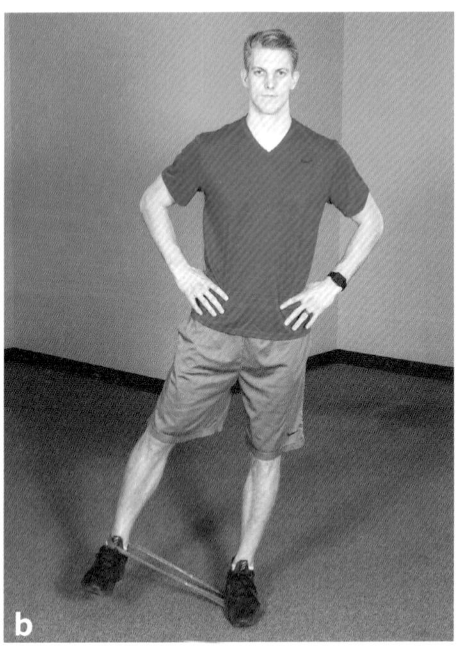
b

變化式

若想要更有挑戰性，可以站在一塊平衡墊上面。

技巧提示

避免拱背（脊椎前拱），背部保持挺直。腹部收緊。

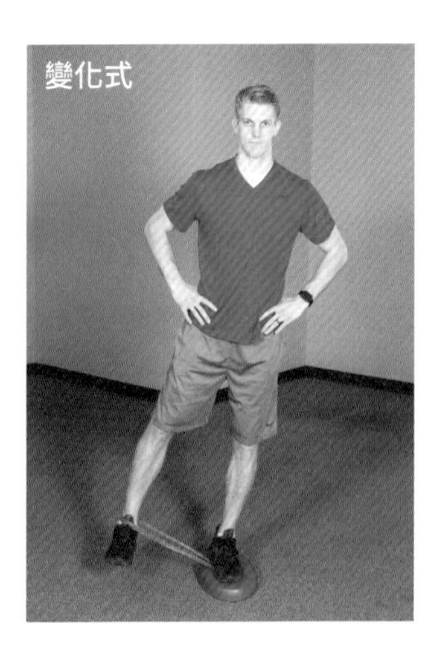
變化式

訓練小知識 比重訓器械的效果更好

研究人員發現，彈性阻力運動活化髖外展肌群的效果比重訓器械更好 (Brandt et al. 2013)。

髖關節內收

目標肌群：髖內收肌群

將彈力帶兩端固定於靠近地面的堅固物體上，將彈力帶套在靠近固定處這側（訓練側）的腳踝上 (a)。腿部慢慢地往內側擺動，越過身體中線，過程中膝蓋保持伸直 (b)。慢慢返回至起始位置。

變化式

- 膝蓋保持伸直，腿部往站立腿後方擺動。
- 站在一塊平衡墊上面以增加挑戰性。

技巧提示

避免拱背（脊椎前拱），背部保持挺直。腹部收緊。

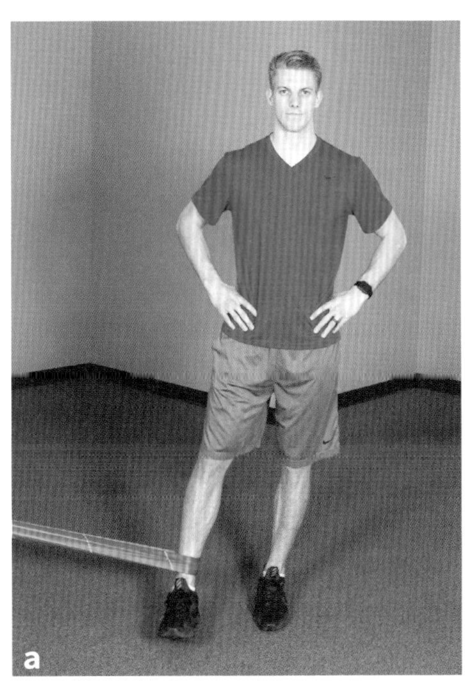
a

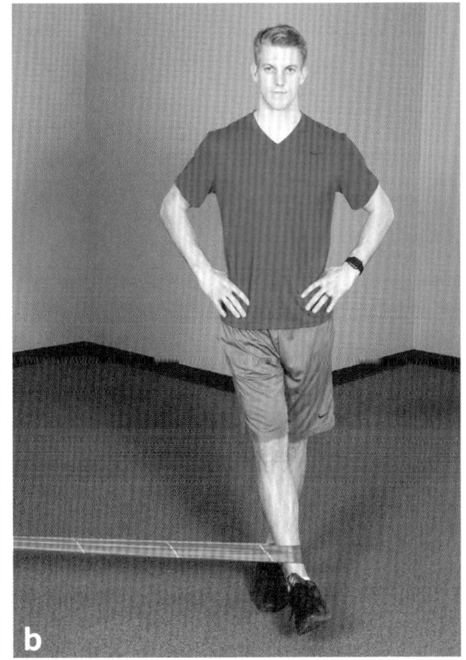
b

訓練小知識 腹股溝肌肉拉傷

研究人員發現這個訓練動作對腹股溝肌肉具有高度活化效果，有助於減少橄欖球員的運動傷害（Serner et al. 2014）。

膝關節屈曲

目標肌群：腿後肌群

將彈力帶兩端固定於前方堅固物體上，坐在椅子上面向彈力帶固定處，將彈力帶套進訓練側的腳踝 (a)。彎曲膝關節讓腳往臀部方向靠近 (b)。慢慢返回至起始位置。

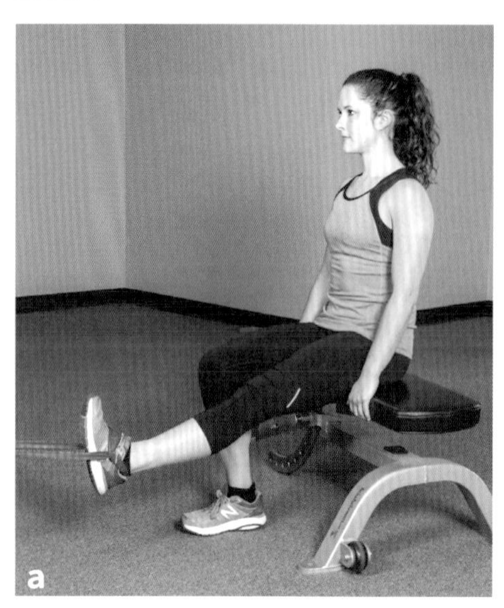

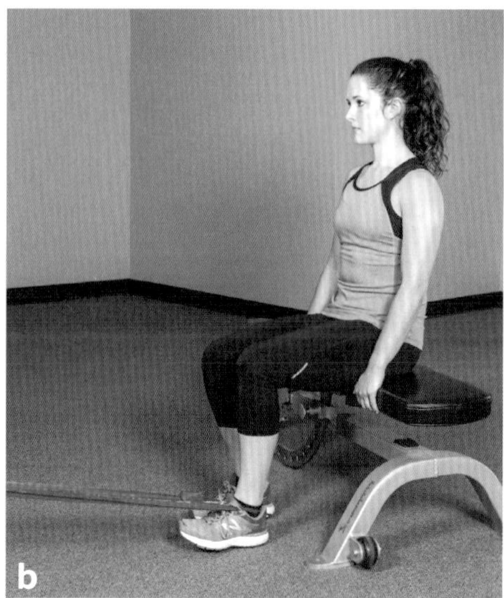

變化式

將彈力帶兩端固定於約莫膝蓋高度的堅固物體上，身體俯臥，頭頂朝遠離彈力帶固定處的方向。將彈力帶套進訓練側的腳踝。彎曲膝關節抵抗彈力帶的阻力，讓腳逐步朝臀部方向靠近。慢慢返回至起始位置。

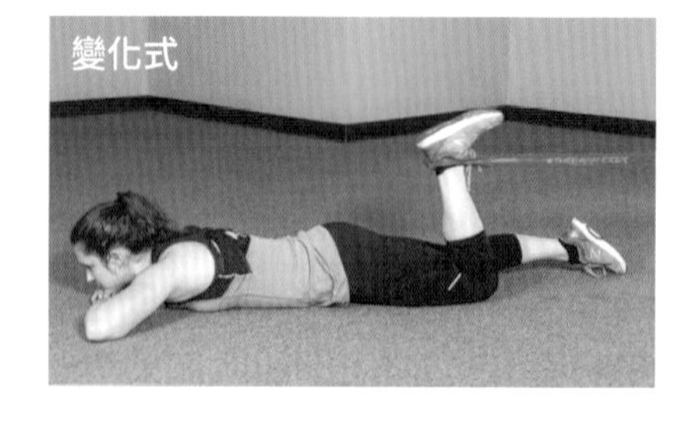

技巧提示

保持背部挺直、腹部收緊。過程中避免拱背 (脊椎前拱)。

訓練小知識　訓練效果與器械相同

研究人員發現利用彈性阻力進行此項訓練動作的肌肉活化效果跟使用重訓器械相同 (Jakobsen et al. 2014)。

膝關節伸展

目標肌群：股四頭肌

將彈力帶兩端固定於堅固物體上，坐在椅子上背向彈力帶固定處，將彈力帶套進訓練側的腳踝 (a)。腿部往上抬起，伸展膝蓋 (b)。慢慢返回至起始位置。

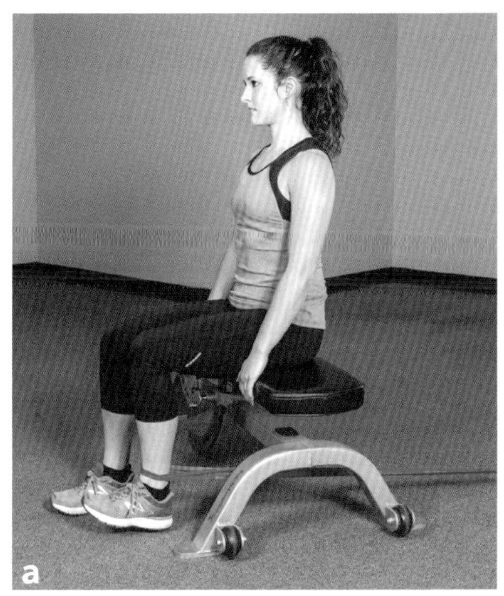
a

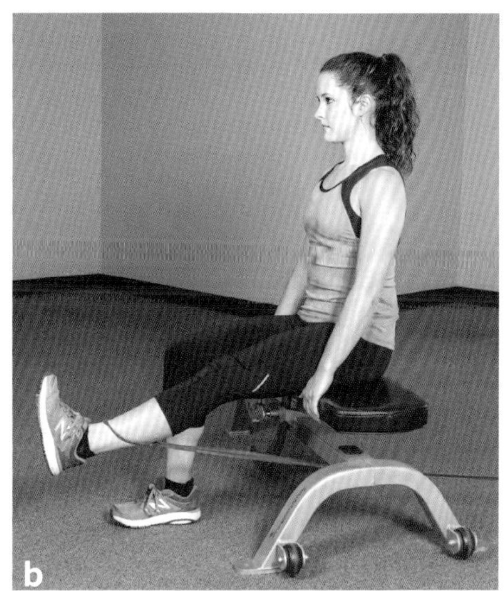
b

變化式

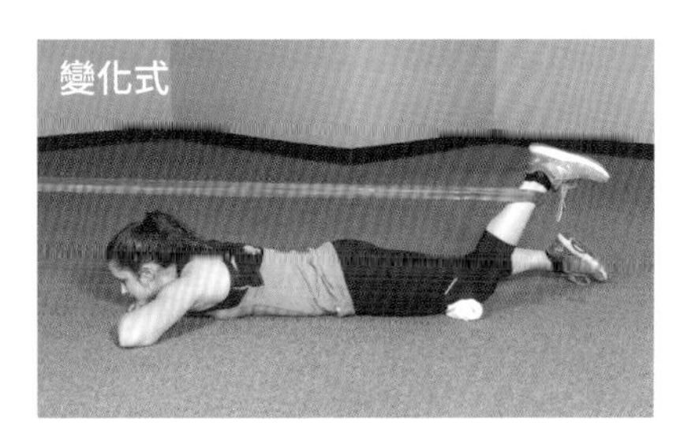
變化式

將彈力帶兩端固定於約莫膝蓋高度的堅固物體上，身體俯臥，頭頂朝向彈力帶固定處。將彈力帶套進訓練側的腳踝。將一個枕頭或是把毛巾捲起來放在膝蓋下方。一開始先讓膝蓋呈彎曲狀，接著抵抗彈力帶的阻力，讓膝蓋逐步朝地面伸展。慢慢返回至起始位置。

技巧提示

保持背部挺直、腹部收緊。過程中避免拱背（脊椎前拱）。

訓練小知識 **訓練效果仍然與器械相同**

研究人員發現利用彈性阻力進行此項訓練動作的肌肉活化效果跟使用重訓器械相同（Jakobsen et al. 2014）。

膝關節末端伸展

目標肌群：股四頭肌、股內側肌

將彈力帶兩端固定於約莫膝蓋高度的堅固物體上形成環圈。身體面向彈力帶固定處，訓練側的腳套進環圈裡，讓彈力帶繞過膝蓋後方，拉直彈力帶。(a) 慢慢地反覆伸直和彎曲膝蓋，膝蓋伸直時拉緊彈力帶 (b)。

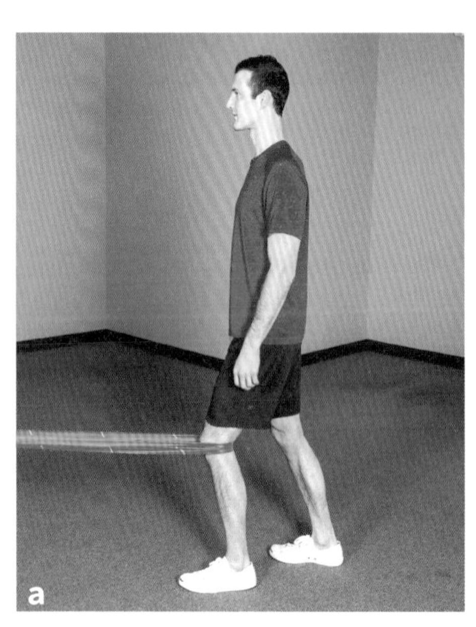
a

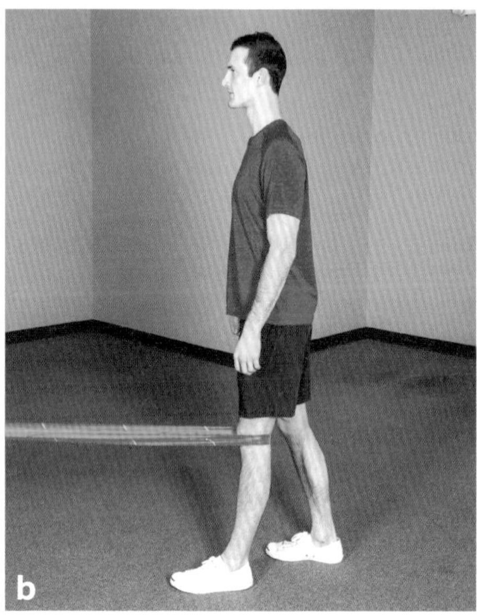
b

變化式

- 改用單腳站立的方式進行運動。
- 若想要更有挑戰性，可以站在一塊平衡墊上面。

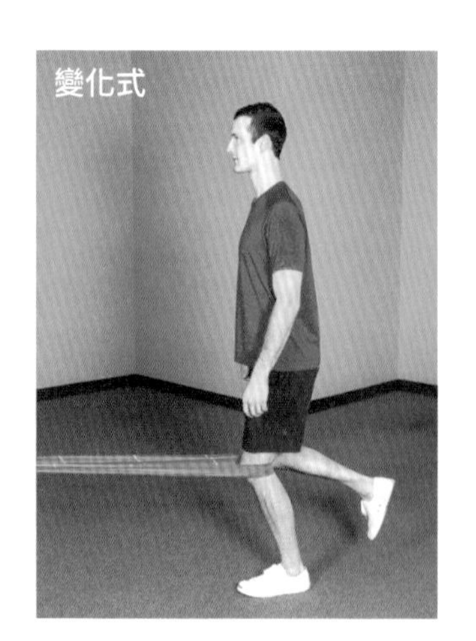
變化式

技巧提示

彈力帶要環繞在略高於膝關節上方的位置。

膝關節不要過度伸展。

訓練小知識 不只有股內側肌受益

股內側肌位於膝關節內側的上方，與髕骨相連接。利用彈性阻力進行這種微幅深蹲的動作，有助於活化股內側肌，而且對股外側肌也有同等的活化效果 (Willett et al. 1998)。

踝關節背屈

目標肌群：脛前肌

坐在地上雙膝伸直。將彈力帶套在訓練側的腳掌，雙手抓住彈力帶的兩端。用另一隻腳（非訓練側）的腳底壓在彈力帶上以穩定彈力帶 (a)。訓練側的腳踝背屈，抵抗彈力帶的阻力，腳背往頭部方向勾起 (b)。慢慢返回至起始位置。

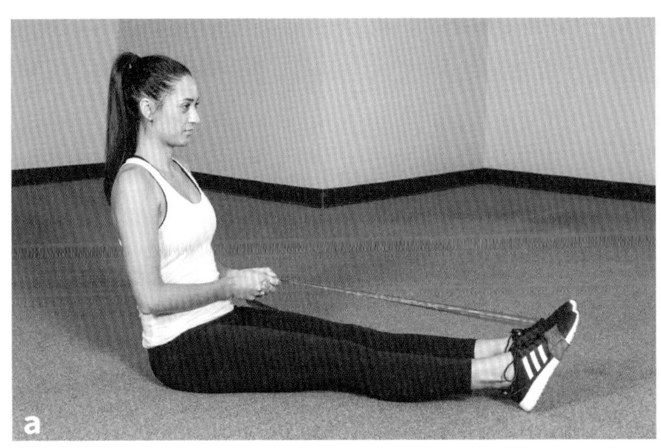
a

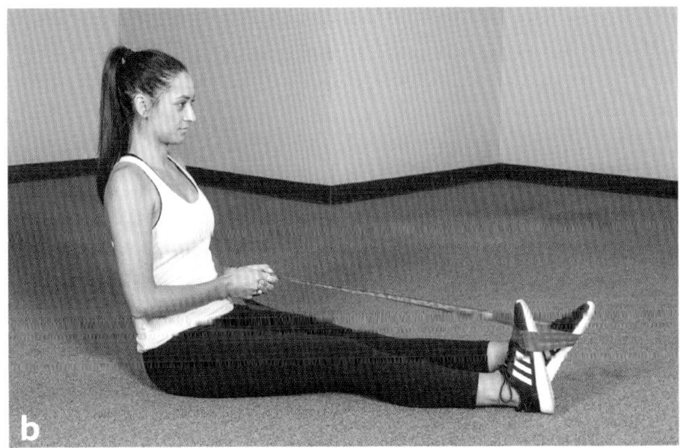
b

變化式

改成坐在椅子上，雙膝彎曲。將彈力帶套在訓練側的腳掌，用另一隻腳（非訓練側）踩穩彈力帶 (a)。訓練側的腳踝背屈，腳背往上勾起 (b)。慢慢返回至起始位置。

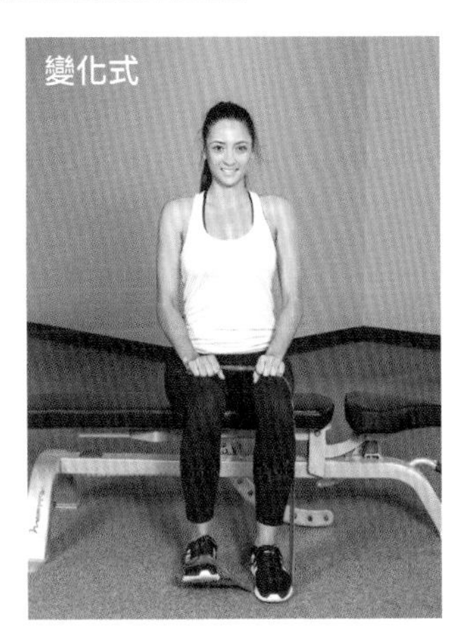
變化式

技巧提示

不要為了完成動作而讓膝蓋過度移動。

踝關節蹠屈

目標肌群：腓腸肌、比目魚肌

坐在地上一腳膝蓋伸直。將彈力帶繞過伸直腿的腳底，雙手抓住彈力帶的兩端 (a)。腳掌抵抗彈力帶的阻力，往遠離頭部方向推 (b)。慢慢返回至起始位置。

變化式

雙膝稍微彎曲可以鍛鍊比目魚肌。

技巧提示

不要為了完成動作而讓膝蓋過度移動。

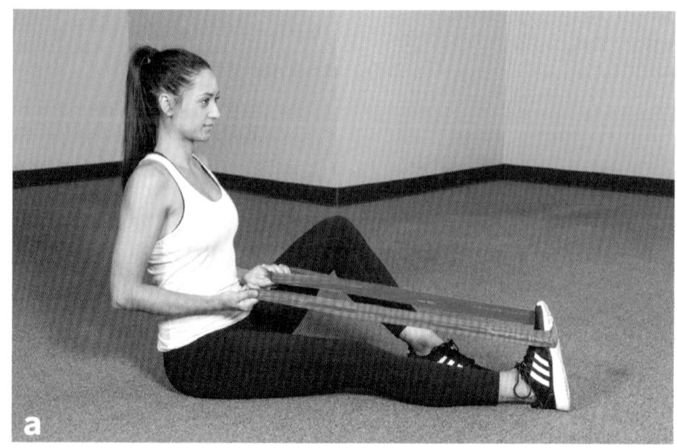
a

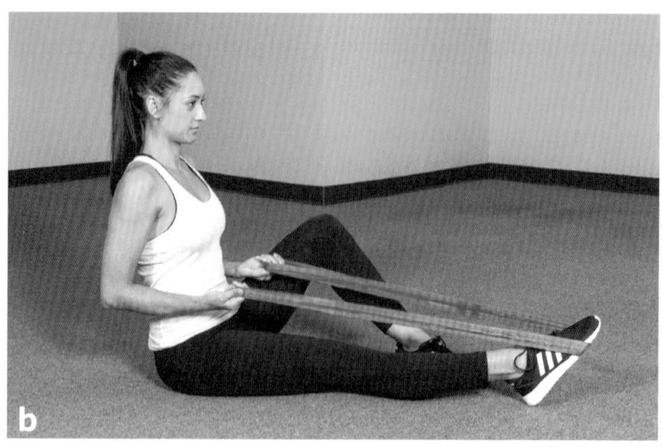
b

踝關節內翻

目標肌群：脛後肌

坐在地上一腳膝蓋伸直。將彈力帶套在伸直腿的腳掌，另一隻腿跨越伸直腿上方，將彈力帶兩端繞過這條腿的腳底，雙手抓住彈力帶的末端 (a)。伸直腿的腳掌朝遠離彈力帶的方向往內翻 (b)。慢慢返回至起始位置。

變化式

坐在椅子上，訓練側的腳放在對側腿膝蓋上面，將彈力帶套在腳上，用對側腳將彈力帶的兩端踩在地上。訓練側的腳朝頭部方向上抬。慢慢返回至起始位置。

技巧提示

膝關節和髖部保持穩定。不要藉由轉動腿部去完成動作。

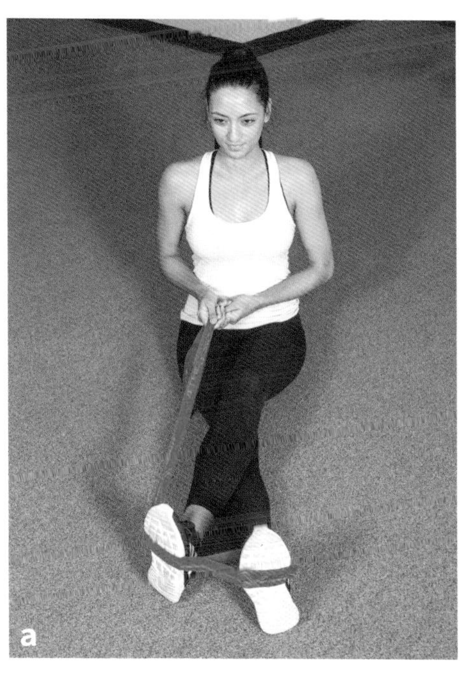
a

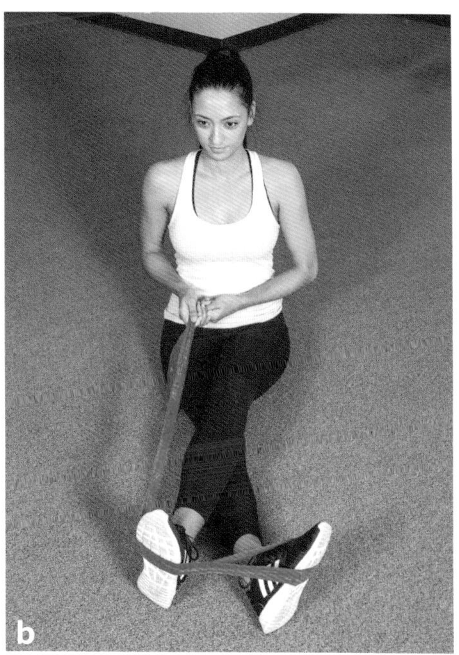
b

踝關節外翻

目標肌群：腓肌

坐在地上雙膝伸直。把彈力帶套在訓練側的腳掌，將彈力帶兩端繞過對側腿的腳底，雙手抓住彈力帶的末端 (a)。訓練側的腳掌朝遠離彈力帶的方向往外翻 (b)。慢慢返回至起始位置。

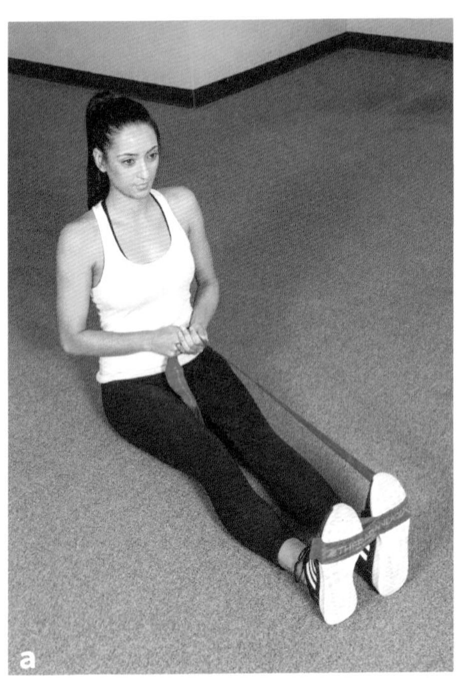
a

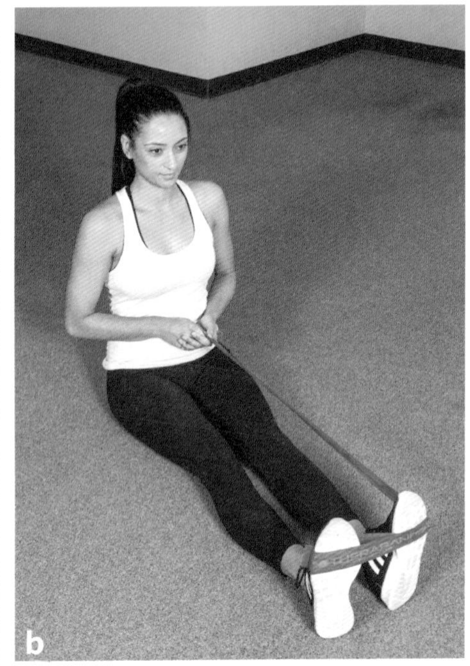
b

變化式

坐在椅子上，雙膝彎曲。把彈力帶套在訓練側的腳掌，用對側腳將彈力帶的兩端踩在地上。訓練側的腳掌朝遠離彈力帶的方向往外翻。慢慢返回至起始位置。

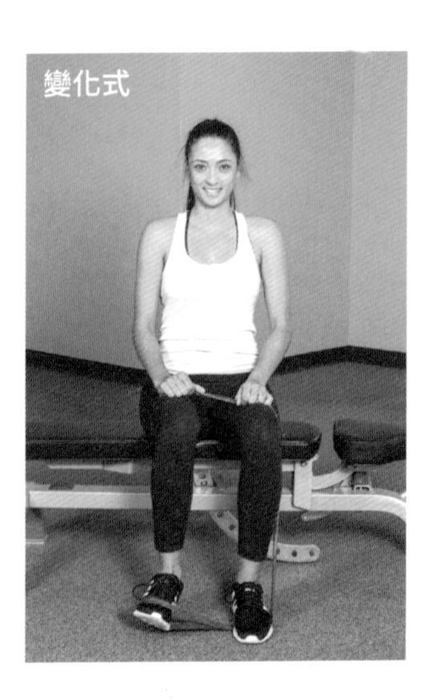
變化式

技巧提示

膝關節和髖部保持穩定。不要藉由轉動腿部去完成動作。

6

上半身肌力訓練

肌力訓練最容易過度鍛鍊的身體部位之一就是胸部，通常都是因為想練出漂亮的胸肌。不幸的是，很少有運動者會花同樣時間訓練上背部肌肉，以平衡過度鍛鍊的胸肌。這樣前後肌力的不平衡可能會導致姿勢不良以及肩頸問題。利用彈力帶能模擬用傳統健身器材進行的常見健身訓練，而且站著就能做這些訓練動作，進而能輔助與強化上半身的訓練。

強化胸部和上背部的肌力有助於預防或恢復肩頸的傷害。除此之外，對於涉及高舉過頭或投擲動作的體育運動(例如棒球、壘球、網球和排球)而言，胸部和上背部的肌力訓練非常重要。強化胸部和上背部的肌力對於搬運物品和推拉等功能性動作也有幫助。在進行肌力訓練時，必須同時訓練拮抗肌群使肌力平衡發展。例如，胸肌和上背部肌肉必須均衡訓練。

胸部和上背部肌肉分佈圖

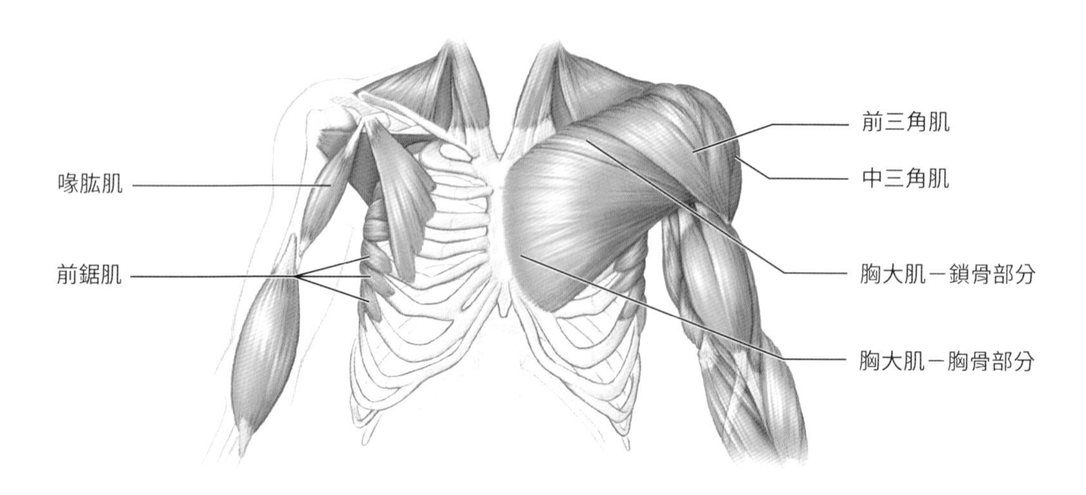

人體正面

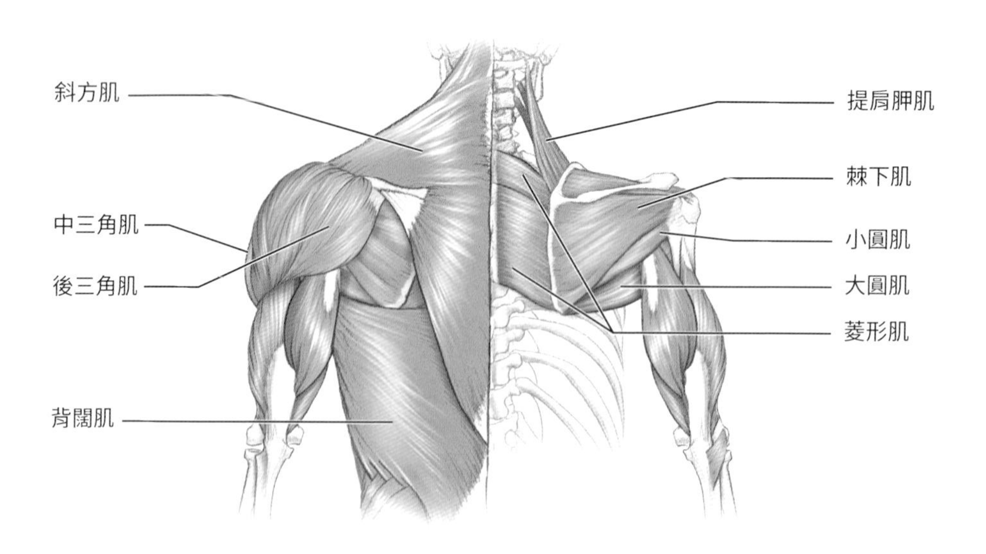

人體背面

肩部與手臂肌肉分佈圖

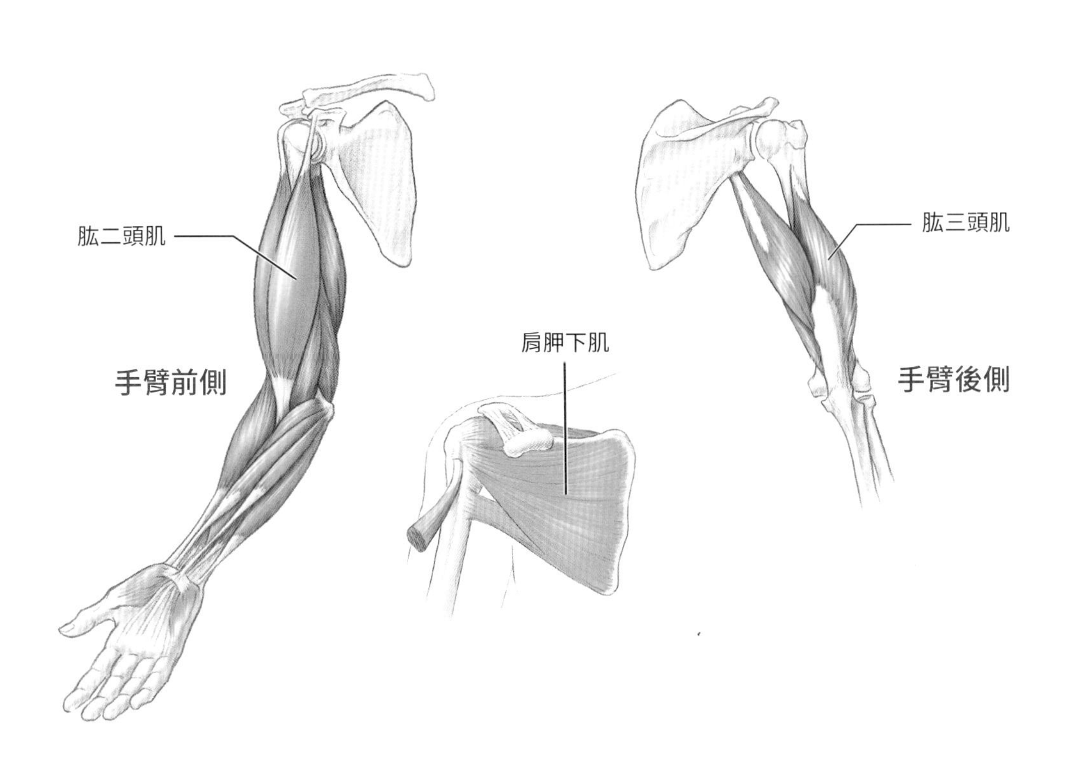

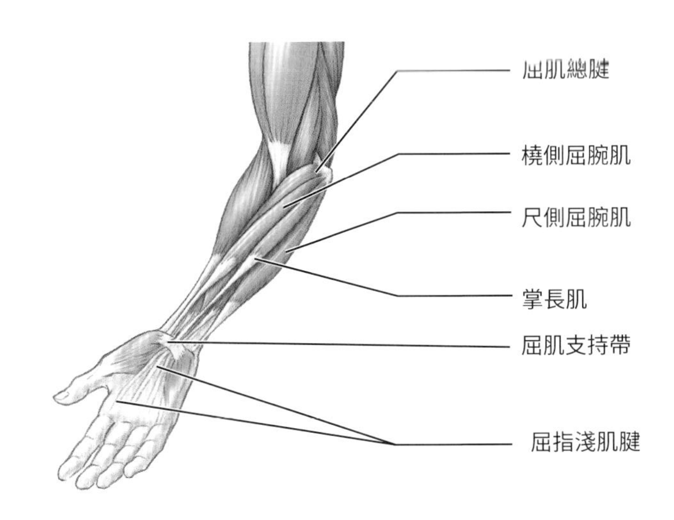

彈力帶胸推

目標肌群：胸大肌、前三角肌

將彈力帶中間固定於與肩膀同高或略高於肩膀的堅固物體上。身體背對固定處。採取一腳略為往前的前後跨步站姿，讓身體保持穩定。雙手分別抓住彈力帶一端，掌心向下，手肘彎曲並抬至與肩同高 (a)。伸展手肘，將彈力帶往前推 (b)。慢慢返回至起始位置。

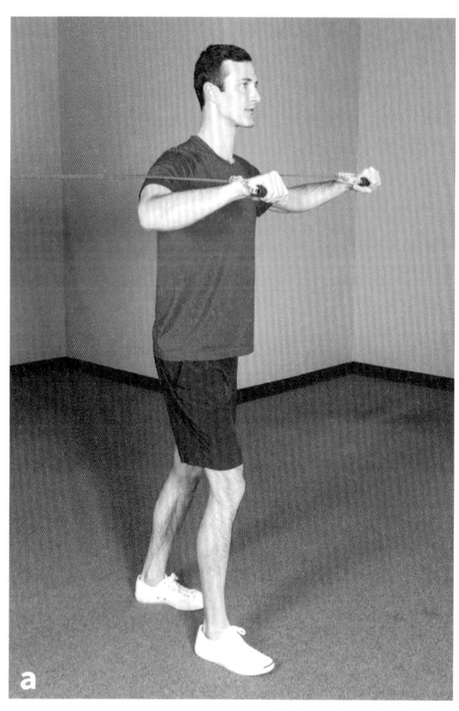
a

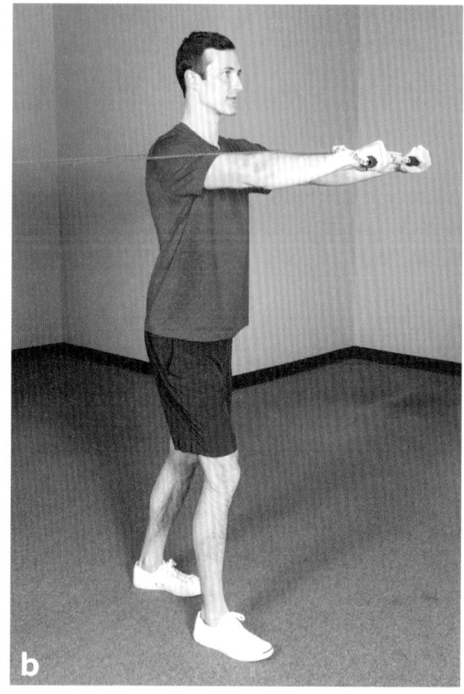
b

變化式

- 藉由改變彈力帶固定點的高度進行「上斜胸推」(固定在較低位置) 或「下斜胸推」(固定在較高位置) 的動作。
- 躺在長椅上進行訓練，將彈力帶繞過上背部，雙手分別抓住彈力帶一端，將彈力帶往上推。

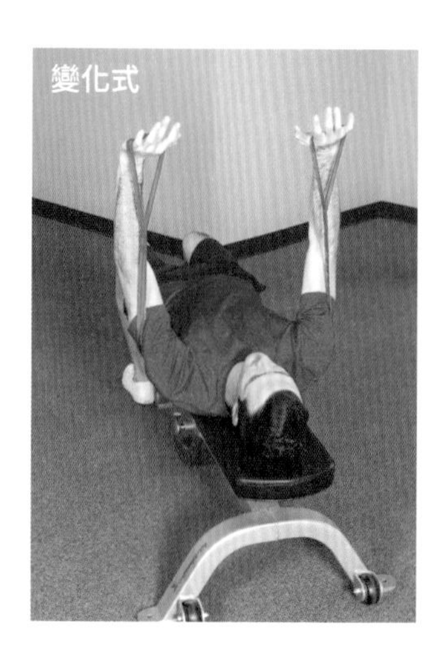
變化式

技巧提示

保持肩胛骨下沉，動作過程中要避免聳肩。避免拱背 (脊椎前拱)，保持背部挺直。腹部收緊、手腕保持打直。

彈力帶胸部飛鳥

目標肌群：胸大肌、前三角肌

將彈力帶中間固定於與肩膀同高或略高於肩膀的堅固物體上。身體背對固定處。採取一腳略為往前的前後跨步站姿，讓身體保持穩定。雙手分別抓住彈力帶一端，雙臂側向上抬至與肩同高，手肘伸直或微幅彎曲 (a)。掌心相對，將彈力帶往身體中線方向拉 (b)。慢慢返回至起始位置。

變化式

藉由改變彈力帶固定點的高度進行「上斜飛鳥」(固定在較低位置) 或「下斜飛鳥」(固定在較高位置) 的動作。

技巧提示

背部保持挺直、腹部收緊，避免圓肩。手腕保持打直。

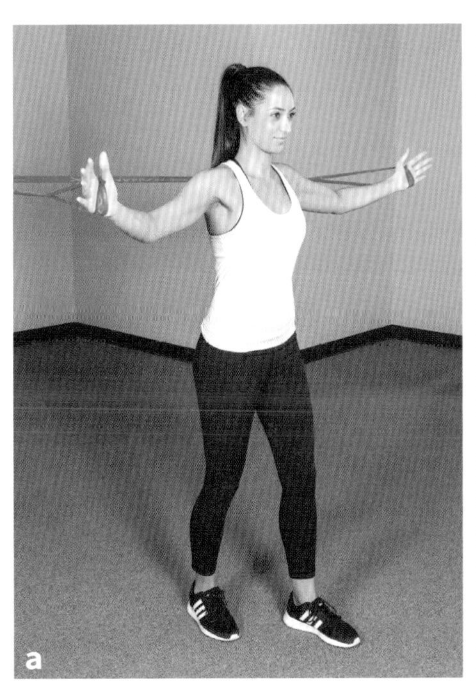
a

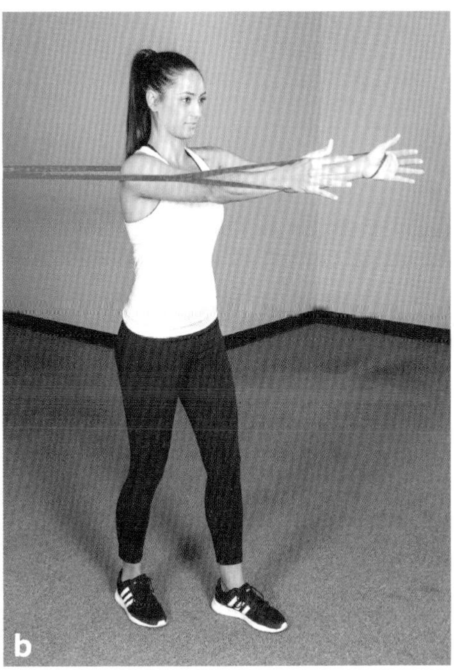
b

彈力帶伏地挺身

目標肌群：胸肌、肱三頭肌

在地板上擺好伏地挺身的起始姿勢。彈力帶繞過肩胛骨，讓兩邊彈力帶等長，用雙手將彈力帶兩端牢牢固定於地面 (a)。抵抗彈力帶的阻力進行伏地挺身 (b)。

變化式

若要降低難度，可以改用雙膝跪地的姿勢做伏地挺身。

技巧提示

避免拱背，保持背部挺直。臀部不要下沉。

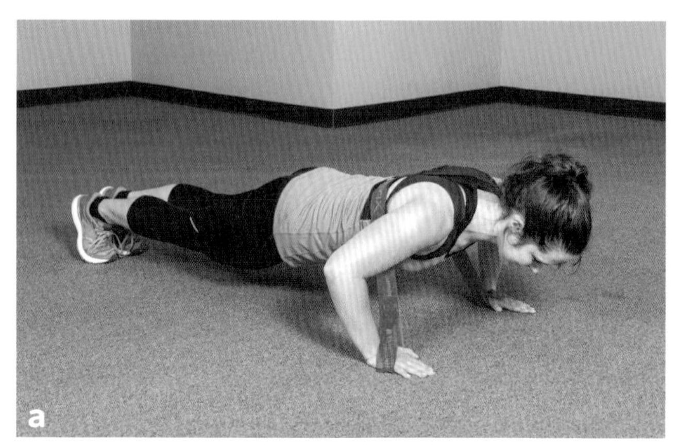

a

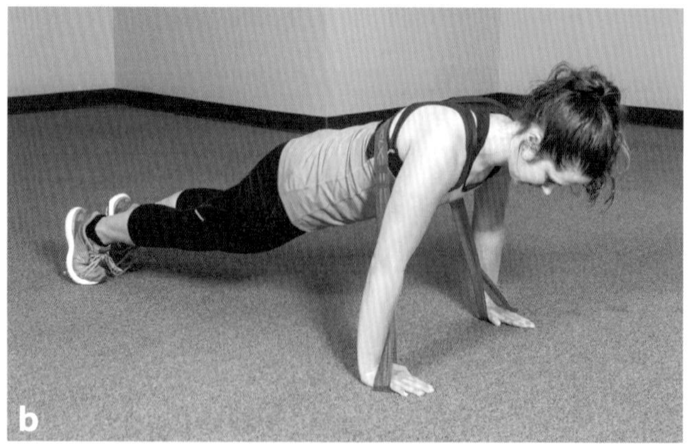

b

訓練小知識 與仰臥推舉訓練的效果相同

做伏地挺身時使用彈力帶，活化胸肌的效果等同於以 70% 1RM 進行槓鈴仰臥推舉訓練的效果 (Calatayud et al. 2014)。

彈力帶肩背推升

目標肌群：前鋸肌

拿一條多環彈力帶繞過上背部，兩端套在雙手固定好，雙手和雙膝撐地，雙手間距比肩膀略寬，讓彈力帶繃緊 (a)。手肘保持伸直，將上背部往天花板方向推 (b)。保持手肘伸直，軀幹放鬆往地板下降，過程中保持背部和臀部挺直。

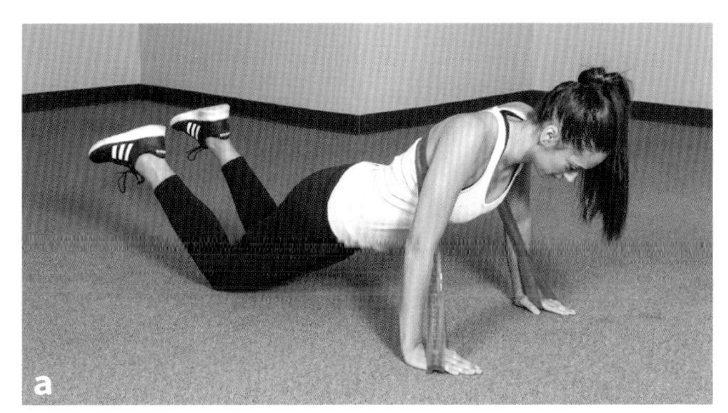

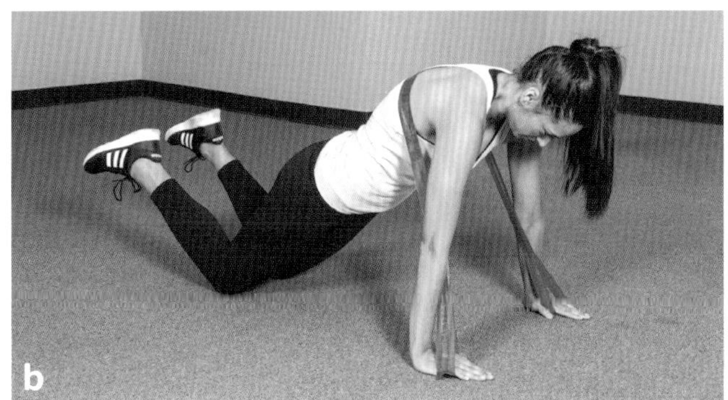

變化式

若想提升難度，可以改用踮腳尖的姿勢進行訓練。

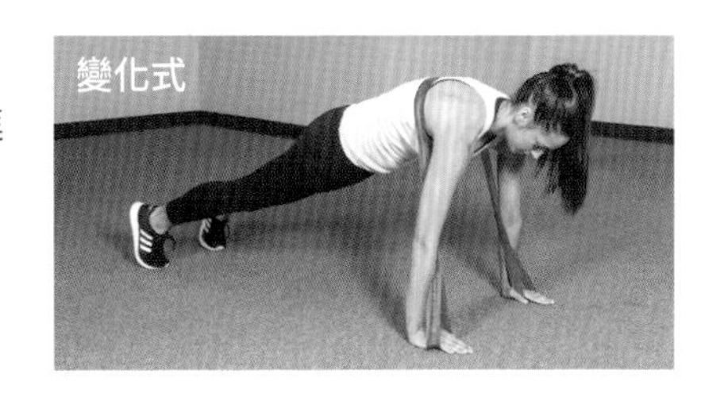

技巧提示

避免拱背，保持背部挺直。臀部不要下沉。

訓練小知識　改善肩胛骨外翻 (翼狀肩)

搭配彈力帶做肩背推升時，若加入等長收縮肩膀水平外展動作，能減少胸小肌的參與並改善肩胛骨肌肉失衡和肩胛骨外翻 (Choi et al. 2017)。

彈力帶手臂前推

目標肌群：前三角肌、前鋸肌

將彈力帶中間固定於與肩膀同高的堅固物體上，讓兩端彈力帶等長。身體背對固定處。採取一腳略為往前的前後跨步站姿。雙手分別抓住彈力帶一端，手肘彎曲貼近身體側邊 (a)。兩隻手臂同時快速向前伸直將彈力帶往前推出 (b)。慢慢返回至起始位置。

變化式

左右手臂輪流交替進行

技巧提示

背部保持挺直、腹部收緊，避免拱背或是圓肩。手腕保持打直。

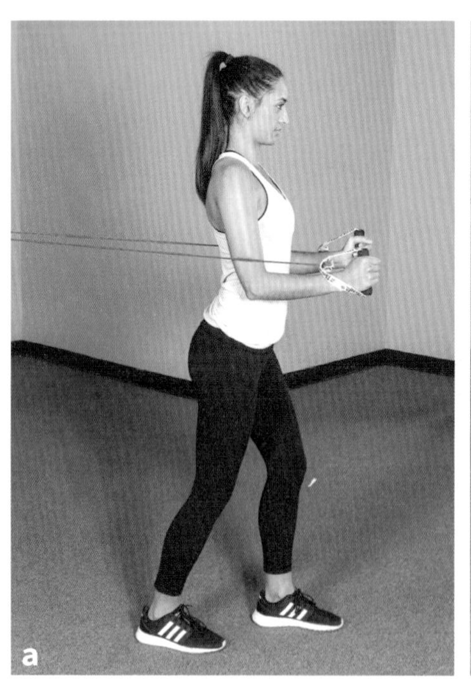

a

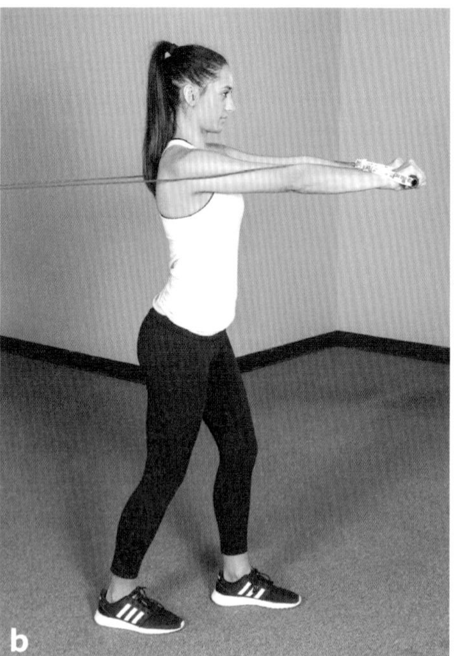

b

訓練小知識 手臂前推的效果

研究人員指出，這種手臂前推的運動對於活化肩胛肌群和旋轉肌袖很有效果 (Hintermeister et al. 1998)。

彈力帶仰臥直臂下拉

目標肌群：胸肌、背闊肌

將彈力帶中段固定於適當高度的堅固物體上，讓兩端彈力帶等長。頭頂朝向固定處仰臥於地上，雙膝彎曲。雙臂高舉，手肘伸直，雙手分別抓住彈力帶一端 (a)。保持手肘伸直，將彈力帶朝髖部方向下拉 (b)。慢慢返回至起始位置。

變化式

左右手臂輪流交替進行

技巧提示

避免拱背，背部保持挺直。手肘和手腕保持伸直。

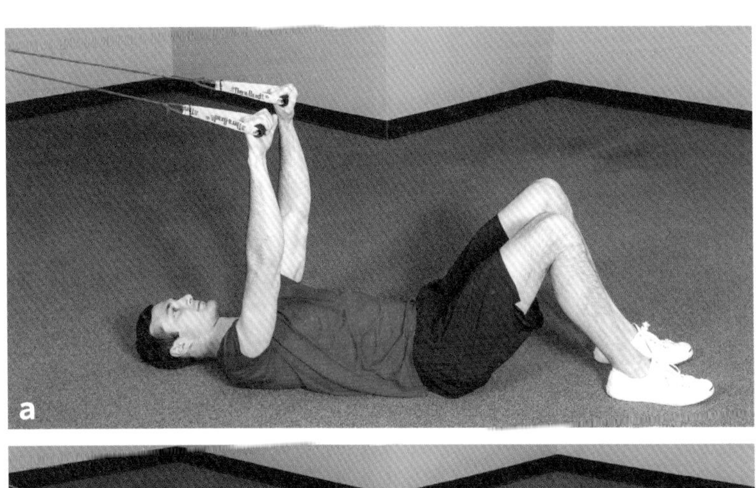

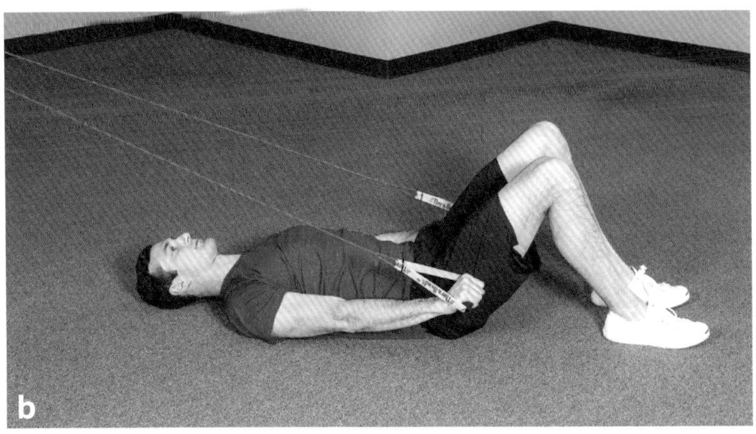

彈力帶動態擁抱

目標肌群：前鋸肌

將彈力帶中段固定於約莫肩膀高度的堅固物體上，讓兩端彈力帶等長。採取站姿，雙手抓著彈力帶把手，維持在與胸部同高或略低的位置。雙肩稍微外展，兩隻手肘彎曲 (a)。雙臂往前推，讓雙手在身體前方交會，動作宛如在擁抱某人 (b)。慢慢返回至起始位置。

技巧提示

在動作結尾時要保持手肘彎曲，同時展開肩胛骨。頸部保持中立位，避免頭部前傾。

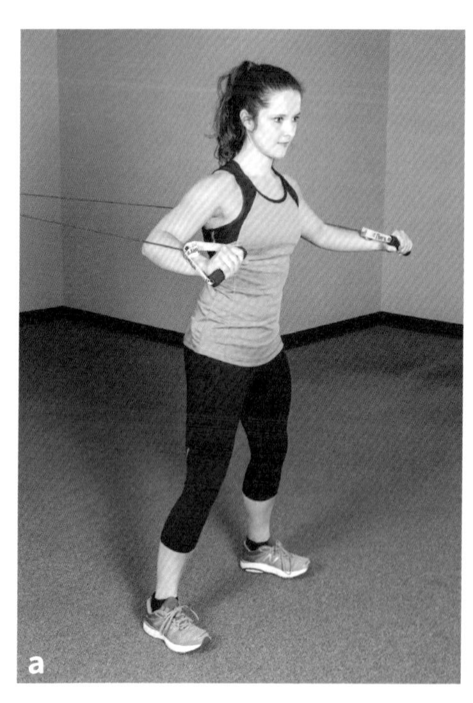
a

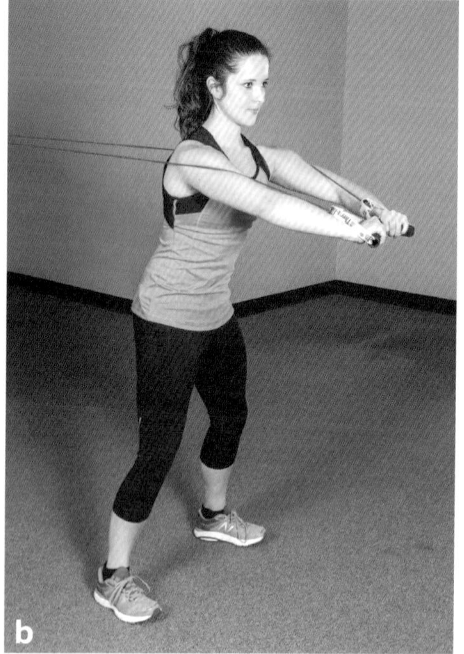
b

訓練小知識　比前鋸肌拳擊更有效果

根據研究人員的說法，「動態擁抱」活化前鋸肌的效果比「前鋸肌拳擊」(p.49)更好。(Decker et al. 1999)

彈力帶坐姿划船

目標肌群：菱形肌、中斜方肌

坐在椅子上，將彈力帶中段固定於位於身體前方的堅固物體上。雙臂往前伸直，雙手分別抓住彈力帶一端 (a)。兩隻手肘彎曲，將彈力帶往下肋骨方向拉 (b)。慢慢返回至起始位置。

變化式

- 改變拉伸彈力帶最終停止高度，例如拉至髖部的高度（低位）。
- 以前後跨步站姿進行訓練。

技巧提示

避免拱背，保持背部挺直、腹部收緊。手腕保持伸直。

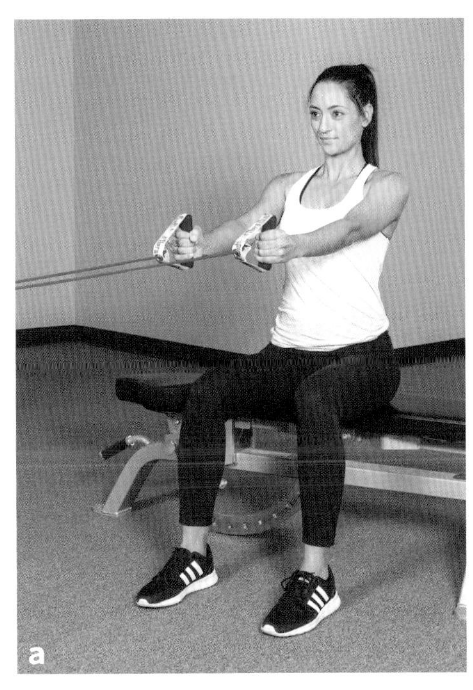
a

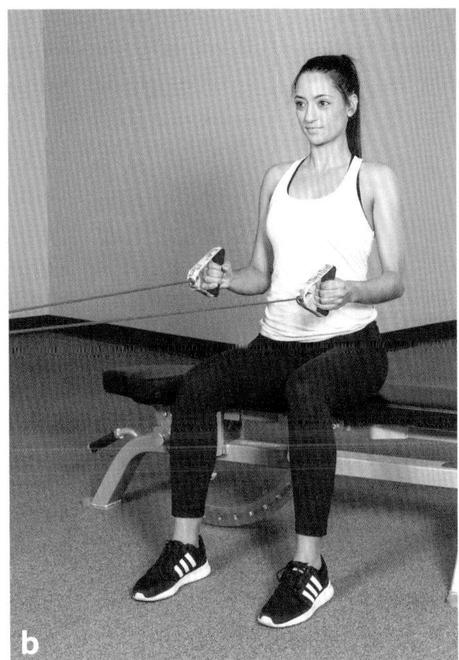
b

彈力帶反向飛鳥

目標肌群：菱形肌、中斜方肌

將彈力帶中段固定在與肩同高的堅固物體上。面向彈力帶固定處。採取一腳略為往前的前後跨步站姿。雙手分別抓住彈力帶一端，雙臂往前伸直，抬至與肩同高的位置 (a)。保持手肘伸直，雙臂往身體兩側打開，將彈力帶往外拉 (b)。慢慢返回至起始位置。

變化式

藉由改變彈力帶固定點的高度進行「上斜反向飛鳥」(固定在較低位置) 或「下斜反向飛鳥」(固定在較高位置) 的動作。

技巧提示

保持背部挺直、腹部收緊，避免拱背或圓肩。手腕保持伸直。

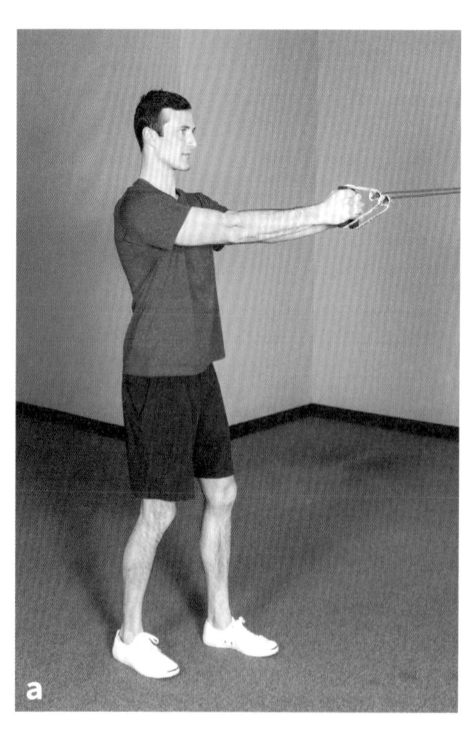
a

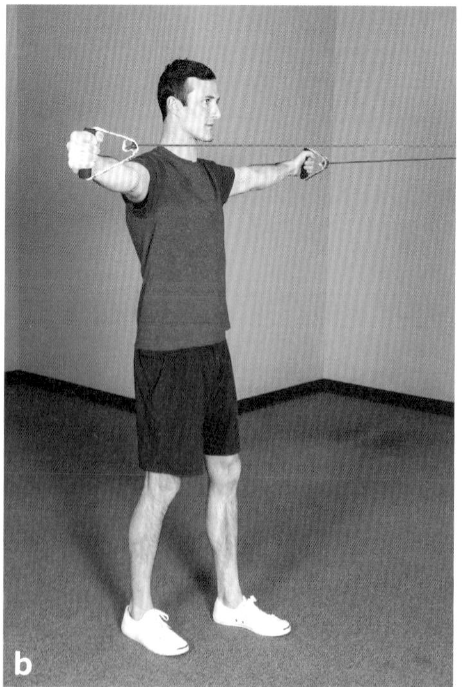
b

彈力帶聳肩

目標肌群：斜方肌、菱形肌

雙腳打開與髖部同寬，踩住彈力帶中段，雙手分別抓住彈力帶一端。雙臂自然擺放於身體兩側，雙肩抵抗彈力帶的阻力往上聳肩 (a)。當雙肩達到聳肩頂點位置時，肩胛骨收緊，肩膀向後轉 (b)。肩膀慢慢下降回到起始位置。

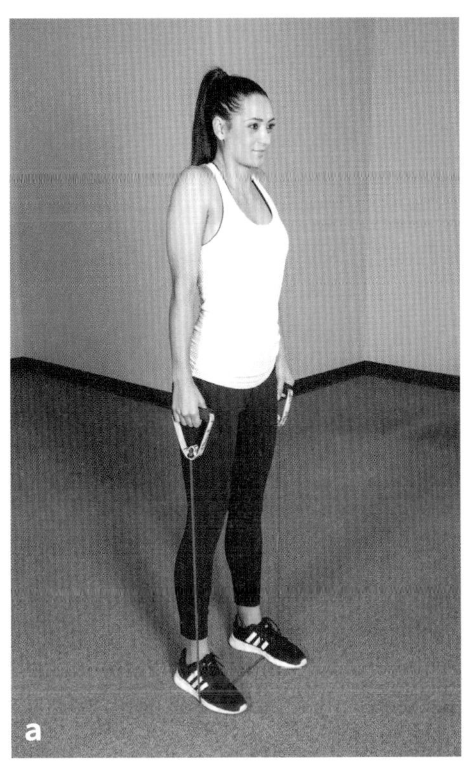
a

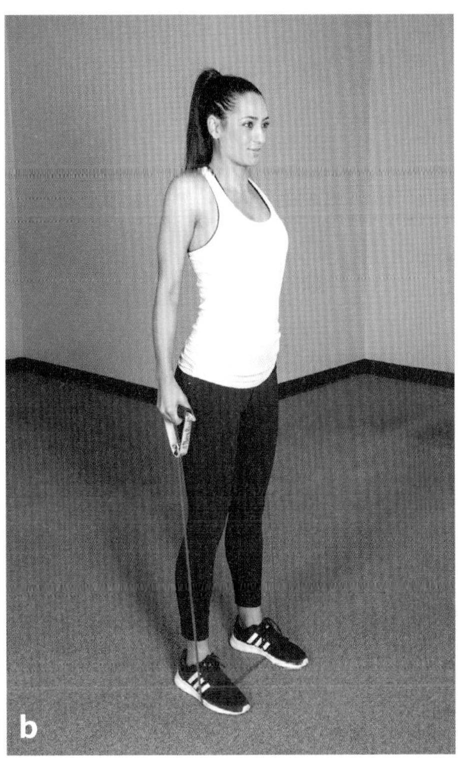
b

彈力帶背部下拉

目標肌群：背闊肌

將彈力帶中段固定在高於肩膀的堅固物體上。面向彈力帶固定處。採取一腳略為往前的前後跨步站姿，雙臂朝斜上方伸直，雙手分別抓住彈力帶一端 (a)。手肘彎曲，雙手將彈力帶往胸前方向下拉 (b)。慢慢返回至起始位置。

變化式

一開始手肘伸直，上抬至高於肩膀的位置。雙臂往下伸展時，手肘保持打直。

技巧提示

避免拱背，保持背部挺直。腹部收緊、手腕保持伸直。

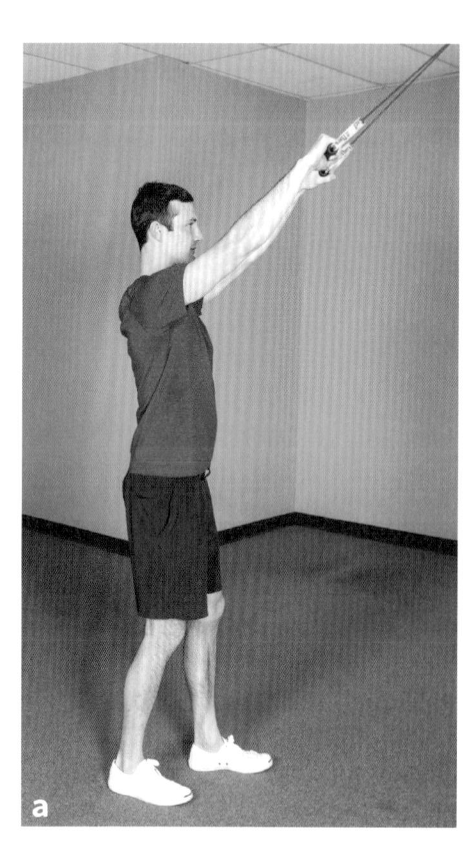
a

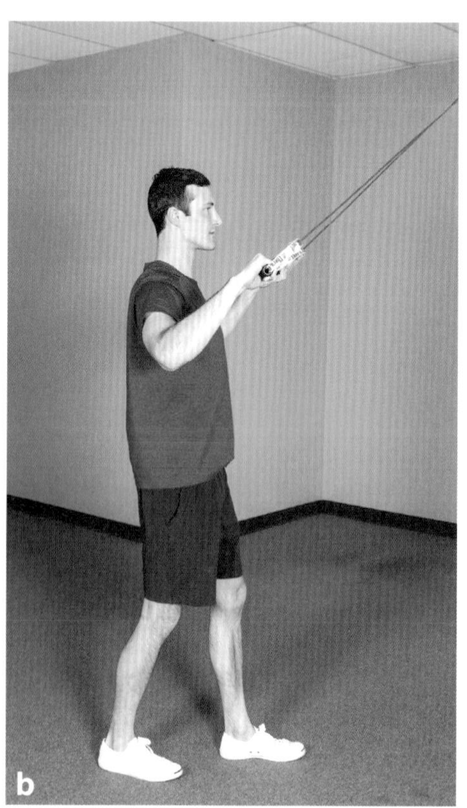
b

訓練小知識 **效果與健身器械相同**

研究人員發現，使用彈力帶做背部下拉訓練的肌肉活化效果與使用滑索訓練機一樣 (Iversen et al. 2017)。

彈力帶屈體划船

目標肌群：菱形肌、中斜方肌、背闊肌

採取前後跨步站姿，前腳踩住彈力帶或彈力繩中段位置。上半身從髖部往前彎曲，背部保持挺直。後腳同側手的手肘伸直，抓住彈力帶位於前腳內側的這一端 (a)。手肘彎曲，帶動手臂將彈力帶上拉至身體側邊 (b)。慢慢返回至起始位置。

變化式

以手肘伸直的姿勢將彈力帶往上拉。

技巧提示

保持背部挺直，避免拱背或頸椎前彎。手腕保持伸直。

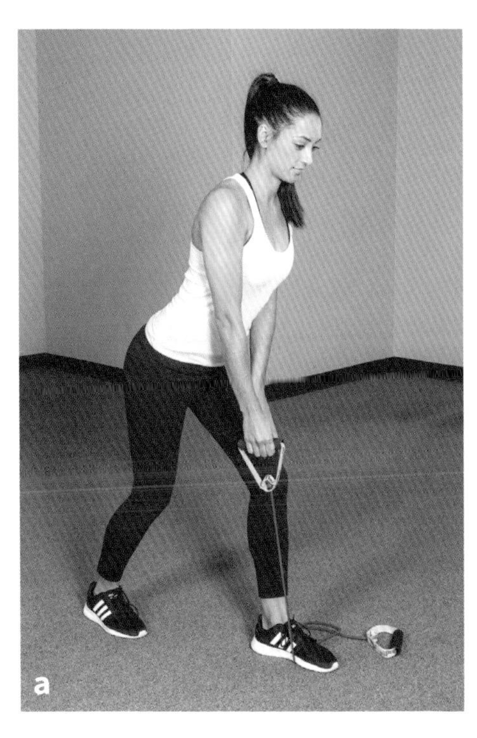

a

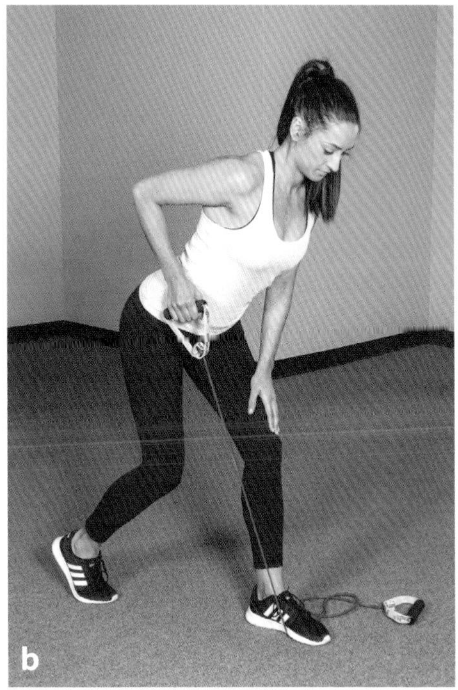

b

跪姿肩膀外轉(Linton 肩膀外轉)

目標肌群：旋轉肌袖、肩胛骨穩定肌群

採取跪姿，一隻手壓住彈力帶或彈力繩，支撐於地。另一隻手拉緊彈力帶，手肘彎曲，前臂置於側腹。一開始的動作是肩膀外轉 (a)。接著肩膀外展，同時伸直手臂，拇指朝向天花板的方向，將彈力帶往上拉 (b)。停留片刻，然後慢慢返回至手肘彎曲，前臂置於側腹的起始位置。

變化式

在動作達到頂點位置時，肩胛骨收緊，以啟動更多肩胛骨穩定肌群。

技巧提示

做動作過程中背部和頸部要保持挺直。讓彈力帶回到起始位置的動作要緩慢。

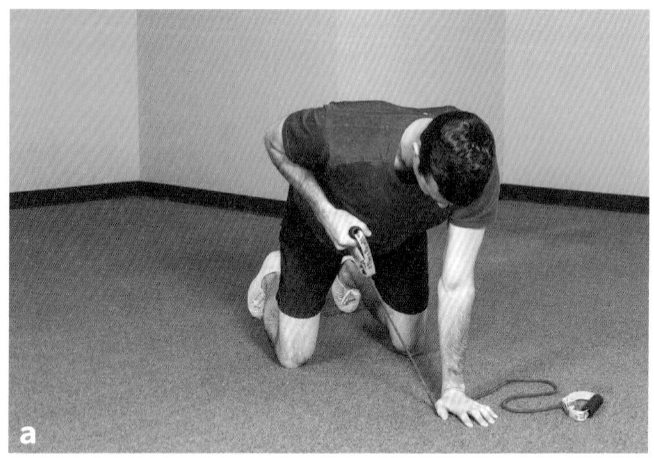
a

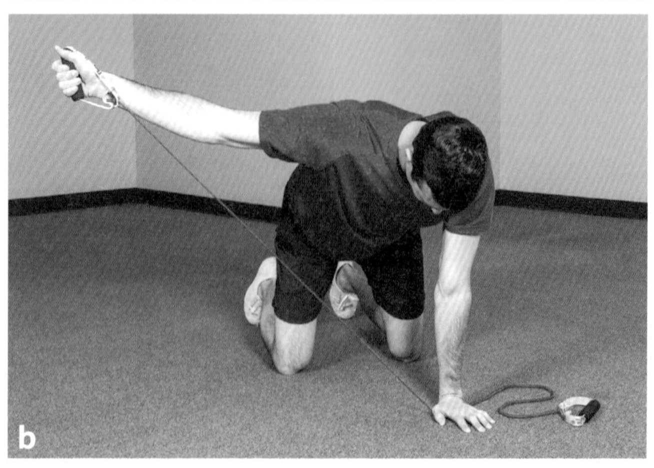
b

雙肩伸展後縮

目標肌群：菱形肌、後三角肌、背闊肌

將彈力帶中段固定於位於身體前方的堅固物體上。手肘伸直、掌心朝前，雙手分別抓住彈力帶一端抬至髖部高度 (a)。抵抗彈力帶的阻力，肩胛骨收緊，雙臂往後伸展 (b)。慢慢返回至起始位置。

變化式

藉由改變彈力帶固定點的高度進行「上斜後縮」(固定在較高位置) 或「下斜後縮」(固定在較低位置) 的動作。

技巧提示

背部和頸部保持挺直，不要藉由身體後傾去完成動作。做動作過程中保持手肘伸直、掌心朝前。

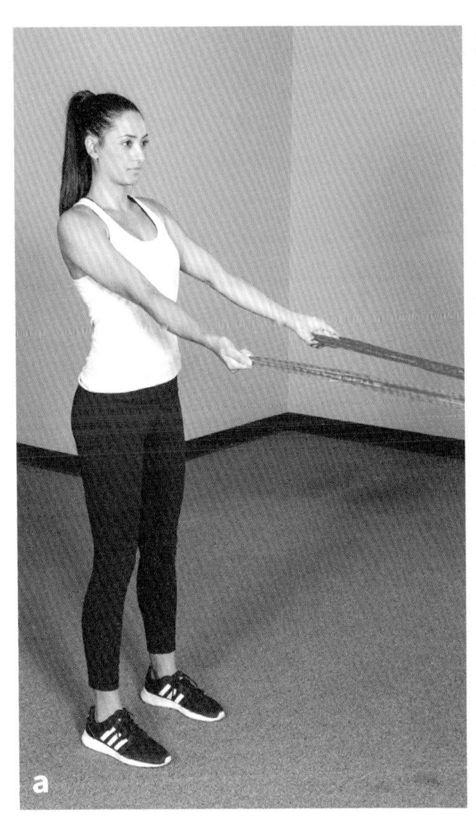
a

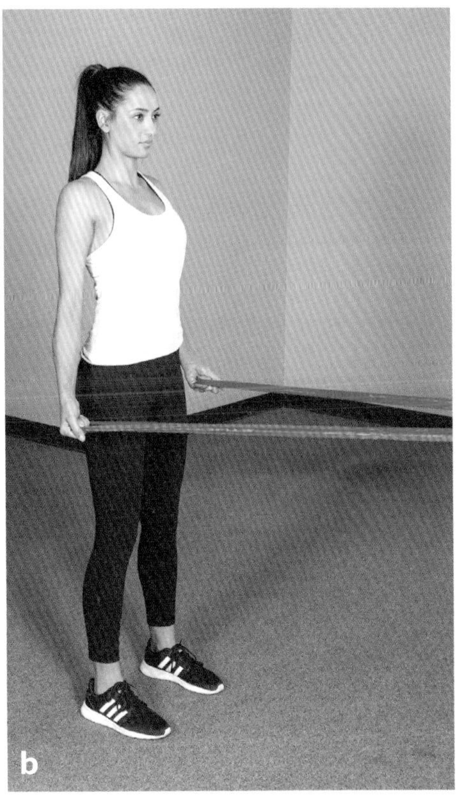
b

彈力帶高位划船

目標肌群：菱形肌、中斜方肌

採取前後跨步站姿，讓身體保持穩定。將彈力帶中段固定在與肩同高的堅固物體上。雙手分別抓住彈力帶一端，手肘伸直 (a)。手肘彎曲，將彈力帶朝胸部方向拉 (b)。慢慢返回至起始位置。

變化式

左右手臂輪流交替進行。

技巧提示

避免拱背（脊椎前拱），背部保持挺直。腹部收緊。手腕保持伸直。

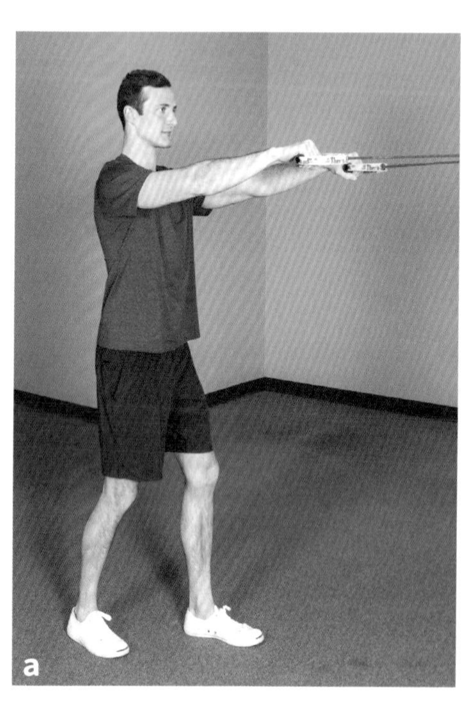
a

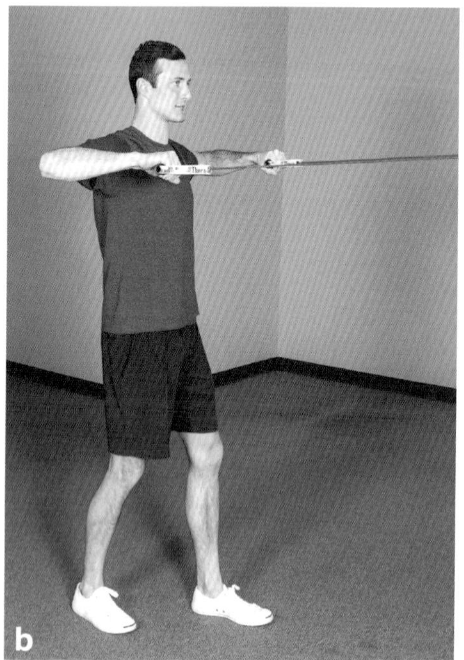
b

訓練小知識　高位划船的肌肉活化效果較佳

寬握距高位划船是坐姿划船 (p.81) 的進階動作，比低位更能活化旋轉肌袖 (Hintermeister et al. 1998)。

彈力帶肱二頭肌肩高彎舉

目標肌群：肱二頭肌、前三角肌群

將彈力帶中段固定於身體前方與肩同高的堅固物體上。採取前後跨步站姿，讓身體保持穩定。一隻手臂伸直抓住彈力帶的一端，用另一隻手支撐手肘 (a)。手肘彎曲，將彈力帶朝頭部方向拉 (b)。慢慢返回至起始位置。

變化式

左右手臂輪流交替進行。

技巧提示

避免拱背，背部保持挺直。腹部收緊。保持手腕伸直，手肘與肩膀同高。

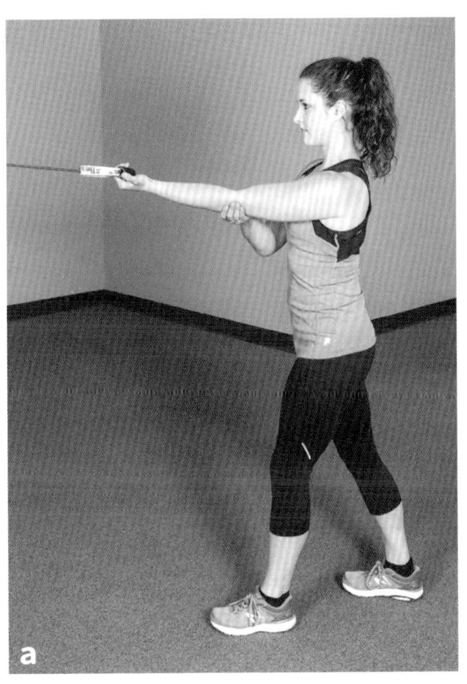

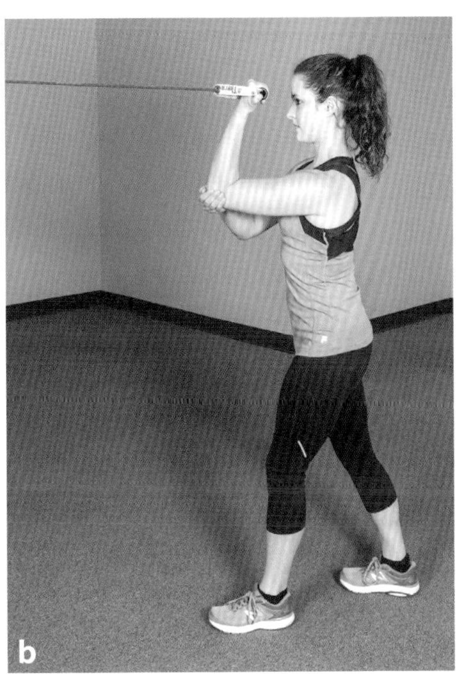

彈力帶直立划船

目標肌群：上斜方肌、三角肌

採站姿，雙腳踩住長的彈力帶或彈力繩中段，雙手分別抓住彈力帶一端，置於髖部高度 (a)。手肘彎曲，將彈力帶朝胸部方向往上拉 (b)。慢慢返回至起始位置。

變化式

採前後跨步站姿，用前腳踩穩彈力帶中段，將彈力帶往上拉。

技巧提示

避免拱背，背部保持挺直。腹部收緊。

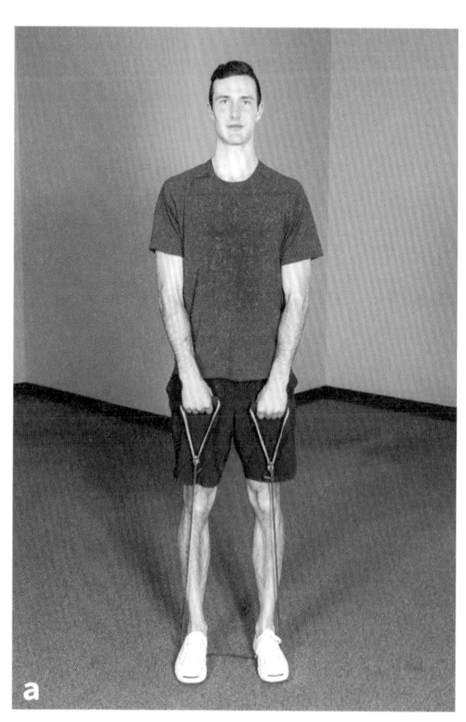
a

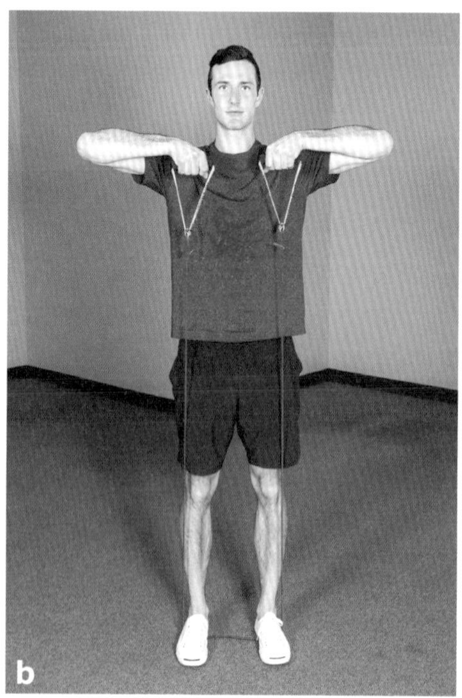
b

彈力帶過頭推舉

目標肌群：三角肌、上斜方肌

採取前後跨步站姿，後腳踩住彈力帶或彈力繩中段。雙手分別抓住彈力帶一端，手肘彎曲並上抬至與肩同高，掌心朝前 (a)。雙臂上舉將彈力帶上拉超過頭頂 (b)。慢慢返回至起始位置。

變化式

左右手臂輪流交替進行。

技巧提示

做動作的過程中避免聳肩。避免拱背，背部保持挺直。腹部收緊。

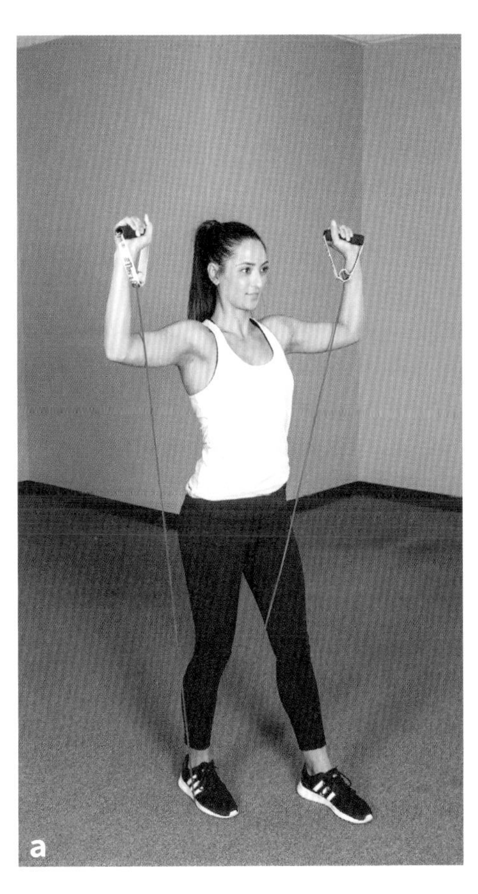
a

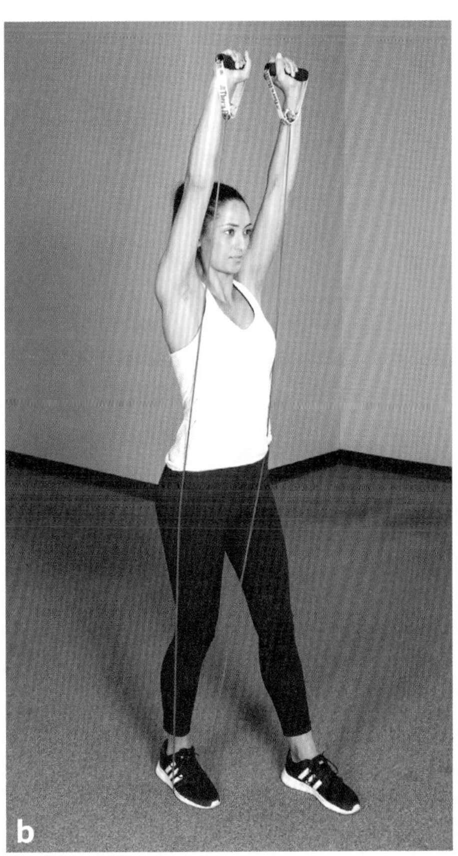
b

斜向屈曲：PNF（本體感覺神經肌肉誘發術）

目標肌群：三角肌、旋轉肌袖

將彈力帶一端固定於接近地板的堅固物體上，非訓練側朝向固定處 (a)。訓練側的手抓住彈力帶另一端，將彈力帶朝遠離固定處的方向，越過身體前方往斜上拉伸，如同拔劍出鞘的動作 (b)。手肘保持伸直。慢慢返回至起始位置。

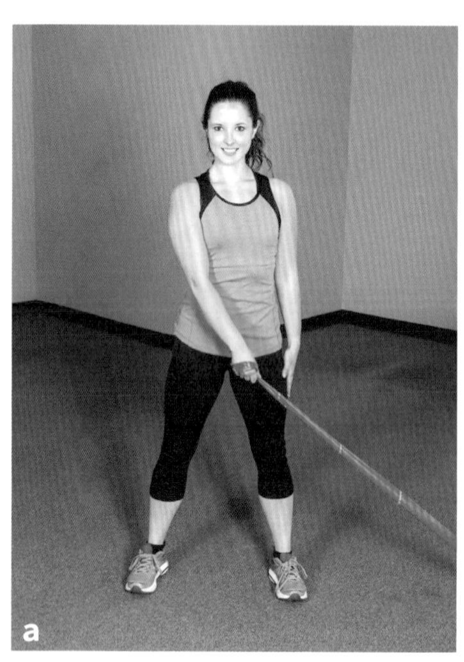

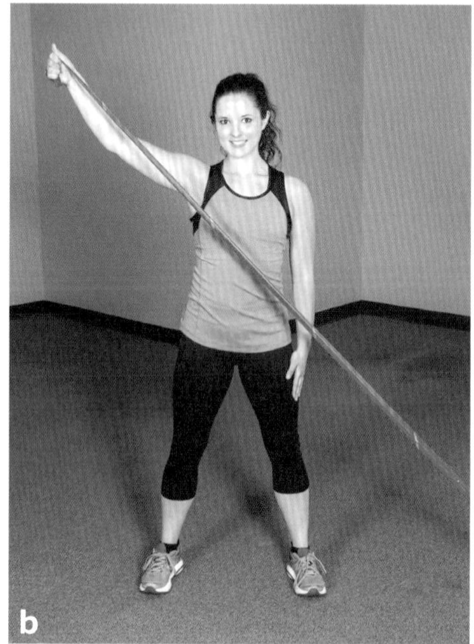

變化式

使用兩條彈力帶，雙臂同時做動作。

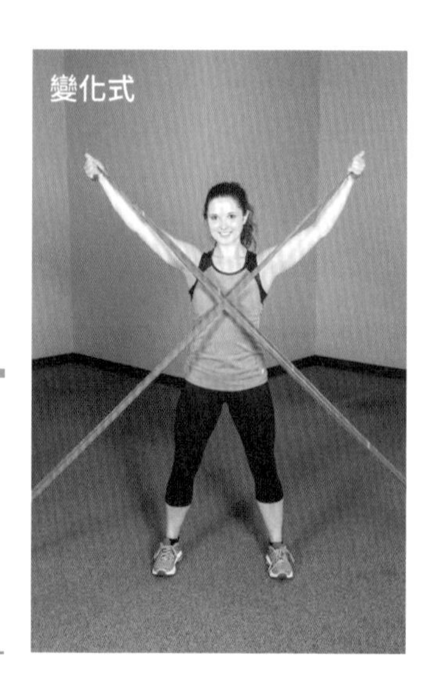

技巧提示

保持背部挺直，不要藉由轉動軀幹去完成動作。保持腹部收緊。

訓練小知識　彈力帶和重訓器械效果相同

研究人員發現，利用彈力帶進行斜向屈曲訓練，其活化肩胛骨穩定肌群的效果跟使用重訓器械一樣 (Witt et al. 2011)。

斜向伸展：PNF（本體感覺神經肌肉誘發術）

目標肌群：胸肌、旋轉肌袖

將彈力帶一端固定於高於頭頂的堅固物體上，訓練側朝向固定處，同側手抓住彈力帶另一端 (a)。將彈力帶朝遠離固定處的方向，越過身體前方往斜下拉伸，如同投球的動作，過程中手肘保持伸直 (b)。慢慢返回至起始位置。

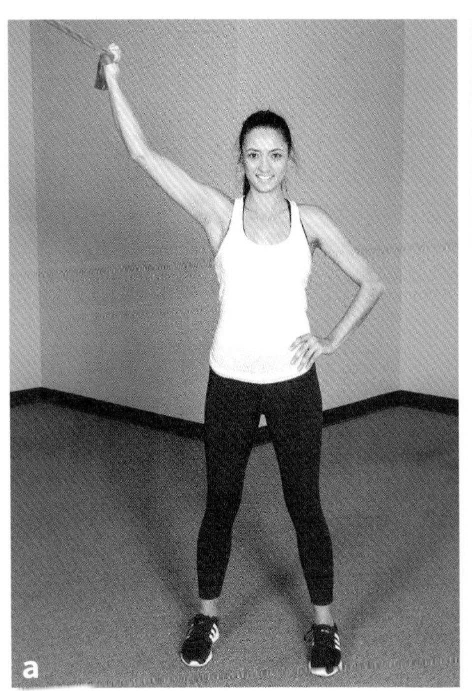

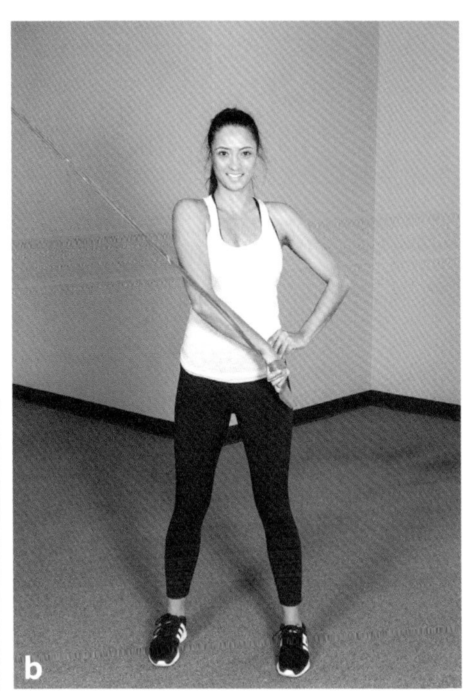

變化式

使用兩條彈力帶，雙臂同時做動作。

技巧提示

保持背部挺直，不要藉由轉動軀幹去完成動作。

保持腹部收緊。

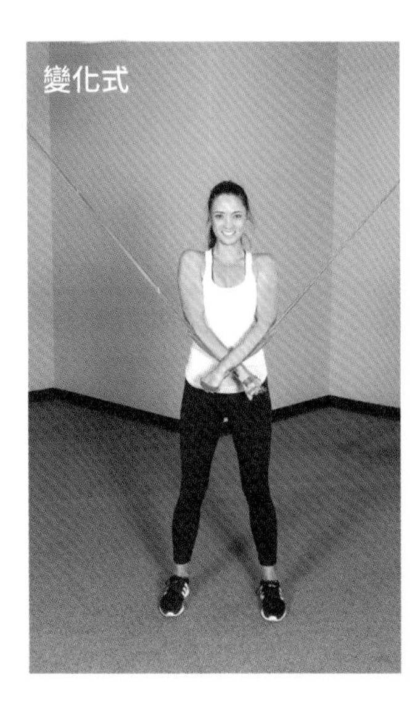

訓練小知識　彈力帶活化肩胛骨肌肉的效果更好

研究人員發現，利用彈力帶進行斜向伸展訓練，肩胛骨穩定肌群的肌肉活化率比使用重訓器械更好 (Witt et al. 2011)。

肩關節外轉合併肩胛骨後縮

目標肌群：旋轉肌袖、菱形肌

將環形或是多環彈力帶套在雙手，或是用雙手抓住條狀彈力帶靠近中段的地方。起始姿勢為手肘彎曲置於身體兩側，前臂朝前與地面平行 (a)。慢慢地將兩隻前臂往外側移動，挺胸同時肩胛骨收緊 (b)。慢慢返回至起始位置。

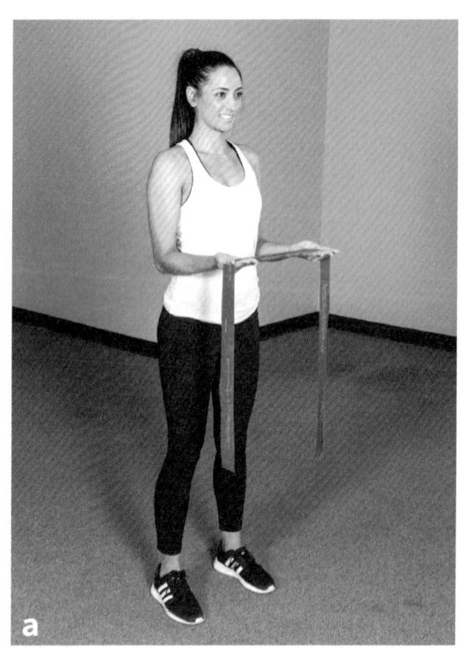
a

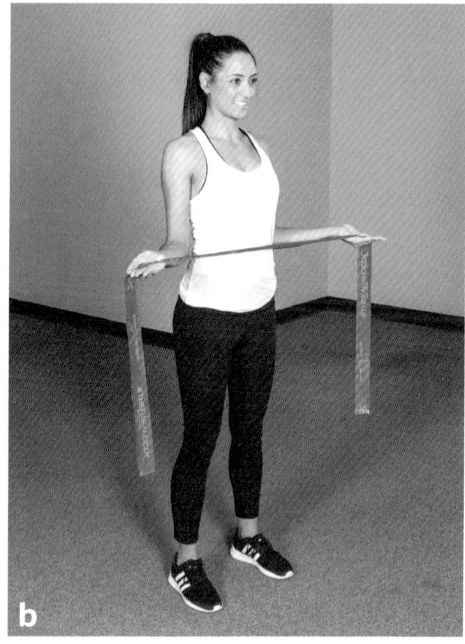
b

進階動作

在前臂維持外轉狀態的同時，上臂上抬至與肩膀同高。停留片刻，慢慢讓兩隻手肘回到身體側邊，同時保持前臂外轉。慢慢返回至起始位置。

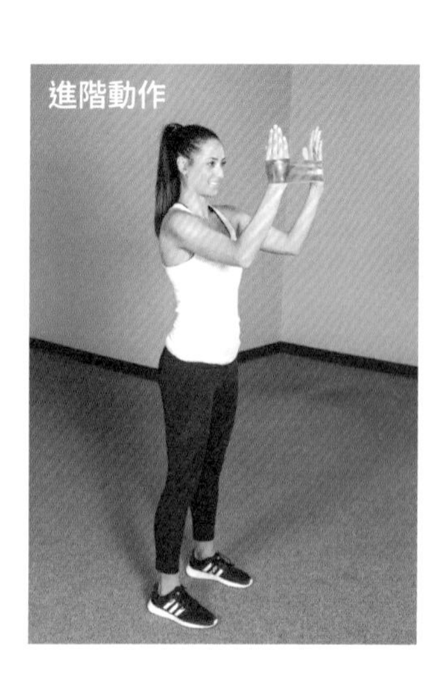
進階動作

技巧提示

保持手肘彎曲貼近身體兩側，前臂與地面保持平行。背部挺直，手腕保持伸直。

上半身關節伸展

目標肌群：肩胛肌和胸肌上部

使用環形或是多環彈力帶套在雙手或是將彈力帶兩端分別纏繞於雙手。雙手抵抗彈力帶的阻力，執行下列動作：

(1) 拇指和手指外展並伸展，腕關節伸展 (a)。

(2) 前臂旋後，肩關節外轉 (b)。

(3) 肘關節伸展，肩關節外展、伸展，肩胛骨後縮 (c)。

(4) 慢慢地依照相反順序，回復到起始姿勢。

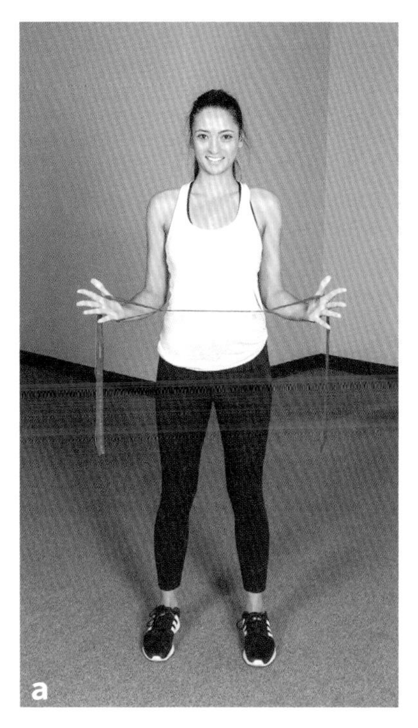

a

技巧提示

全程身體挺直，頸部和背部保持中立位。

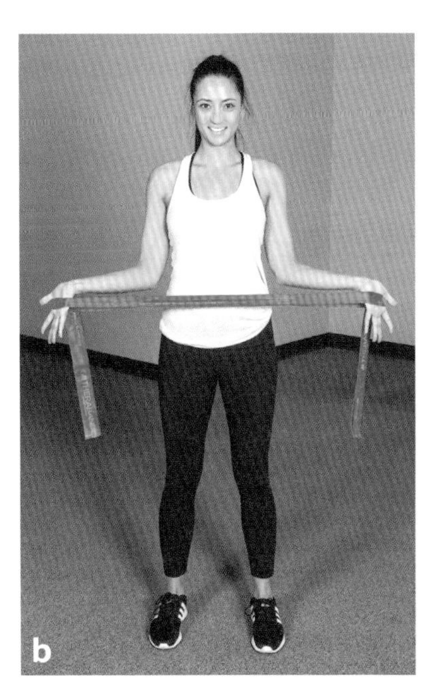

b

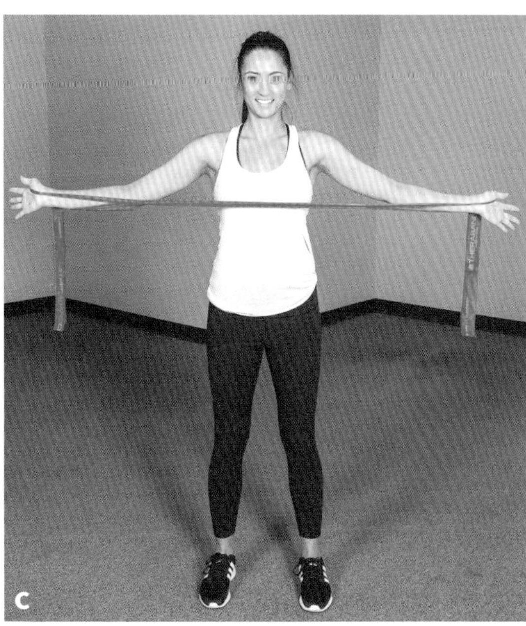

c

肩關節 90 度內轉

目標肌群：胸大肌、旋轉肌袖

將彈力帶一端固定於堅固物體上，身體背對固定處站立。用訓練側的手抓住彈力帶另一端，掌心朝前。手臂側向抬高至肩膀高度，讓上臂與軀幹之間呈 90 度，手肘彎曲讓前臂與地面呈 90 度 (a)。肩關節內轉，將彈力帶朝遠離固定處的方向往下拉伸 (b)。慢慢返回至起始位置。

技巧提示

過程中保持手肘與肩同高。背部挺直，保持手腕伸直。

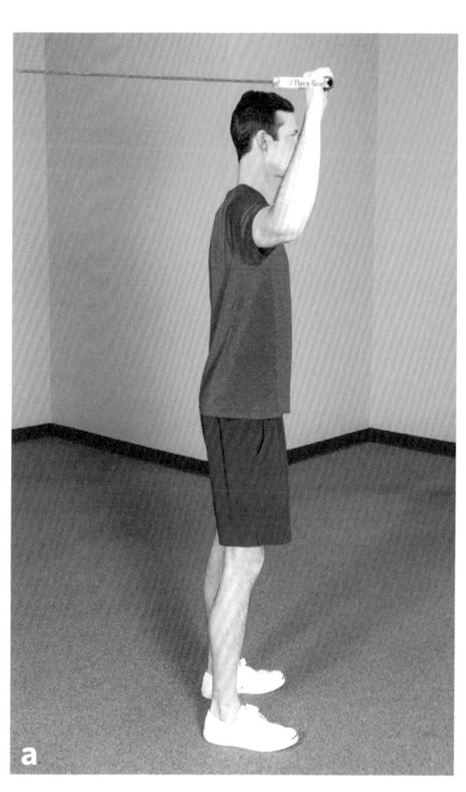
a

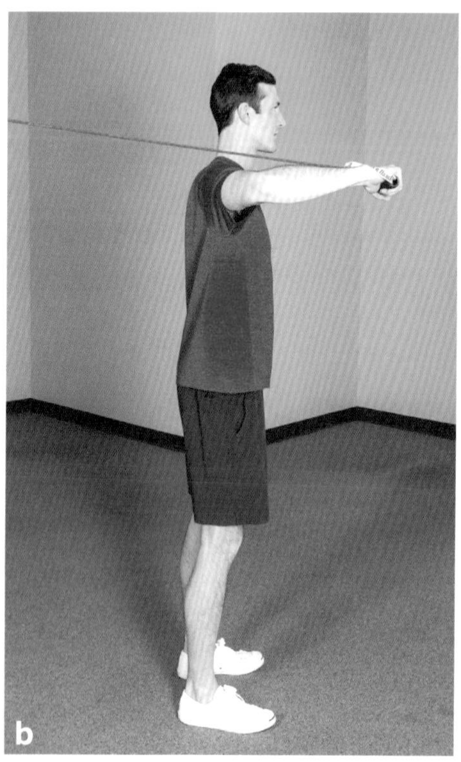
b

肩關節 90 度外轉

目標肌群：旋轉肌袖、三角肌

將彈力帶一端固定於堅固物體上，身體面向固定處站立。用訓練側的手抓住彈力帶另一端，掌心朝下。手臂側向抬高至肩膀高度，讓上臂與軀幹之間呈 90 度，手肘彎曲讓前臂與地面平行 (a)。肩關節外轉，將彈力帶朝遠離固定處的方向往上拉伸 (b)。慢慢返回至起始位置。

技巧提示

過程中保持手肘與肩同高。背部挺直，保持手腕伸直。

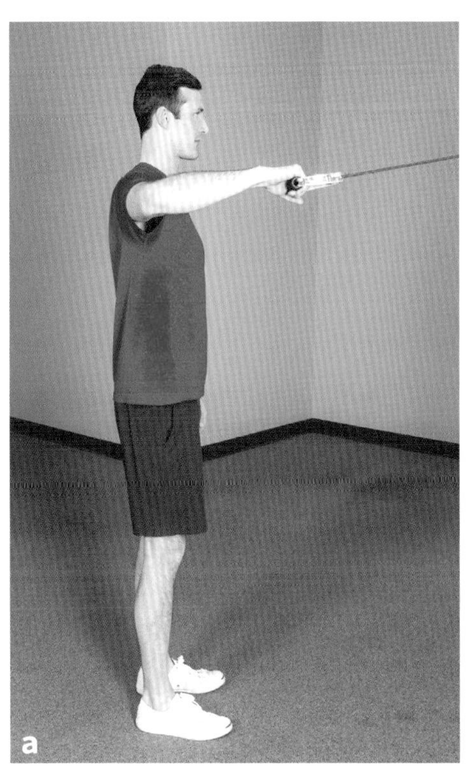
a

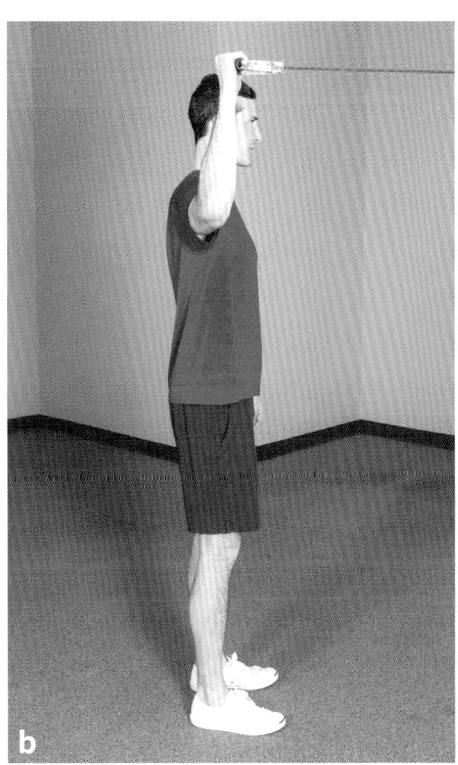
b

高舉過頭手肘伸展

目標肌群：肱三頭肌

採前後跨步站姿。用後腳踩穩彈力帶一端，對側手從身體後方抓住彈力帶另一端拉至頭頂高度，手肘彎曲，並用另一隻手從身體前方扶住手肘，輔助支撐 (a)。手肘伸直，手抓著彈力帶往頭頂上方拉伸 (b)。慢慢返回至起始位置。

技巧提示

肩膀和手肘保持穩定。背部挺直，不要藉由身體前傾去完成動作。腹部收緊、保持手腕伸直。

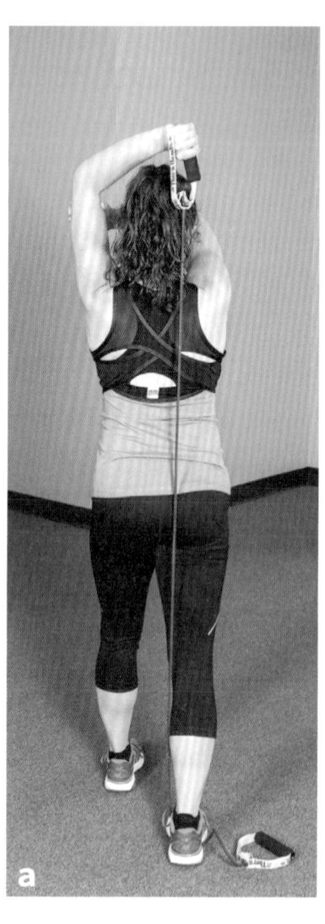

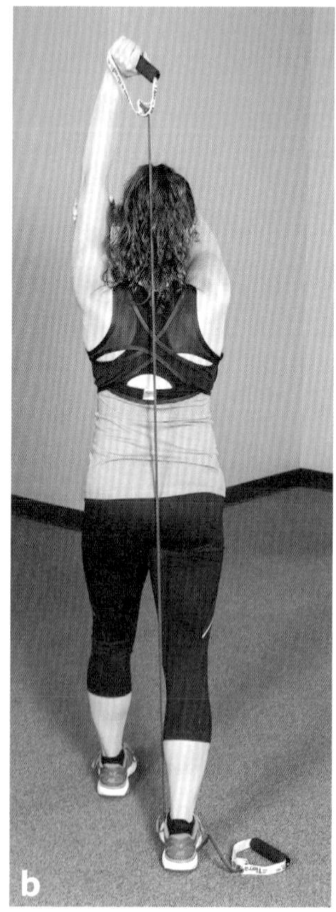

雙手爬牆運動（60～90度）

目標肌群：肩胛骨穩定肌群、旋轉肌袖

站在距離牆壁約 30～60 公分的位置，將一條環形彈力帶套在雙手手腕上 (a)。雙肩往前抬高 60 度。手肘彎曲，手掌與前臂側邊緊貼牆面，掌心相對，雙手之間距離與肩同寬，讓彈力帶保持輕微張力。雙手在牆面慢慢地往上小步爬行，直到肩膀抬高至 90 度（上臂抬高與軀幹之間呈 90 度）(b,c)。雙手慢慢地往下小步爬行，直到肩膀回到抬高 60 度的起始位置。反覆進行這組動作 10～15 次。

變化式

改成前臂輕輕地在牆面上下滑動。彈力帶要始終維持輕微張力。

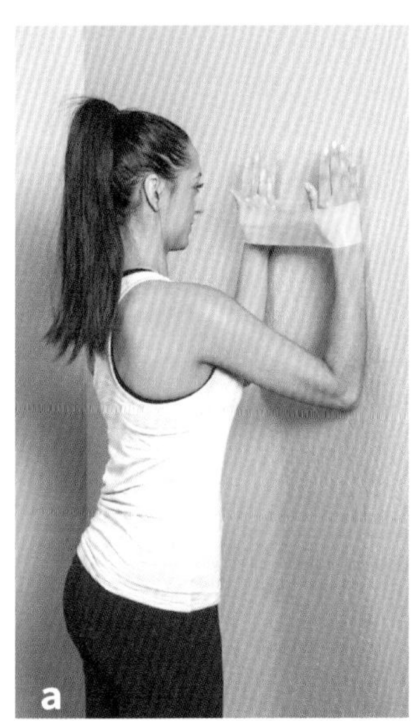

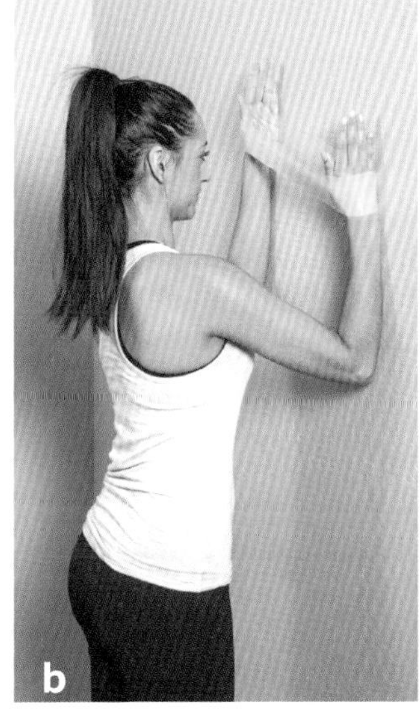

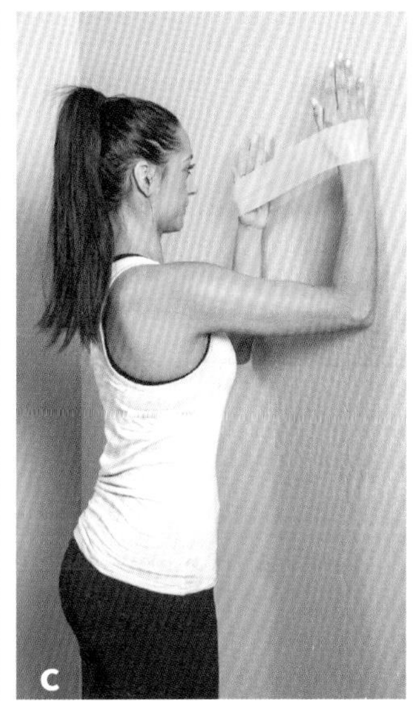

MEMO

7

下半身肌力訓練

髖部和大腿區域是身體需要強化肌力的最重要部位之一。髖關節是連接下肢和軀幹的重要關節，亦是穩定核心肌群（腹部和下背部）的重要基礎。髖關節在行走或跑步等身體活動當中扮演推動身體重心向前移動的重要角色。而臀部肌肉（臀大肌和臀小肌）亦是重要的骨盆穩定肌。

髖關節和核心肌群是串連身體動力鏈的重要環節，能在全身傳遞和產生力量。強健的髖部肌肉對日常活動至關重要，尤其是在步行或跑步時。事實上，虛弱的臀肌可能會導致慢性背部疼痛甚至腳踝重複性扭傷。

髖部和大腿肌肉的另一個重要作用是減速或改變運動方向。這種特定的肌肉活動（通常未經訓練）可能是運動時髖屈肌群、腹股溝和腿後肌重複性拉傷的原因。最後，股四頭肌和腿後肌之間的肌力和柔軟度不平衡，可能會導致膝蓋疼痛和受傷。

小腿肌肉雖然經常被忽略，但對於平衡感和敏捷度也很重要。特別是腳踝的腓骨長肌和脛後肌，是維持身體平衡以及步伐穩定的重要肌肉，而脛前肌、腓腸肌和比目魚肌則是在身體活動過程中扮演提供爆發力和敏捷度的角色。

髖部和大腿區域的肌肉

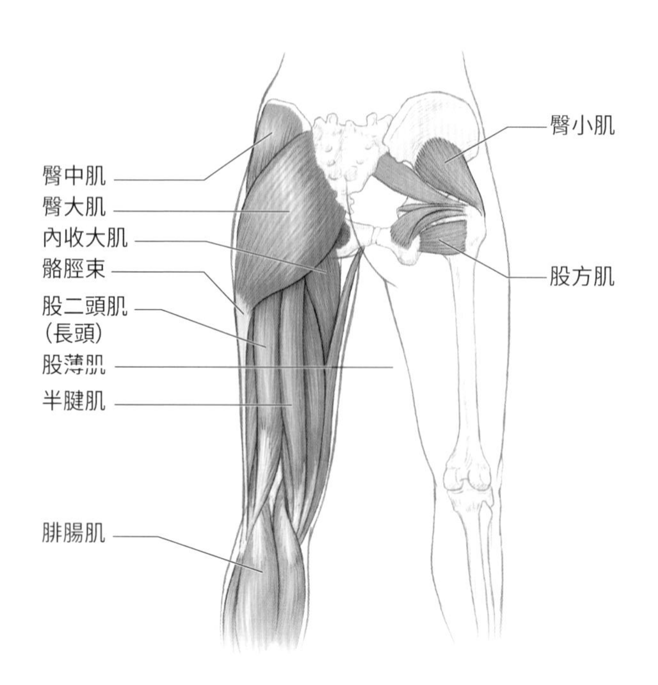

小腿區域的肌肉

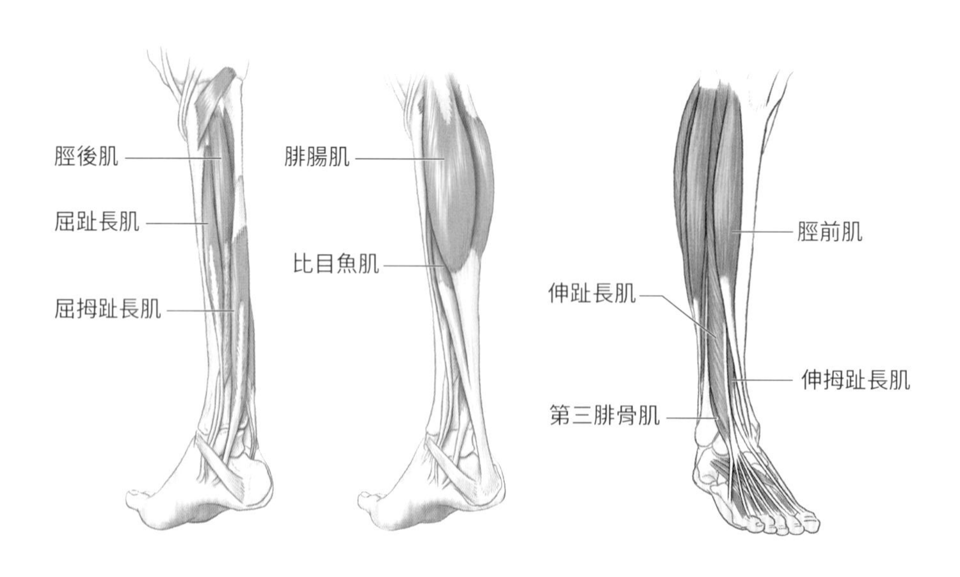

彈力帶提髖

目標肌群：腰大肌

坐在健身球或長椅上雙腿屈膝。用彈力帶中段繞過訓練側的大腿中間，用對側腳將彈力帶的兩端踩在地上 (a)。彎曲髖關節，帶動大腿往上抬 (b)。慢慢返回至起始位置。

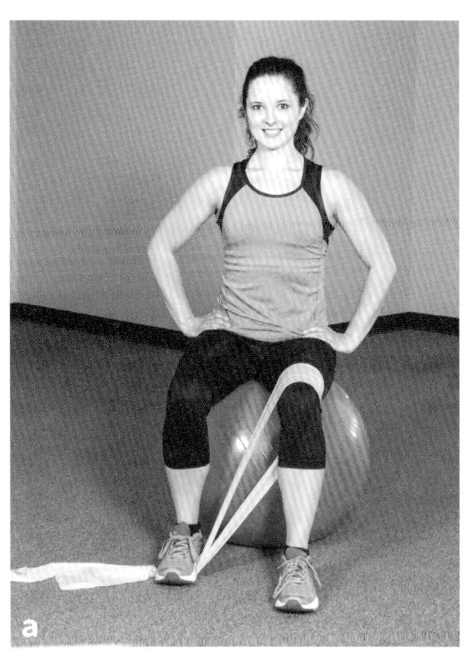
a

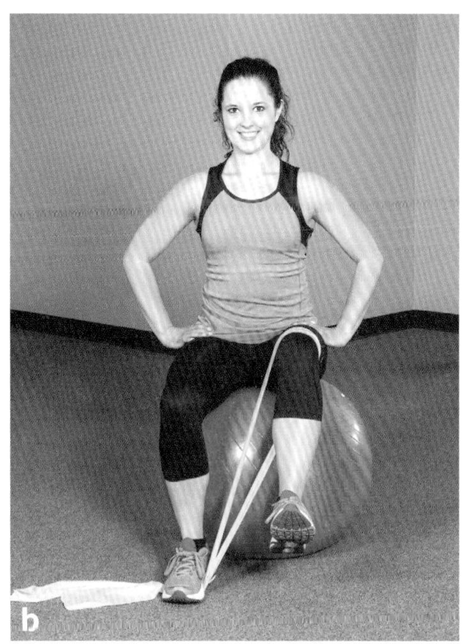
b

變化式

將彈力帶兩端固定於靠近地板的堅固物體上，用彈力帶中段繞過訓練側的腳踝。背向彈力帶固定處，將腿部往上抬，過程中保持膝蓋彎曲。

技巧提示

避免拱背 (脊椎前拱)，背部保持挺直。腹部收緊。

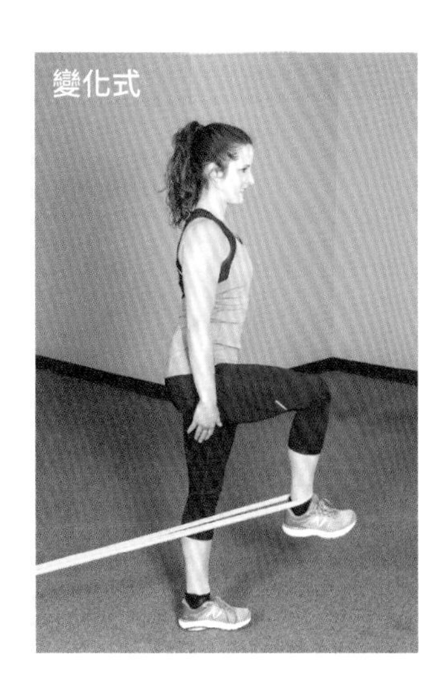
變化式

彈力帶橋式

目標肌群：臀大肌

將彈力帶中段放在髖部前方，用彈力帶兩端纏繞臀部。身體仰躺，讓彈力帶兩端交錯穿過臀部底下，雙手分別抓住彈力帶一端並置於地面 (a)。雙膝彎曲，抵抗彈力帶的阻力，將臀部抬離地面 (b)。慢慢返回至起始位置。

變化式

以同樣方式纏繞彈力帶進行橋式，達到頂端位置時，左右交替抬高膝蓋，原地踏步。

技巧提示

髖部兩側在橋式動作的頂端位置要保持水平。不要讓髖部和背部下沈。

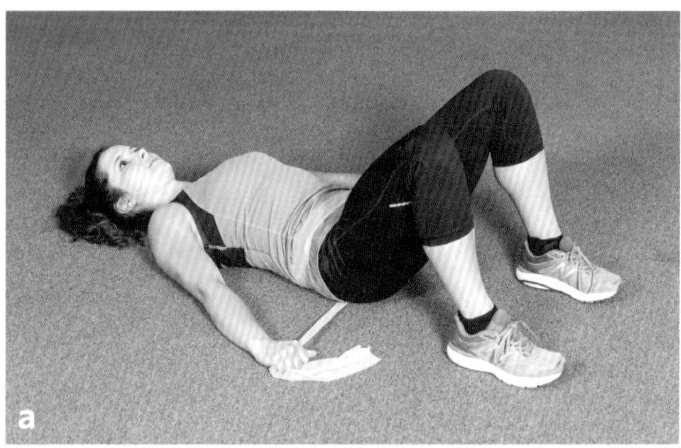
a

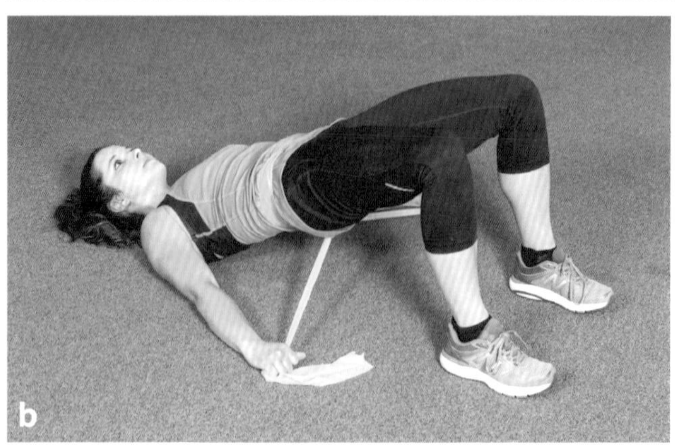
b

環形彈力帶橋式

目標肌群：臀大肌、臀中肌

將環形彈力帶套在雙腿膝蓋上方。身體仰躺，兩隻腳掌平貼於地面，雙膝彎曲 (a)。將臀部抬離地面，雙膝抵抗彈力帶的阻力向外側推 (b)。慢慢返回至起始位置。

變化式

以同樣方式纏繞彈力帶進行橋式，達到頂端位置時，左右交替抬高膝蓋。

技巧提示

整個過程中，膝蓋與肩膀對齊成一直線。

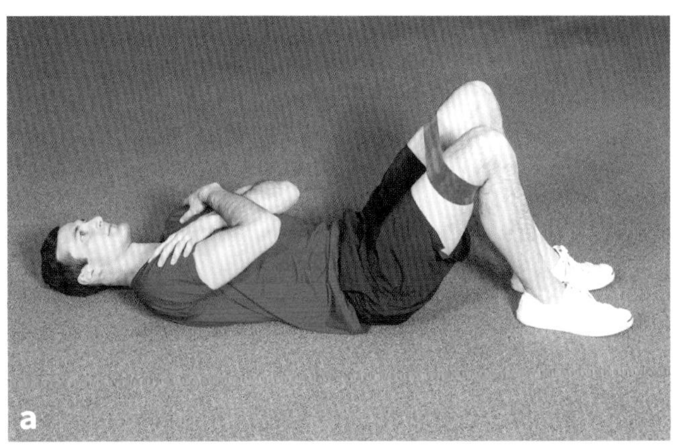

a

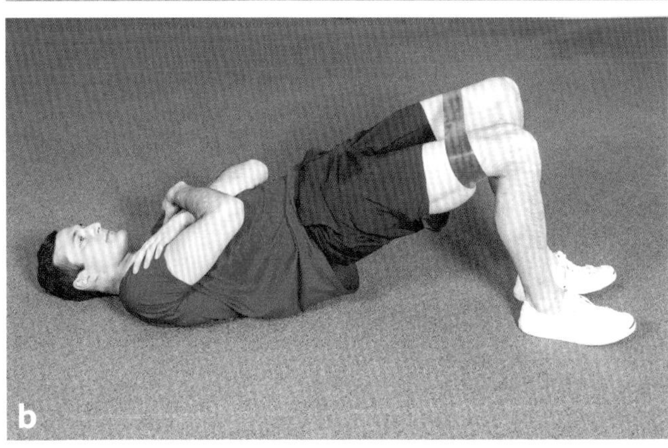

b

彈力帶髖部伸展(驢子踢腿)

目標肌群：臀大肌

採取四足跪姿(雙手及雙膝著地)，兩隻手肘撐地，背部保持挺直。用彈力帶中段繞過訓練側的腳底(或是用多環彈力帶，將環圈套在腳掌)，同側手抓住彈力帶末端，同時用前臂壓穩彈力帶 (a)。保持膝蓋彎曲，髖部抵抗彈力帶的阻力往上抬高 (b)。慢慢返回至起始位置。

變化式

將彈力帶兩端固定於靠近地板的堅固物體上，用彈力帶中段繞過訓練側的腳踝。面向彈力帶固定處，腿部抵抗彈力帶的阻力往後踢，過程中保持膝蓋彎曲。

技巧提示

避免拱背(脊椎前拱)，背部保持挺直。腹部收緊。

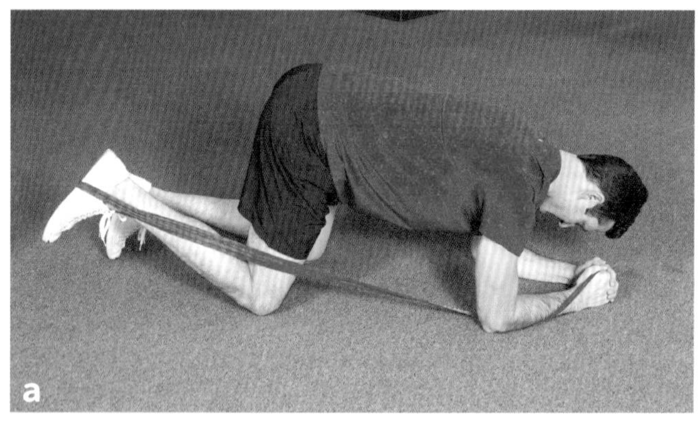
a

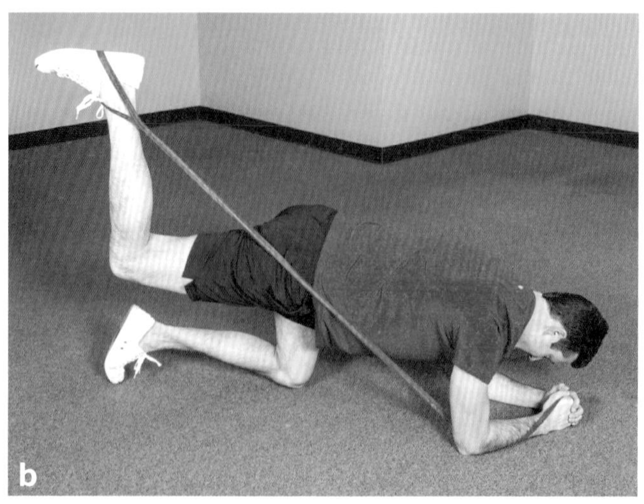
b

彈力帶側躺提髖

目標肌群：臀中肌

身體側躺、雙腿併攏伸直，彈力帶纏繞於兩隻腳踝 (a)。上位腿往上抬高，過程中保持膝蓋伸直 (b)。慢慢返回至起始位置。

變化式

若想降低運動強度，可改將彈力帶纏繞於膝蓋，

技巧提示

保持背部挺直，腹部收緊。

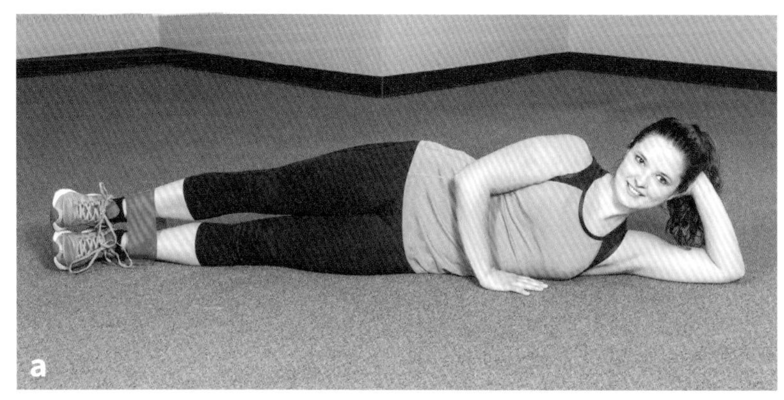
a

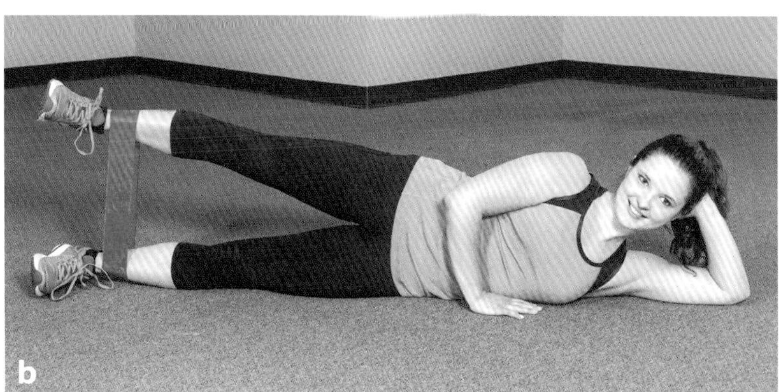
b

彈力帶蚌式開合

目標肌群：臀肌群、髖外轉肌群

身體側躺，彈力帶纏繞於兩隻膝蓋。膝蓋和髖部彎曲約 30 度 (a)。下位腿的膝蓋往地面推，上位腿的膝蓋抵抗彈力帶的阻力往上抬高 (b)。停留片刻然後慢慢返回至起始位置。

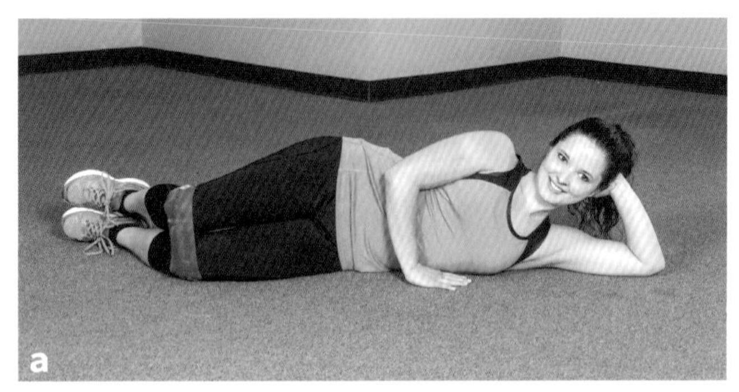

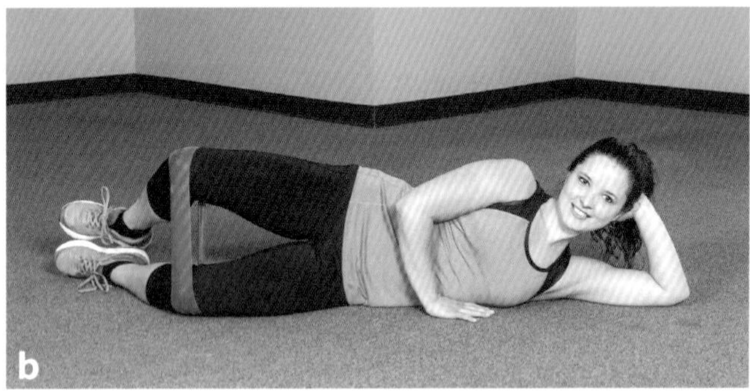

變化式

改成仰躺，彈力帶纏繞於兩隻膝蓋，雙膝抵抗彈力帶阻力向外側張開。

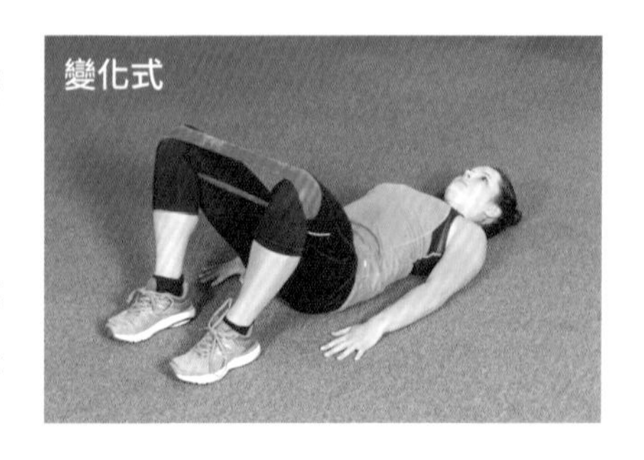

技巧提示

彈力帶在整個運動過程中必須維持能提供阻力的足夠張力。不要藉由旋轉軀幹或是抬高腳踝去完成動作。

訓練小知識　有髂脛束症候群的人適合做的運動

研究人員認為蚌式開合是能最大限度地啟動臀肌群，同時又能讓髂脛束最小限度地參與發力的運動 (Selkowitz et al. 2013)。

彈力帶反向蚌式開合

目標肌群：髖內轉肌群

身體側躺，彈力帶纏繞於兩隻腳踝。膝蓋彎曲併攏 (a)。保持膝蓋併攏，髖部向內旋轉，同時上位腿的腳踝抵抗彈力帶的阻力往上抬高 (b)。停留片刻，然後慢慢返回至起始位置。

技巧提示

彈力帶在整個運動過程中必須維持能提供阻力的足夠張力。不要藉由旋轉軀幹去完成動作。

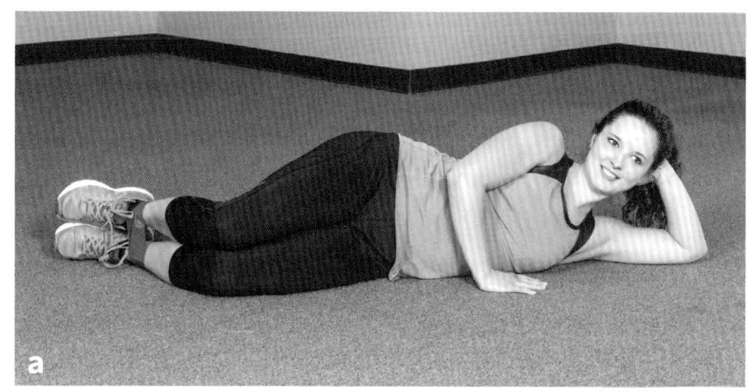
a

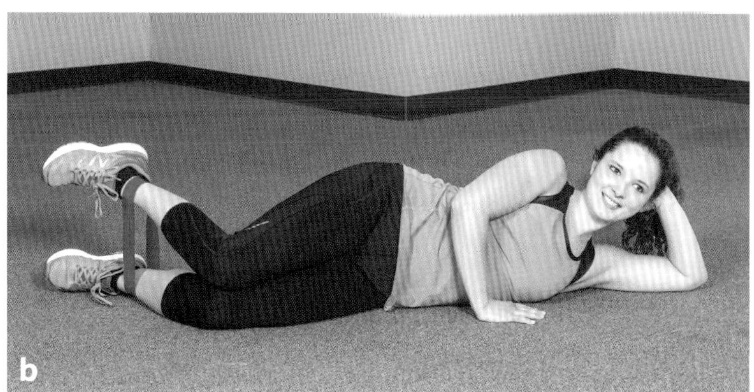
b

閉鎖鏈髖部旋轉

目標肌群：髖旋轉肌群、臀大肌、踝關節穩定肌群

將彈力帶中段環繞髖部，將彈力帶兩端固定於身體前方的堅固物體上。用訓練側的腳站立，對側腿膝蓋彎曲並離地上抬 (a)。站立腿這側的髖部旋轉，抵抗彈力帶的阻力，將對側腿的髖部往後方推 (b)。慢慢返回至起始位置。

技巧提示

不要藉由伸展背部或是旋轉軀幹去完成動作。保持手肘張開。

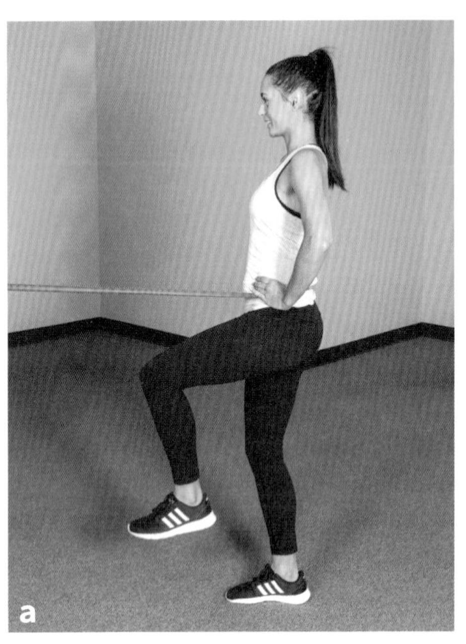
a

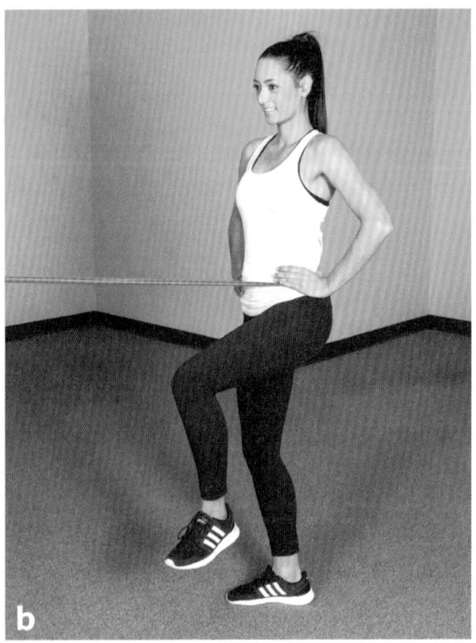
b

彈力帶屈腿硬舉

目標肌群：腿後肌、臀肌群、下背部

將彈力帶一端固定於身體後方的堅固物體上。雙腳打開與肩同寬，將彈力帶另一端穿過雙腿之間，用雙手抓穩置於靠近胸前的位置。雙膝微幅彎曲，背部挺直，髖部向後推，在維持脊椎伸直的狀態下，身體盡量往下降 (a)。接著返回至起始位置時，膝蓋、髖部和背部打直 (b)。

變化式

改成以雙膝伸直的方式進行直腿硬舉訓練。

技巧提示

做動作的過程中，肩膀保持正對前方。不要旋轉軀幹或是伸展背部或頸部。

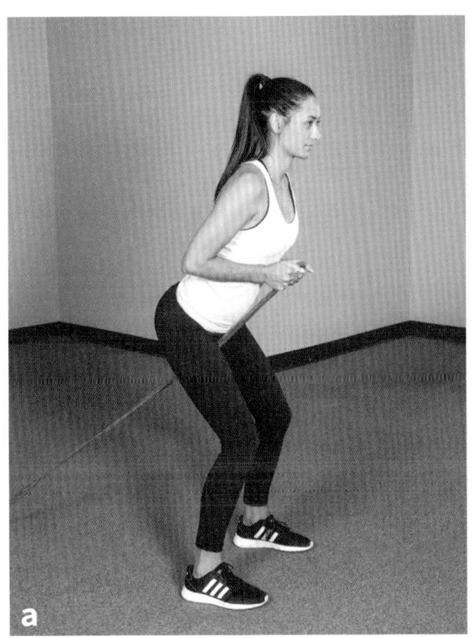
a

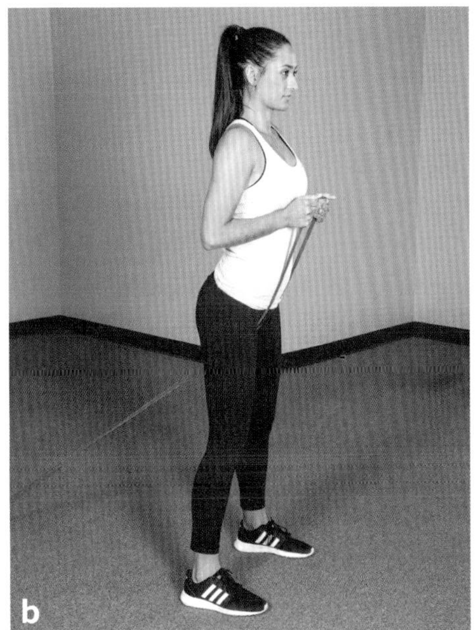
b

訓練小知識 **屈腿硬舉是可行的替代方案**

從肌肉活化程度的效果來看，研究人員發現屈腿硬舉運動是傳統阻力訓練的可行替代方案（Iversen et al. 2017）。

彈力帶弓步蹲

目標肌群：臀大肌、股四頭肌

站立時一腳踩住彈力帶或彈力繩中段，另一腳往後跨一大步且膝蓋彎曲。雙手分別抓住一端，拉伸彈力帶並維持在胸部高度，兩隻手肘彎曲。保持軀幹直立。前腳膝蓋下彎，藉由彎曲髖部和膝蓋，讓身體往下降 (a)。抵抗彈力帶的阻力回到身體站立的姿勢 (b)。

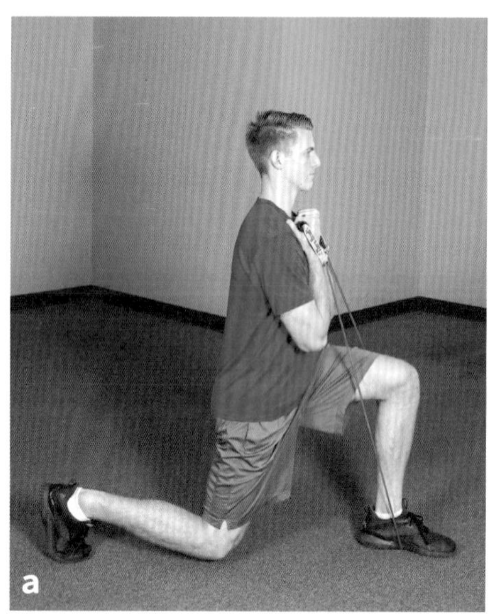
a

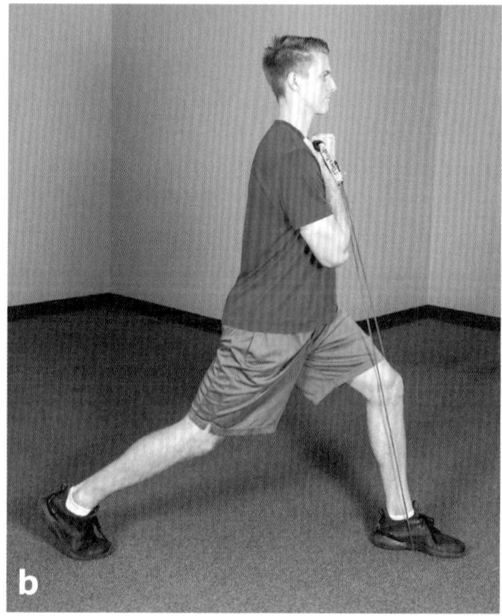
b

變化式

採取前後跨步站姿。使用大型環狀彈力帶，用前腳踩住彈力帶中段。將彈力帶往上拉，掛在與前腳同側的肩膀上。身體往下降直到後腳膝蓋碰觸到地面。

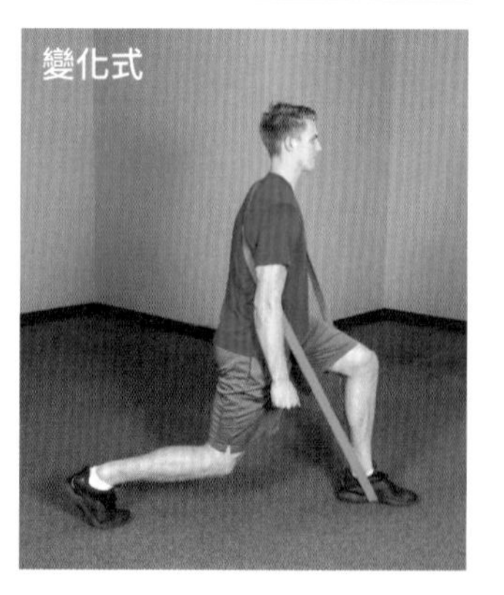
變化式

技巧提示

避免拱背，背部保持挺直。腹部收緊。軀幹隨時保持直立。

訓練小知識 對下肢肌肉而言是效果更好的訓練方式

研究人員發現彈性帶弓步蹲對臀部、膝蓋和背部等區域能產生高度肌肉活化效果，因此比用啞鈴訓練來得更有效果 (Sundstrup et al. 2014)。

腳踝扣帶彈力繩弓步蹲

目標肌群：臀大肌、股四頭肌

利用腳踝扣帶將彈力繩繫在兩隻腳踝上，一隻腳往後跨步。保持軀幹直立，藉由彎曲髖部和膝蓋，讓身體往下降 (a)。回到身體站立的姿勢 (b)。

變化式

正向弓步蹲和反向弓步蹲交替進行，也就是在做弓步蹲時，向前跨步和向後跨步輪流交替。

技巧提示

避免拱背，背部保持挺直。腹部收緊。軀幹隨時保持直立。

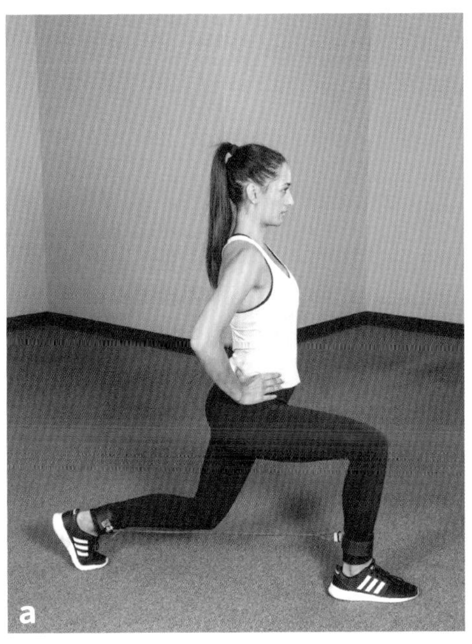
a

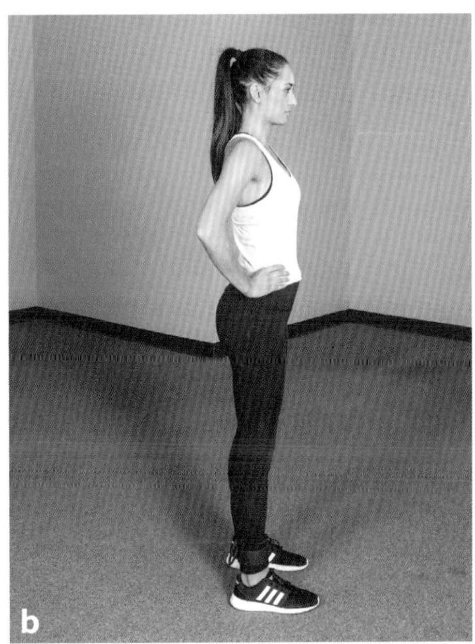
b

彈力繩側向弓步蹲

目標肌群：臀中肌、臀大肌、股四頭肌

利用腳踝扣帶將彈力繩繫在兩隻腳踝上，或是將環形彈力帶環繞在兩隻腳踝上。髖部和雙膝稍微彎曲，擺出運動員姿勢(athletic position)(a)。抵抗彈力繩的阻力往側向屈膝跨步 (b)。慢慢返回至起始位置。

編註： 所謂運動員姿勢有以下幾個重點：

1. 採站姿，雙腳打開稍微比肩寬
2. 雙膝朝腳尖方向微彎
3. 雙臂放鬆外展
4. 收腹且肩胛後收

變化式

改變側跨步的角度，稍微往斜前方或斜後方跨步。

技巧提示

背部保持挺直。下背部不要彎曲或扭轉。

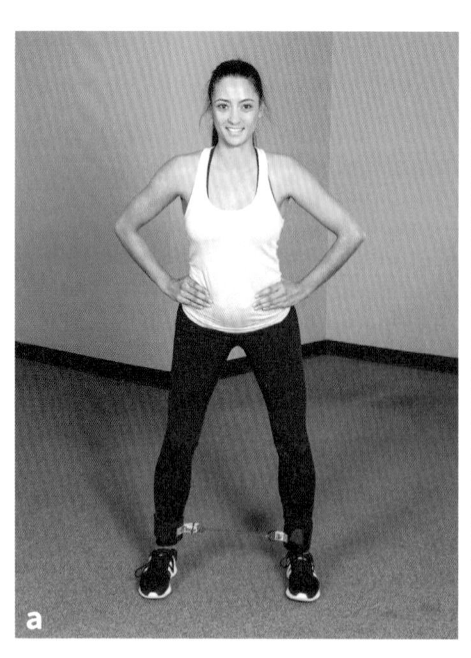
a

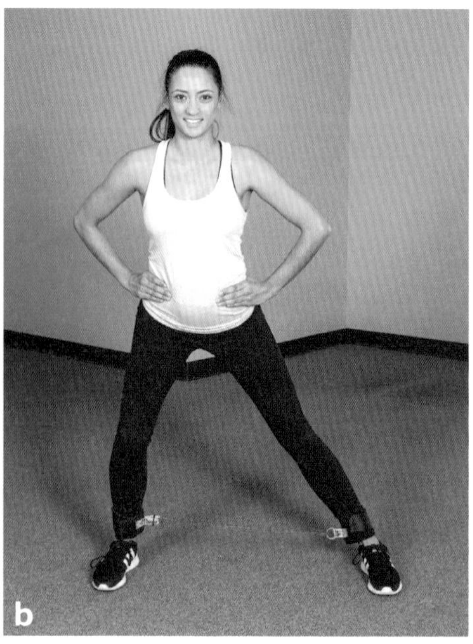
b

彈力繩迷你深蹲

目標肌群：臀大肌、股四頭肌

雙腳踩住彈力繩中段，雙手分別從身體側邊抓住彈力繩一端，拉伸彈力帶並維持在髖部高度 (a)。身體下降成迷你深蹲姿勢（膝蓋彎曲程度小於 45 度），過程中保持背部挺直 (b)。慢慢返回至起始位置。

變化式

進行迷你深蹲時，彈力帶改成維持在肩膀高度。

技巧提示

避免拱背，背部保持挺直。腹部收緊。

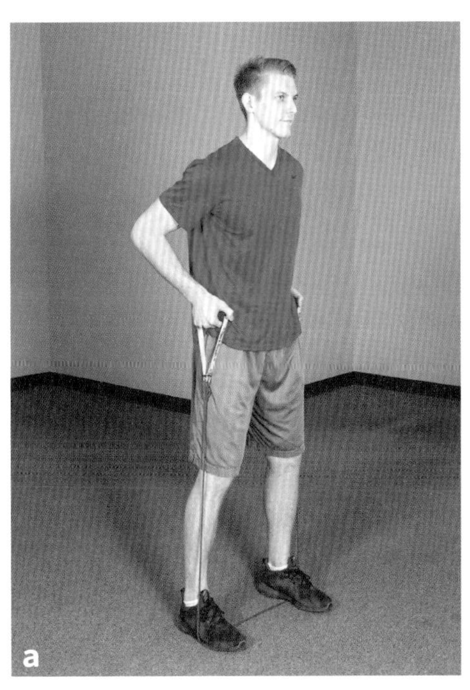
a

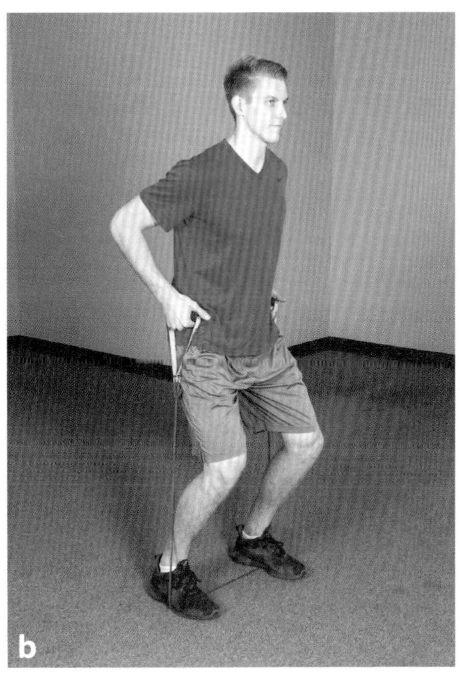
b

彈力帶前蹲舉

目標肌群：臀大肌、股四頭肌

拿兩條多環圈彈力帶，分別套在兩隻腳掌上，並踩穩於地面，另一端則套在上臂靠近手肘的位置。雙肘彎曲，兩隻前臂在身體前方上下交疊，上抬至與肩同高的位置 (a)。身體下降成深蹲姿勢，膝蓋不要超出腳尖，過程中保持背部挺直 (b)。慢慢返回至起始位置。

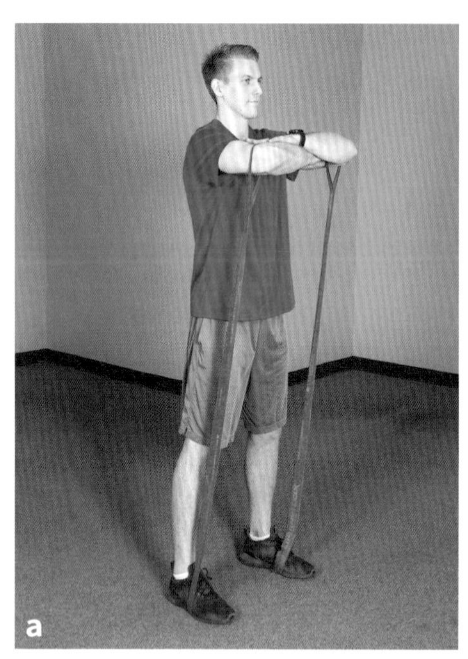
a

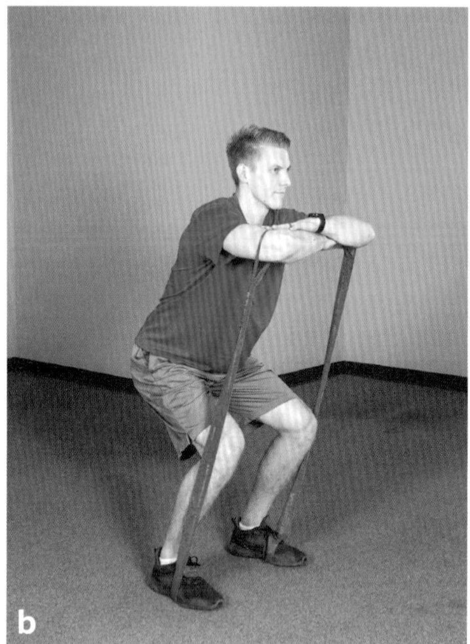
b

變化式

雙臂往身體前方伸直或是高舉過頭，以啟動更多下背部和臀部肌肉。

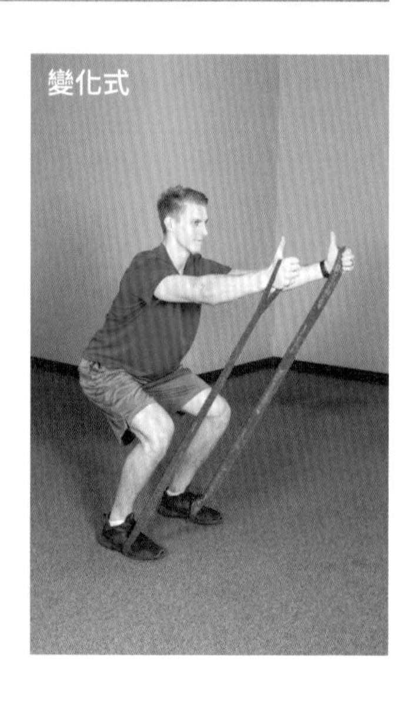
變化式

技巧提示

避免拱背，背部保持挺直。腹部收緊。

訓練小知識 臀肌炸裂

研究人員發現，做深蹲時加入彈性阻力並結合肩膀彎曲動作，能大幅增加股直肌 (Hoogenboom et al. 2018) 以及臀中肌與臀大肌 (Kang et al. 2014) 的活化效果。

彈力帶槓鈴深蹲

目標肌群：臀肌群、股四頭肌

拿兩條大型環狀彈力帶分別套在槓鈴的兩端，雙腳踩住彈力帶的另一端。將槓鈴放在頸部後方，橫跨兩肩。身體站立，雙腳打開與肩同寬或比肩略寬，讓彈力帶繃緊 (a)。身體下降成深蹲姿勢，膝蓋彎曲 90 度，然後慢慢回到站姿，過程中膝蓋要維持正確的位置 (b)。

技巧提示

整個動作過程中要保持背部挺直，同時膝蓋不要向內彎曲 (內八)。

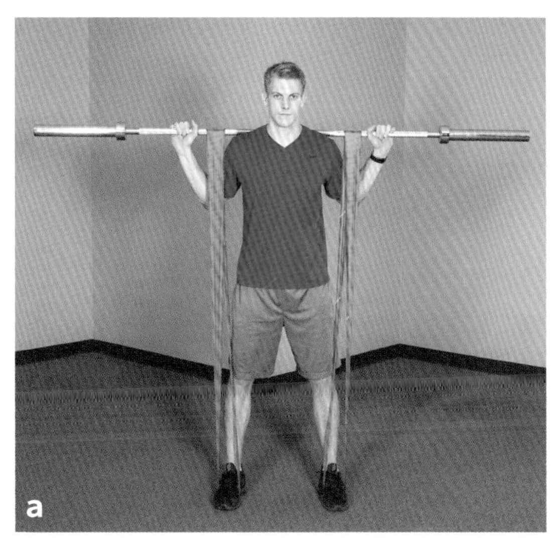
a

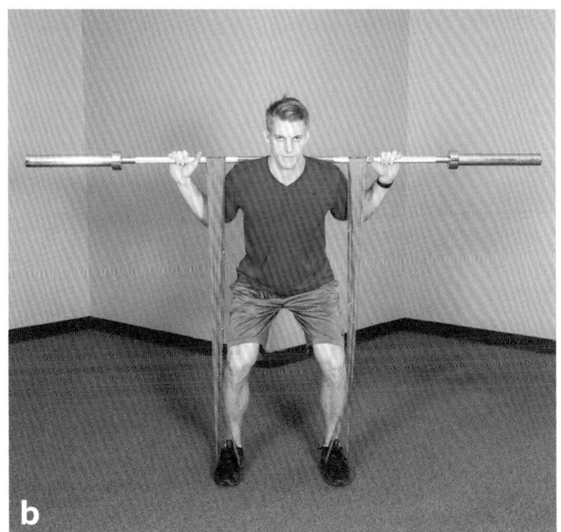
b

訓練小知識 **啟動更多臀肌！**

研究人員指出，進行槓鈴深蹲時將彈力帶套在膝蓋周圍，能提升活化臀部肌肉的效果 (Spracklin et al. 2018)。

彈力帶單腿深蹲

目標肌群：臀大肌、股四頭肌、踝關節穩定肌群

單腿站立，並用站立腿踩穩彈力帶中段。雙手分別抓住彈力帶一端，拉伸彈力帶並維持在髖部高度 (a)。進行單腿深蹲，膝蓋彎曲 45～60 度 (b)。慢慢返回至起始位置。若有需要可以藉助其它支撐物輔助平衡。

變化式

拉伸彈力帶維持在肩膀高度以增加阻力。

技巧提示

膝蓋朝前方彎曲，膝蓋骨對齊第二根腳趾。不要讓膝蓋向內或向外旋轉。整個動作過程中要保持背部和頸部伸直。

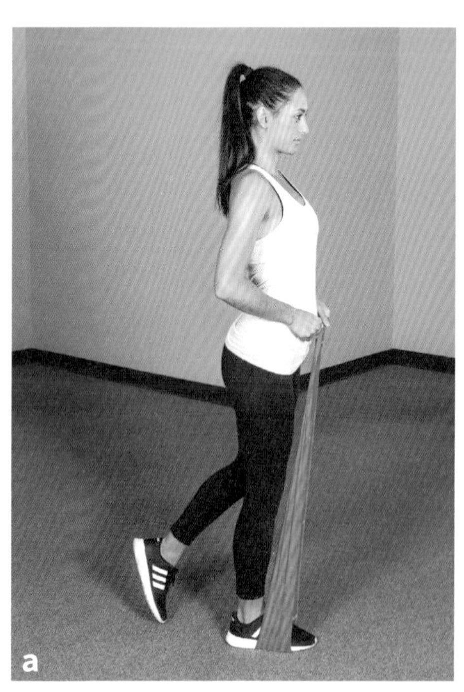
a

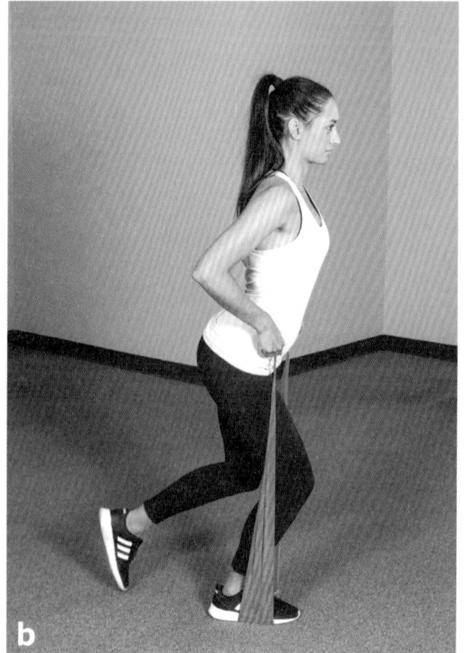
b

訓練小知識　單腿比雙腿效果好

研究人員發現，單腿深蹲搭配彈力帶，活化股四頭肌的效果遠比雙腿深蹲來得好 (Hintermeister et al. 1998)。

怪獸行走

目標肌群：臀中肌、臀大肌、股四頭肌

將環形彈力帶套在大腿靠近膝蓋的位置。身體站立，髖部和膝蓋稍微彎曲 (約 30 度)，擺出預備姿勢 (a)。一隻腳抵抗彈力帶的阻力往側向跨步 (b)。持續往同個方向側向跨步移動數步，再反向跨步移動返回起始位置。

變化式

往多個方向跨步，包括側向、斜向、往前和往後。降低彈力帶環繞的位置，改套在膝蓋上以增加阻力。

進階版

將彈力帶套在腳踝或是使用腳踝扣帶彈力繩，以增加肌肉參與的程度。

技巧提示

整個動作過程中要保持背部和頸部伸直。不要藉由旋轉軀幹或是髖部去完成動作。

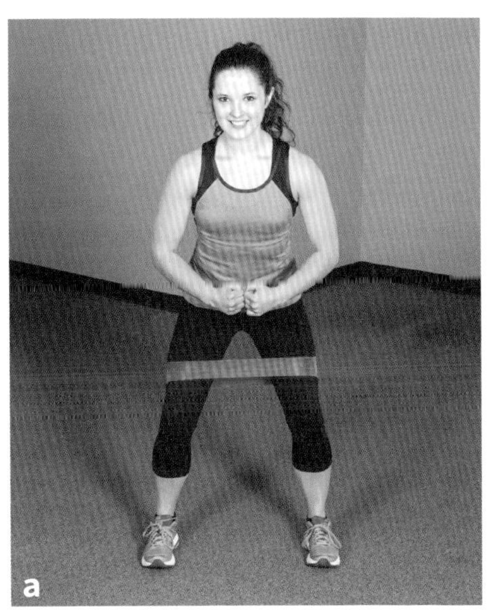
a

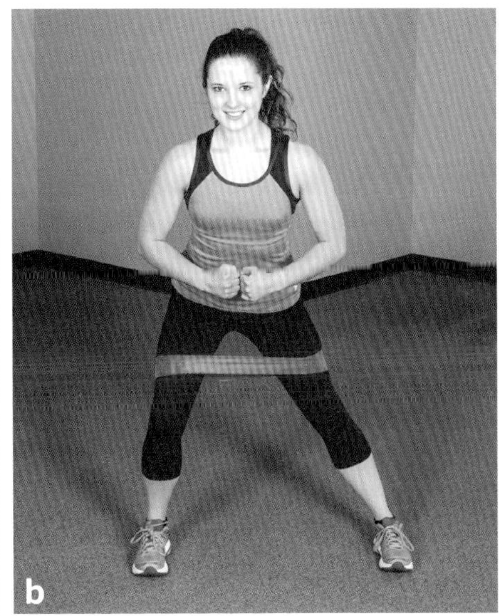
b

訓練小知識 **側向跨步的訓練效果**

側向跨步可以訓練跨步腳對側髖部的肌力。研究發現固定腳這側的臀中肌活化程度，比跨步腳那側的臀中肌活化程度來得更加顯著。(Berry et al. 2015)。

彈力帶蹲姿行走

目標肌群：臀中肌、臀大肌、股四頭肌

利用腳踝扣帶將彈力繩繫在兩隻腳踝上 (a)。髖部和膝蓋彎曲，身體維持運動員姿勢進行側向行走 (b)。也可以改用環形彈力帶，套在腳踝上方的位置。

變化式

往多個方向行走，包括斜向、往前和往後。

技巧提示

保持頭部上抬以避免軀幹過度彎曲。要始終保持運動員姿勢 (athletic position)。

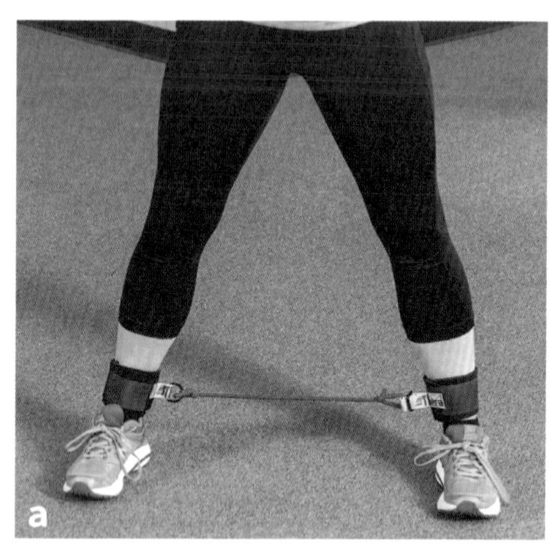
a

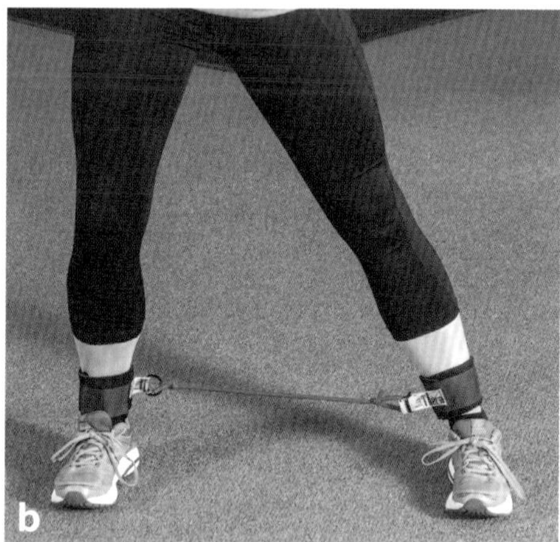
b

彈力帶腿部推舉

目標肌群：臀大肌、股四頭肌

仰躺於地，雙手分別抓住彈力帶一端，將彈力帶中段繞過訓練側的腳底 (a)。髖部和膝蓋抵抗彈力帶的阻力同時伸展，直到腿部伸直並與軀幹成水平 (b)。慢慢返回至起始位置。

變化式

採坐姿同時雙膝彎曲，將彈力帶中段繞過訓練側的腳底。抵抗彈力帶的阻力，伸展髖部和膝蓋，直到腿部伸直。慢慢返回至起始位置。

技巧提示

避免拱背，背部保持挺直。腹部收緊。

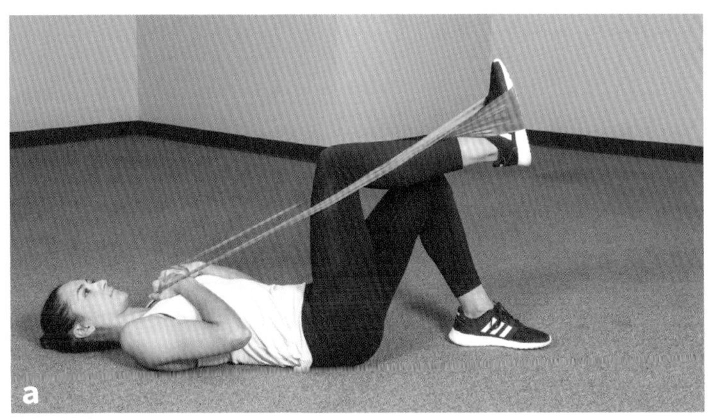

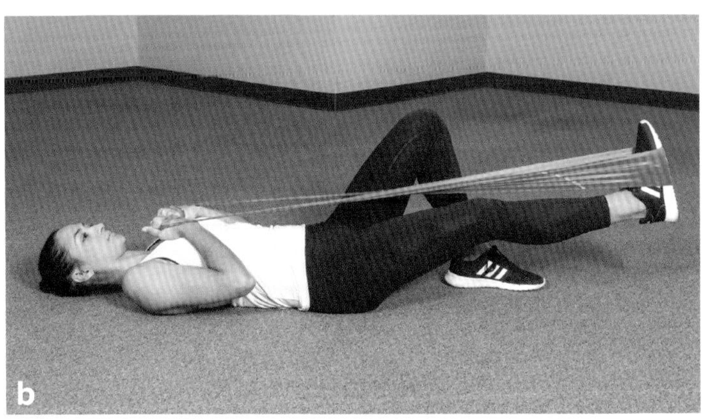

彈力帶站姿腿部後拉

目標肌群：腿後肌、臀大肌

利用腳踝扣帶將彈力繩一端繫在訓練側的腳踝上方位置。另一端固定於身體前方靠近地面的堅固物體上。若有需要可藉助其它支撐物輔助平衡。起始姿勢是彎曲訓練側的髖部和膝蓋，讓腿部往前抬高 (a)。抵抗彈力帶的阻力，同時伸展髖部和膝蓋，腿部往身體後方拉，直到腿部伸直觸地 (b)。慢慢返回至起始位置。

變化式

訓練側的腳不要觸地，反覆持續做動作。

技巧提示

整個動作過程中保持背部和頸部挺直。不要藉由彎曲軀幹去完成動作。

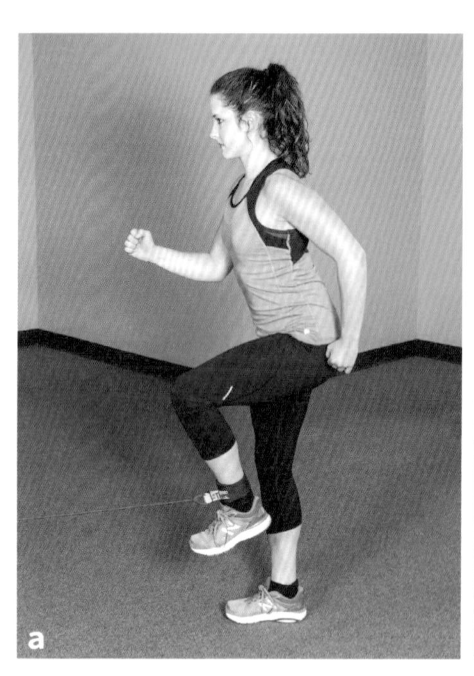
a

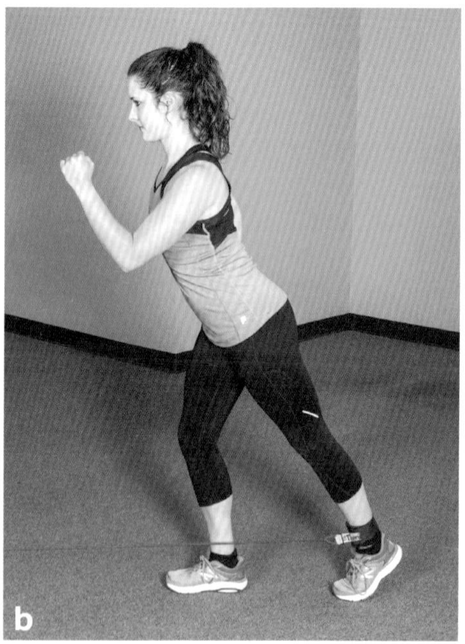
b

訓練小知識 股四頭肌、腿後肌共同收縮

研究人員發現這個訓練動作會令站立腿產生高度的共同收縮 (股四頭肌和腿後肌)，這表示它可能是不錯的前十字韌帶復健運動 (Hopkins et al. 1999)。

彈力帶站姿腿部前拉

目標肌群：股四頭肌、髖屈肌群

利用腳踝扣帶將彈力繩一端繫在訓練側的腳踝上方位置。另一端固定於身體後方靠近地面的堅固物體上。若有需要可藉助其它支撐物輔助平衡。起始姿勢是伸展訓練側的髖部和膝蓋，腿部往身體後方伸直 (a)。抵抗彈力帶的阻力，同時彎曲髖部和膝蓋，腿部往身體前方拉，離地往上抬高 (b)。慢慢返回至起始位置。

變化式

訓練側的腳不要觸地，反覆持續做動作。

技巧提示

整個動作過程中保持背部和頸部挺直。不要藉由彎曲軀幹去完成動作。

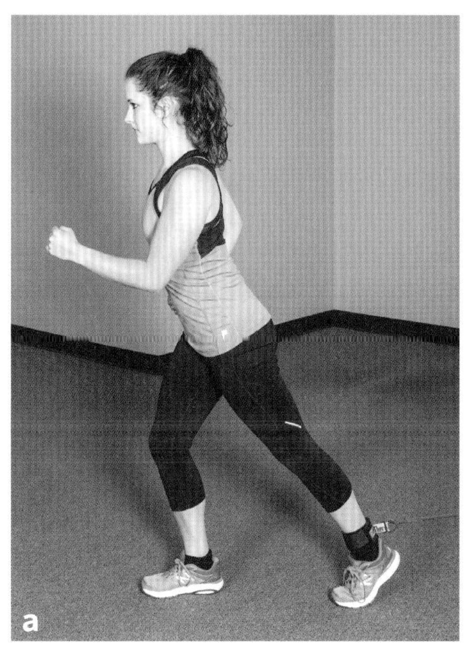
a

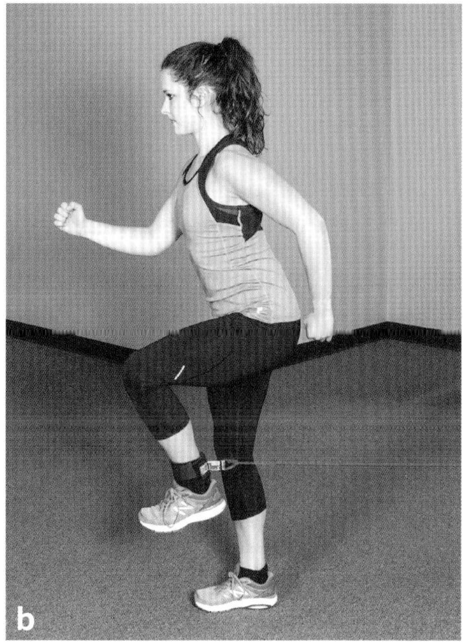
b

訓練小知識 **訓練腿部肌肉的好運動**

研究人員發現這個訓練動作對於站立腿的股內側肌的活化效果，比其它常見的閉鎖鏈運動來得顯著，這表示它可能有助於膝蓋前側疼痛的復健 (Hopkins et al. 1999)。

彈力帶快速踢腿

目標肌群：臀大肌、臀中肌、髂腰肌、股四頭肌、踝關節穩定肌群

將一條環形彈力帶套在兩隻腳踝上方的位置。若有需要可藉助其它支撐物輔助平衡。抵抗彈力帶的阻力，反覆朝前方踢腿，過程中要保持膝蓋伸直 (a)。返回至起始位置，然後反覆朝側向踢腿，持續 30 秒 (b)。反覆踢腿的過程中，不要讓腳落地。

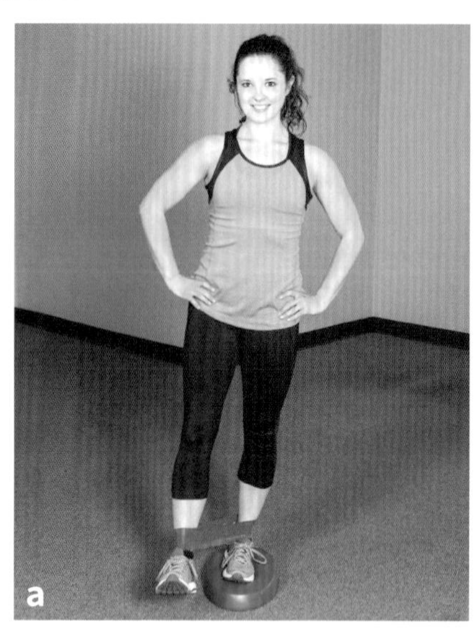
a

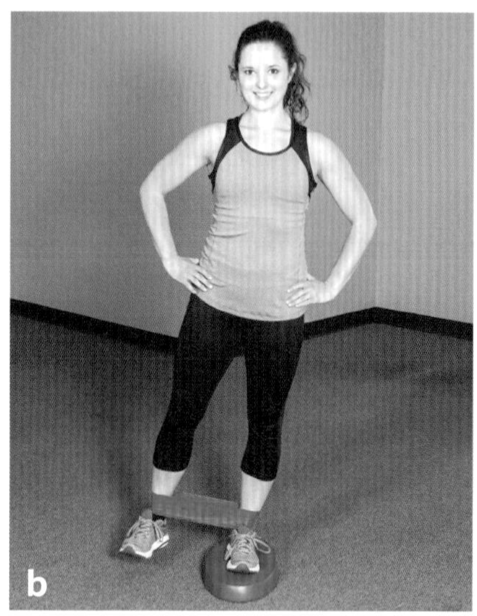
b

變化式

- 站在不穩定的表面以增加挑戰性，例如平衡墊 (如上面 a、b 圖所示)。
- 往後方踢腿。

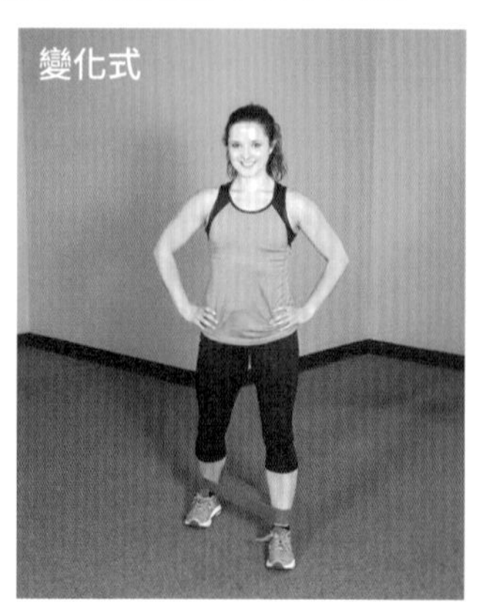
變化式

技巧提示

保持背部和頸部挺直。不要藉由傾斜軀幹去完成動作。彈力帶在整個過程中必須維持適當的張力。

訓練小知識　潛在的強化效果

研究人員指出，除了能強化髖部肌肉，這個訓練動作對於站立腿的腳踝肌肉也具有高度活化的效果 (Cordova et al. 1999)。

彈力帶髖部時鐘繞圈

目標肌群：臀大肌、臀中肌、髂腰肌、股四頭肌、踝關節穩定肌群

身體站立，雙腳打開約莫與肩同寬。將一條環形彈力帶套在兩隻腳踝上方的位置，讓彈力帶微微繃緊。一隻腳固定不動，另一隻腳向外側移動至 3 點鐘（左腳固定，右腳移動）或是 9 點鐘位置（右腳固定，左腳移動）(a)。按照時鐘位置 6、5、4、3、2、1 和 12 點鐘方向的順序，將右腳從 3 點移動至該位置。每當右腳移動到定點時，讓彈力帶繃緊並以腳尖觸地，然後慢慢返回至 3 點鐘方向的起始位置。換成左腳移動時，則是以 9 點鐘方向為起始位置，按照 6、7、8、9、10、11 和 12 點鐘方向的順序移動 (b)。左右腳交替重複進行多組訓練。

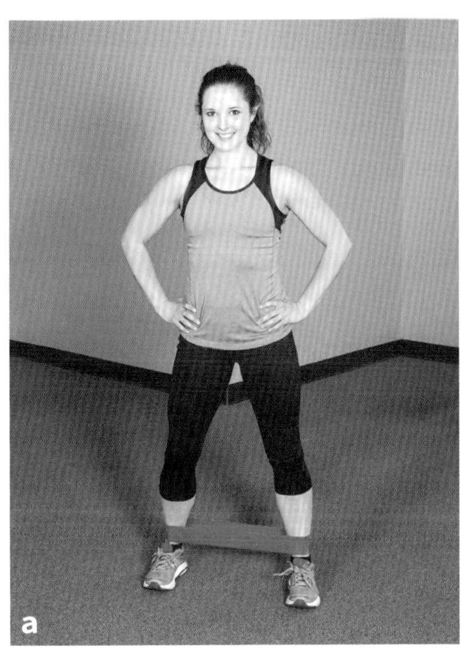
a

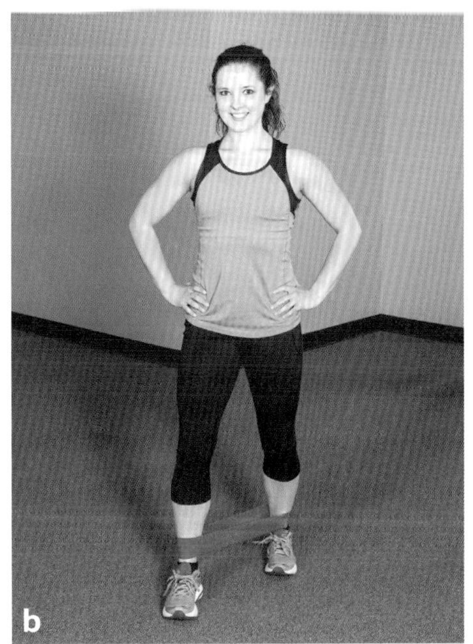
b

變化式

可以站在平衡墊或平衡板上面以增加困難度，藉此啟動更多肌肉同時訓練平衡感。

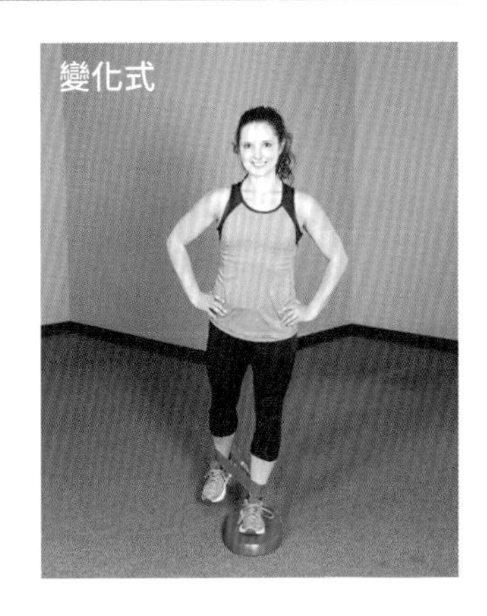
變化式

技巧提示

保持背部和頸部挺直。不要藉由傾斜軀幹去完成動作。彈力帶在整個過程中必須維持適當的張力。

消防栓式

目標肌群：臀大肌、臀中肌、核心肌群

採取四足跪姿（雙手及雙膝著地）。用一條環形彈力帶套在膝蓋上方的位置 (a)。一條腿往外側抬高，就像小狗對著消防栓抬高後腿小便一樣。過程中要保持脊椎中立位 (b)。慢慢將腿降回起始位置。每一邊做數組，一組 10～15 次。

技巧提示

做動作過程中記得要腹部內收、臀肌夾緊，以增加核心肌群的活化效果。

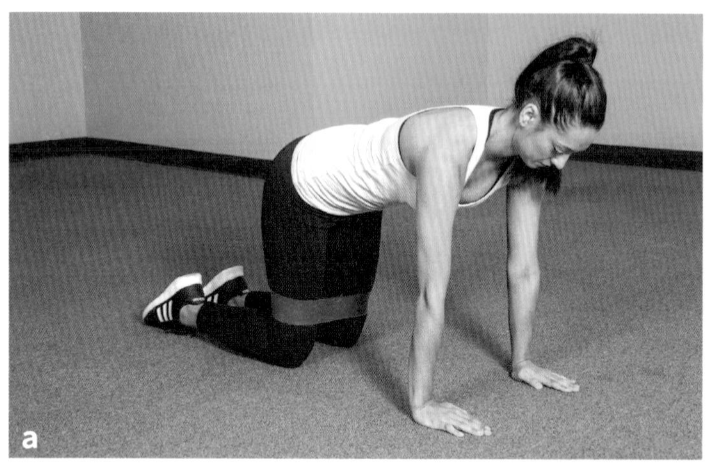
a

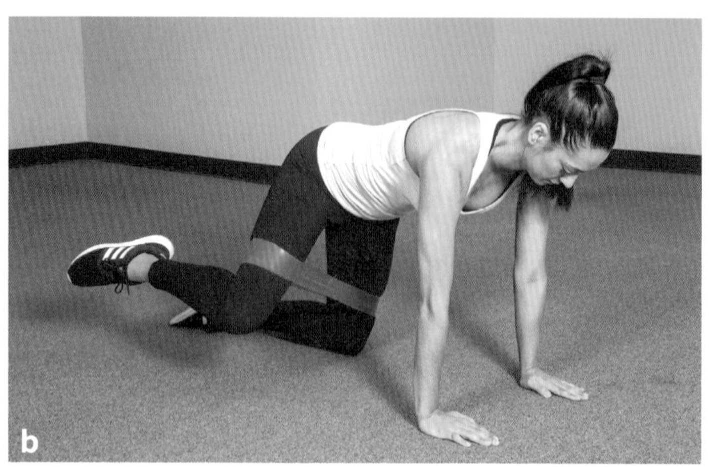
b

核心穩定性訓練

利用自身體重當作阻力是訓練腹部和下背部肌力（也就是所謂的核心肌群）最常見的方式。另外增加外部阻力（例如彈力帶）可以更增強對這些區域的訓練刺激，尤其是遇到訓練進展有停滯情況發生時。彈性阻力訓練可以改善受限於重力阻力之運動的肌肉活化率。因為腹部和下背部扮演上下半身力量傳遞的角色，因此是影響全身穩定性與運動表現的重要關鍵區域。

四肢在進行任何功能性活動時，要產生力量或是維持穩定性都需仰賴核心肌群。因此，強化核心肌群對於提升所有運動和功能活動的表現至關重要。除此之外，腹部和下背部也是預防和改善下背疼痛的重要區域。

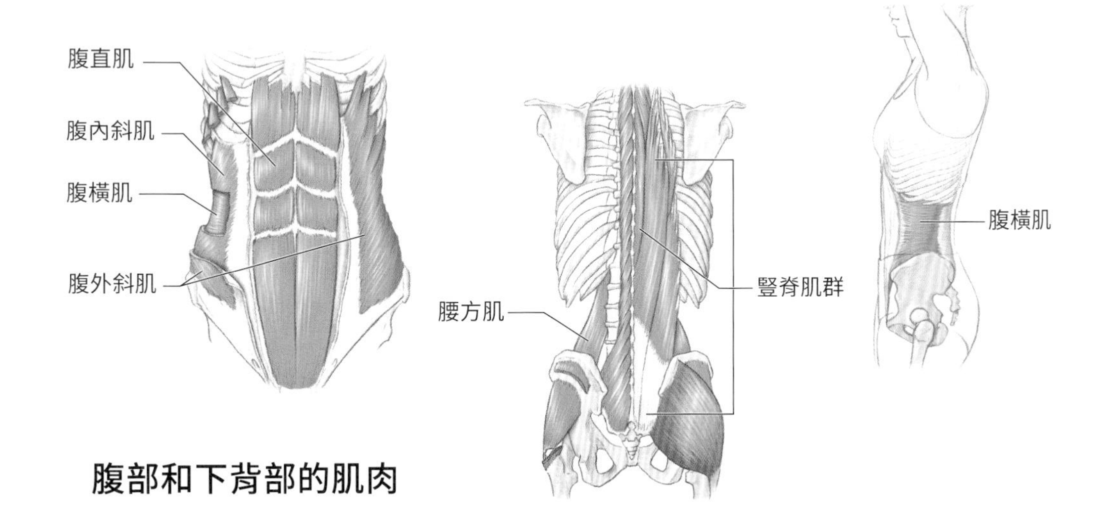

腹部和下背部的肌肉

彈力帶捲腹

目標肌群：腹部肌群

將彈力帶中段固定於靠近地板的堅固物體上。頭頂朝向彈力帶固定處，身體仰躺同時雙膝彎曲。雙手靠攏抓住彈力帶末端，雙臂往天花板伸直 (a)。軀幹向上捲起，過程中保持手肘打直，肩胛骨要抬離地面 (b)。軀幹往下降，慢慢返回至起始位置。

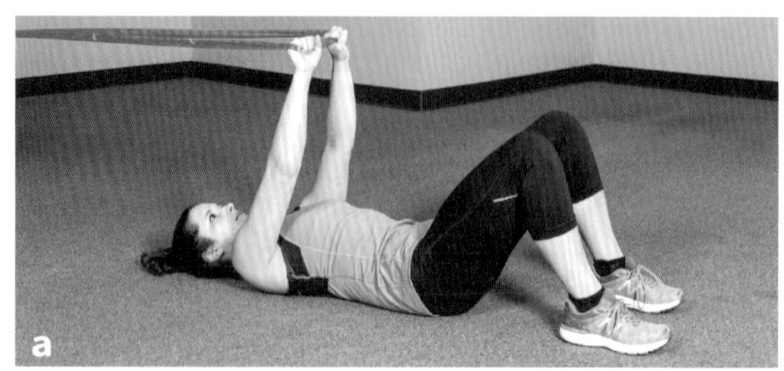

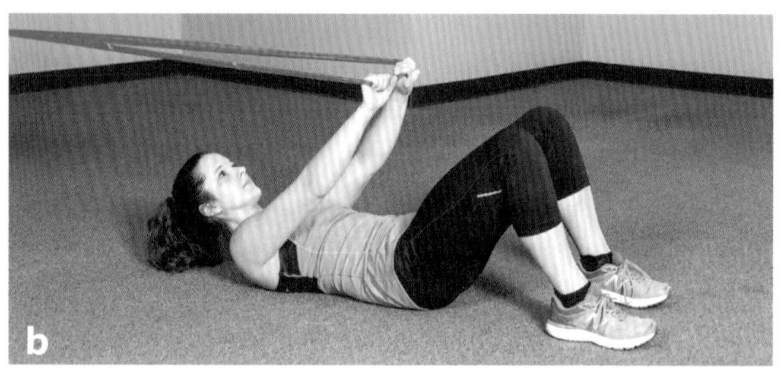

變化式

起始動作改成雙臂伸直高舉過頭。軀幹在做捲腹動作時，雙臂同時往下拉。

進階動作

仰躺在健身球上以橋式的姿勢進行訓練。

技巧提示

保持頸部挺直，避免頭部往前伸。保持雙肘打直。

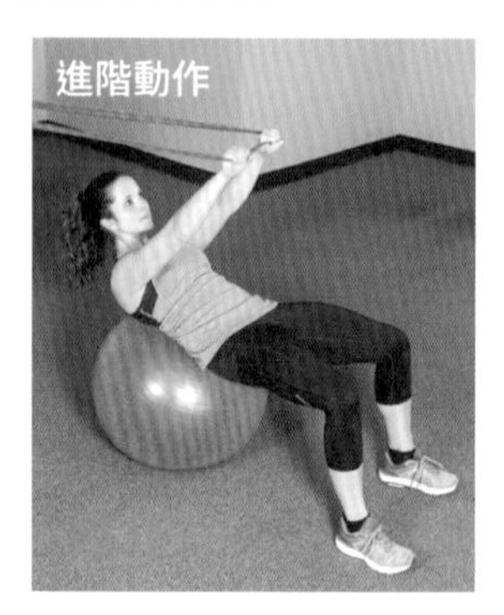

訓練小知識　搭配健身球的效果更好

研究人員發現在健身球上進行這個訓練動作，能產生與腹部健身器械類似的肌肉活化效果，同時在訓練過程中能減少髖屈肌群的參與 (Vinstrup et al. 2015)，以專注於訓練腹肌。

彈力帶斜向捲腹

目標肌群：腹斜肌

將彈力帶中段固定於靠近地板的堅固物體上。頭頂朝向彈力帶固定處，身體仰躺同時雙膝彎曲。雙手靠攏抓住彈力帶末端，雙臂往天花板伸直 (a)。軀幹向上捲起，同時一邊肩膀朝對側膝蓋旋轉，過程中保持手肘打直，旋轉側的肩胛骨要抬離地面 (b)。軀幹往下降，慢慢返回至起始位置，換另一邊肩膀重複相同動作。

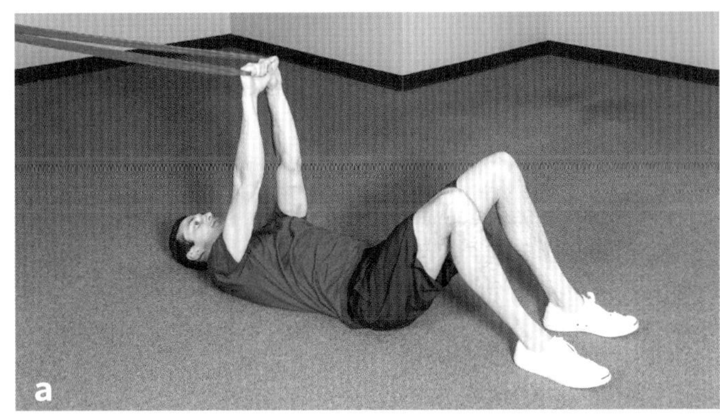

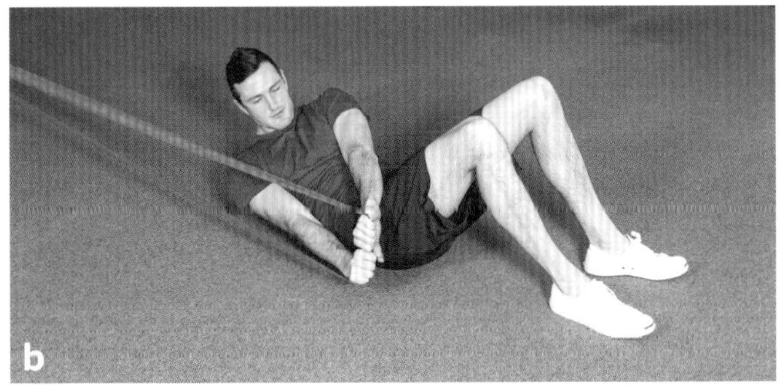

變化式

起始動作改成雙臂伸直高舉過頭。在做斜向捲腹動作時，一隻手臂往下越過頭部，朝對側膝蓋方向拉。

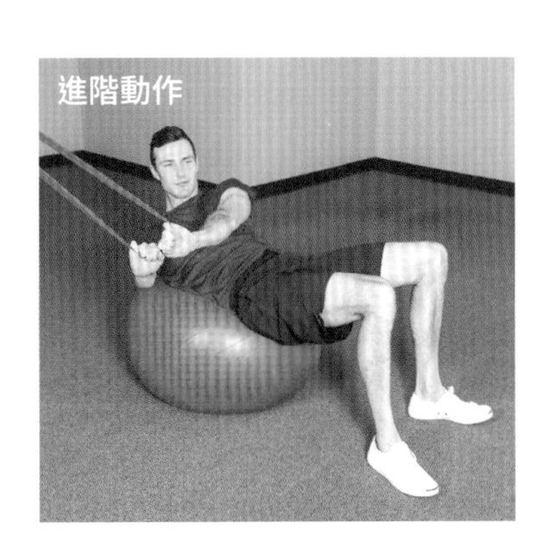

進階動作

仰躺在健身球上以橋式的姿勢進行訓練。

技巧提示

保持頸部挺直，避免頭部往前伸。保持雙肘打直。

彈力帶反向捲腹

目標肌群：下腹部肌肉

身體仰躺同時髖部和雙膝彎曲。用彈力帶繞過雙膝前側，於大腿後側交叉。雙手分別將彈力帶一端壓穩於地面 (a)。雙膝往上抬，同時臀部抬離地面 (b)。慢慢返回至起始位置。

變化式

改成以雙膝伸直的姿勢進行反向捲腹。彈力帶繞過腳底，雙腿朝天花板方向推，同時髖部抬離地面。

技巧提示

避免拱背（脊椎前拱）。要利用下腹部的力量而非藉由彎曲髖關節來讓臀部抬離地面。

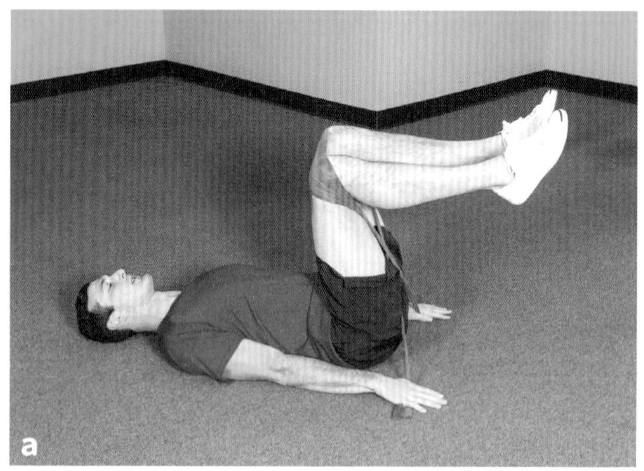
a

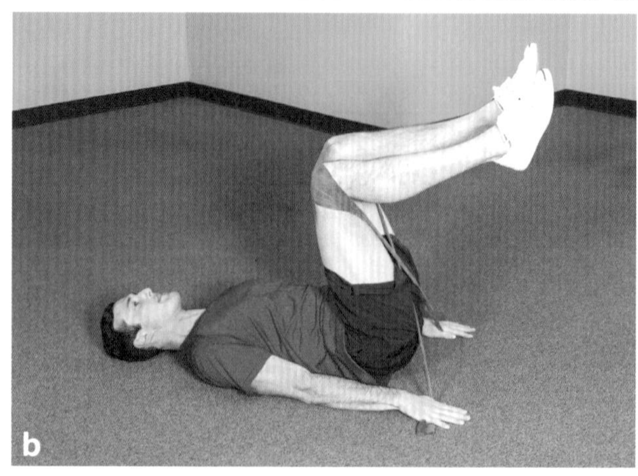
b

彈力帶半跪姿捲腹

目標肌群：腹部肌群

將彈力帶中段固定於身體正前方高於頭頂的堅固物體上。身體採單膝跪地的半跪姿，雙臂往前伸，抓住彈力帶末端 (a)。抵抗彈力帶的阻力，軀幹俯身往下同時背部往前彎 (b)。慢慢返回至起始位置。

變化式

抵抗彈力帶阻力俯身往下時，軀幹朝 一側旋轉。

技巧提示

頸部要保持中立位。

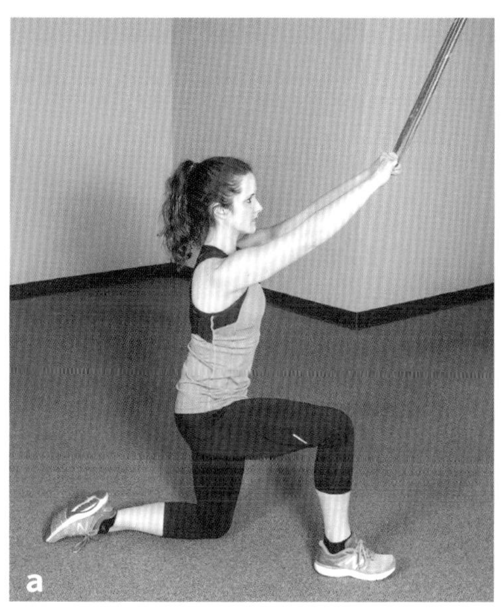
a

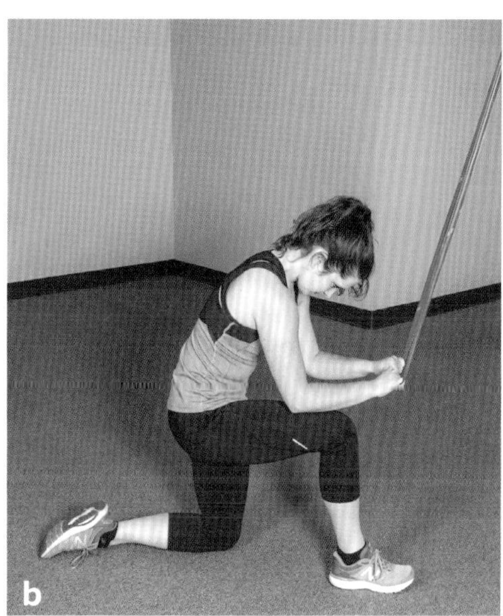
b

彈力帶半跪姿過頭上舉

目標肌群：上背部和下背部

將彈力帶中段固定於身體正前方低於頭部的堅固物體上。身體採單膝跪地的半跪姿，雙臂往前伸，抓住彈力帶末端 (a)。抵抗彈力帶的阻力，雙臂往上高舉過頭，過程中保持手肘伸直 (b)。慢慢返回至起始位置。

變化式

一次抬起一隻手臂以增加穩定度。

技巧提示

頸部和背部要保持中立位。不要藉由拱背去完成動作。

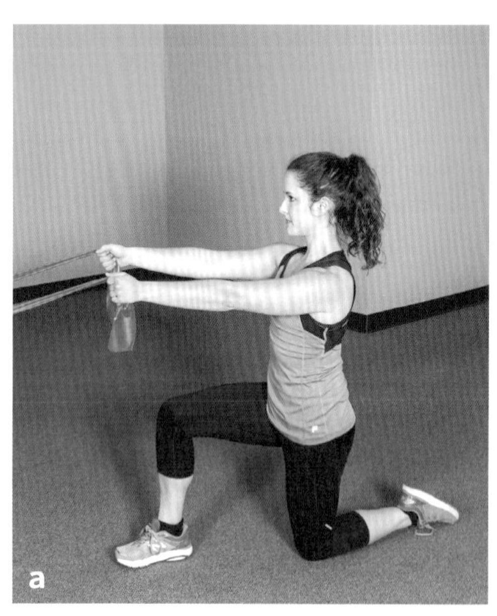
a

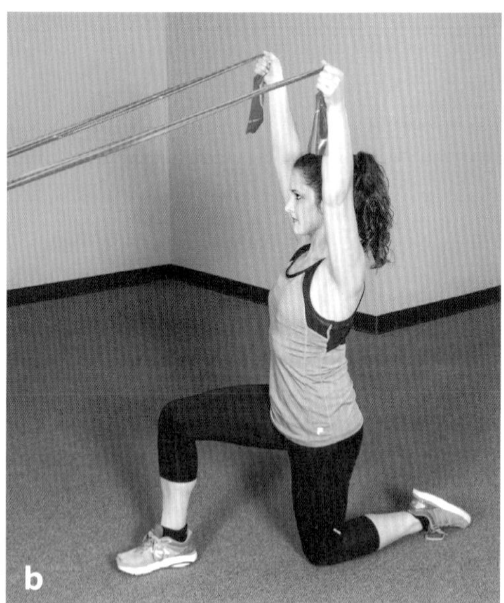
b

彈力帶坐姿轉體

目標肌群：腹斜肌

雙腿伸直坐在地上，雙腳打開至少肩膀的寬度。將彈力帶中段繞過雙腳腳底。雙臂往前伸，抓住彈力帶末端 (a)。軀幹往一側旋轉 (b)。慢慢讓軀幹往另一側旋轉。

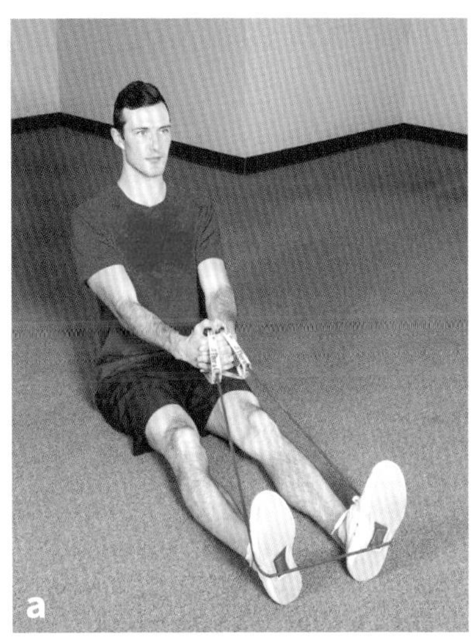
a

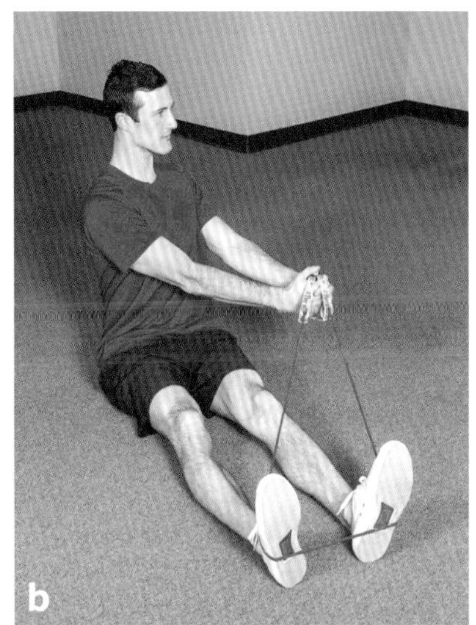
b

變化式

以運動員姿勢的站姿進行訓練。將彈力帶一端固定於堅固物體上，然後下半身固定不動，上半身往一側旋轉，接著換另一側重複相同動作。過程中頸部和肩膀要保持對齊。

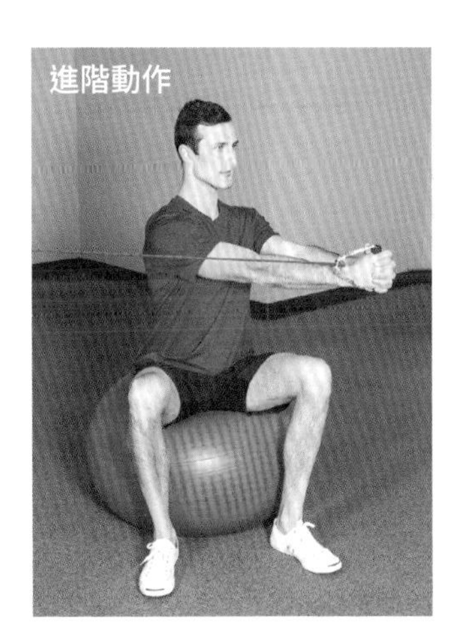
進階動作

進階動作

坐在健身球上進行訓練。將彈力帶一端固定於堅固物體上，然後軀幹往一側旋轉，再換另一側重複相同動作。

技巧提示

保持背部挺直，避免往任一側傾斜。

訓練小知識 健身器械的有效替代方案

彈力帶站姿轉體的肌肉活化效果跟以坐姿健身器械進行訓練一樣。然而，彈性阻力訓練比較能夠活化豎脊肌群，而健身器械則是比較能夠活化腹外斜肌 (Vinstrup et al. 2015)。

彈力帶抗旋轉推舉（巴洛夫推舉）

目標肌群：腹斜肌

身體站立，雙腳打開與肩同寬，將彈力帶一端固定於身體側邊與腰度同高的堅固物體上，雙手抓住另一端，置於腹部前方 (a)。雙臂伸直並舉至肩膀高度，過程中要保持髖部、軀幹和肩膀對齊成一直線 (b)。保持背部和頸部挺直，慢慢返回至起始位置。

變化式

以跪姿或是半跪姿進行訓練。

進階動作

維持雙臂伸直同時與肩同高的姿勢，往遠離彈力帶方向跨步，過程中要保持軀幹成一直線。

技巧提示

背部和頸部要保持中立位。不要拱背或是旋轉軀幹。

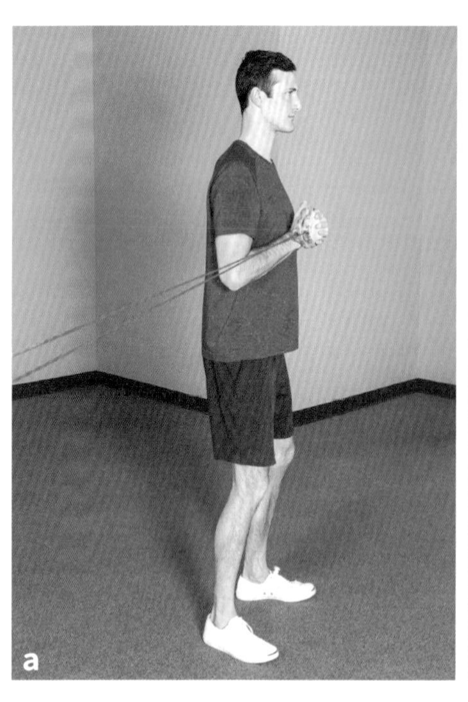
a

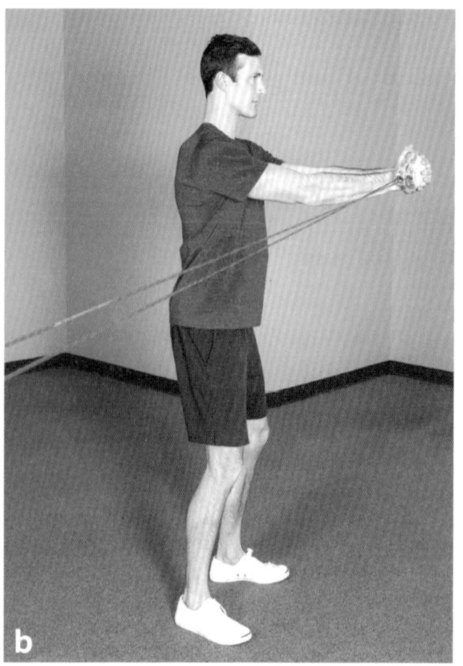
b

彈力帶站姿側彎

目標肌群：腰方肌

身體站立，雙腳打開與肩同寬。用一隻腳踩住彈力帶的一端，同側手抓住另一端，手臂往上伸直高舉過頭，讓彈力帶靠近身體側邊 (a)。軀幹往彈力帶的對側彎曲，拉伸彈力帶 (b)。慢慢返回至起始位置。

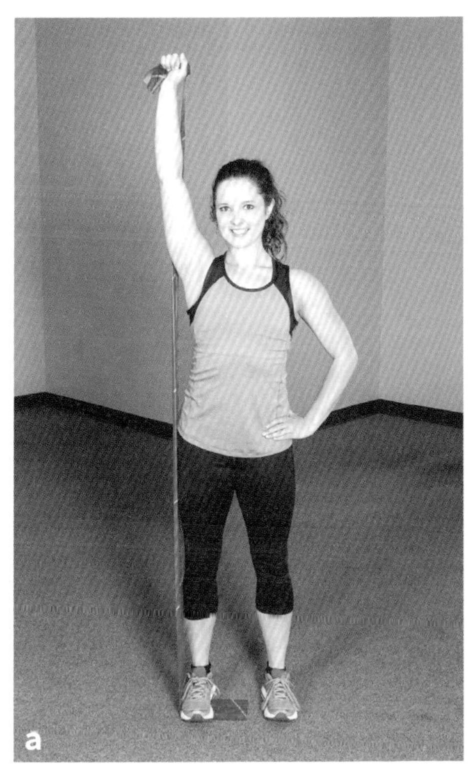
a

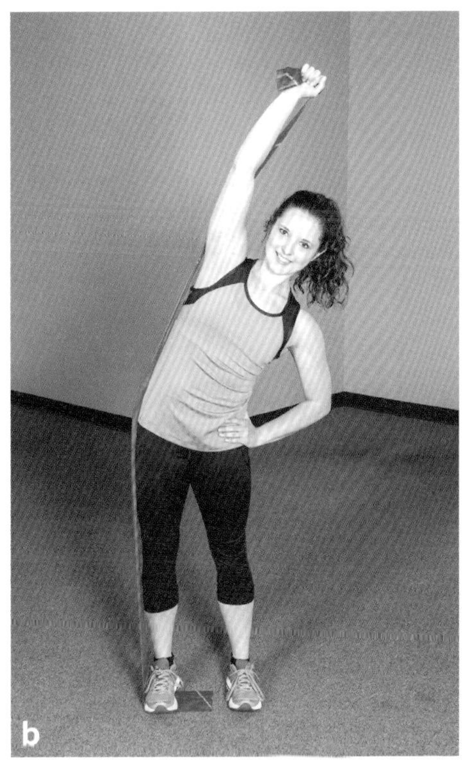
b

變化式

起始姿勢從手臂伸直高舉過頭改成手肘置於身體側邊。先將彈力帶高舉過頭再側向彎曲軀幹。

進階動作

用單腳站立的姿勢進行訓練。

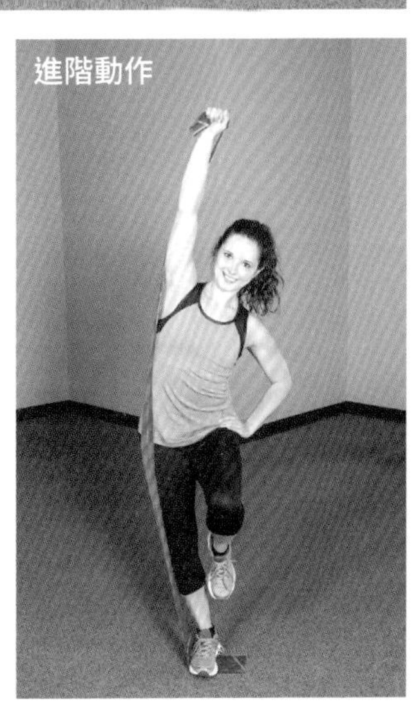
進階動作

技巧提示

保持軀幹對齊，不要旋轉軀幹。避免髖部移動。

彈力帶坐姿背部伸展

目標肌群：背部伸展肌群

雙腿伸直坐在地上，用彈力帶或彈力繩中段繞過雙腳腳底。雙手分別抓住彈力帶一端置於胸前，拉直彈力帶 (a)。身體後傾，拉伸彈力帶，過程中要保持腰椎挺直 (b)。慢慢返回至起始位置。

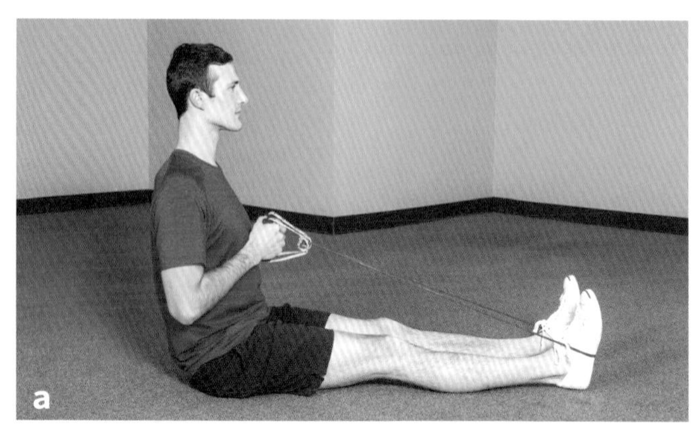

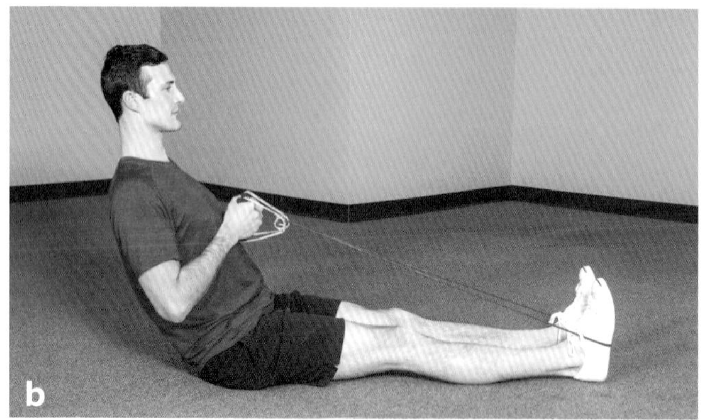

變化式

雙腿伸直坐在健身球上進行訓練。

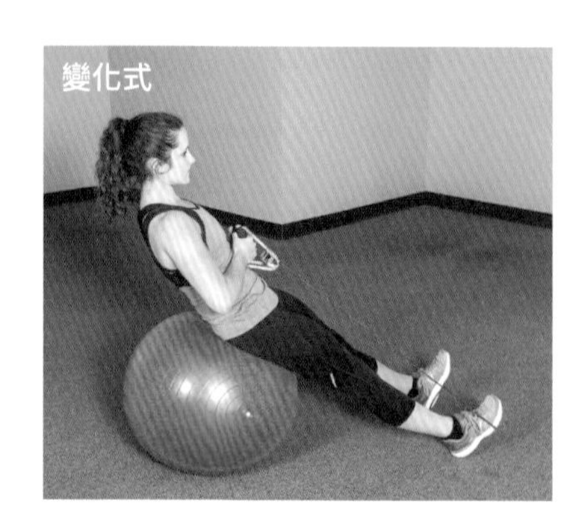

技巧提示

腰椎保持中立位，不要彎腰或是過度伸展。

彈力帶站姿背部伸展

目標肌群：背部伸展肌群、臀大肌

身體成弓箭步姿勢，前腳踩住彈力帶或彈力繩中段。雙肘彎曲，雙手分別抓住彈力帶一端置於胸前，軀幹前傾 (a)。伸展背部和髖部，過程中雙肘和雙手要保持穩定 (b)。慢慢返回至起始位置。

技巧提示

腰椎保持中立位，不要彎腰或是過度伸展。軀幹前傾以及伸展背部和髖部的動作是發生在髖關節。

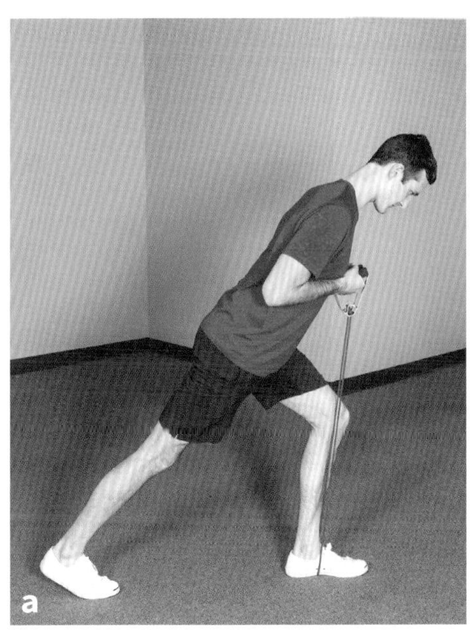
a

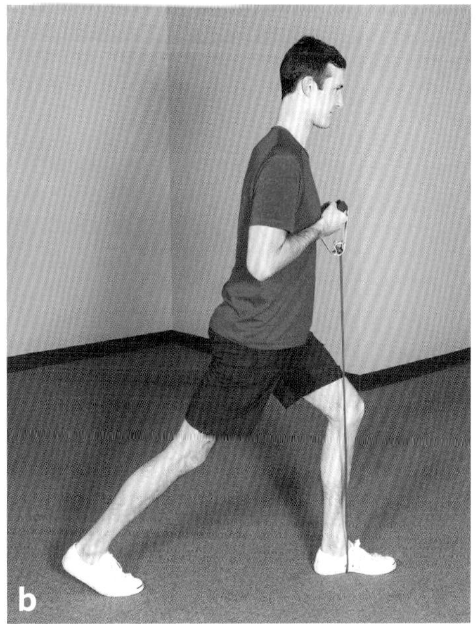
b

彈力帶側橋式

目標肌群：腰方肌

身體側躺，髖部和膝蓋伸直，用彈力帶纏繞在雙膝。手肘彎曲撐地，使其位於肩膀正下方。保持背部挺直，雙腳併攏置於地面。髖部往上抬離地面，使身體中線成一直線 (a)。上位腿抵抗彈力帶的阻力往上抬高，並利用對側手臂輔助平衡與穩定 (b)。慢慢返回至起始位置。

變化式

若要降低難度，起始姿勢改成雙膝彎曲並著地。將髖部抬離地面，直到肩膀和髖部成一直線，過程中膝蓋不離開地面。

技巧提示

保持髖部與脊椎對齊，不要讓髖部下沉或是軀幹旋轉。

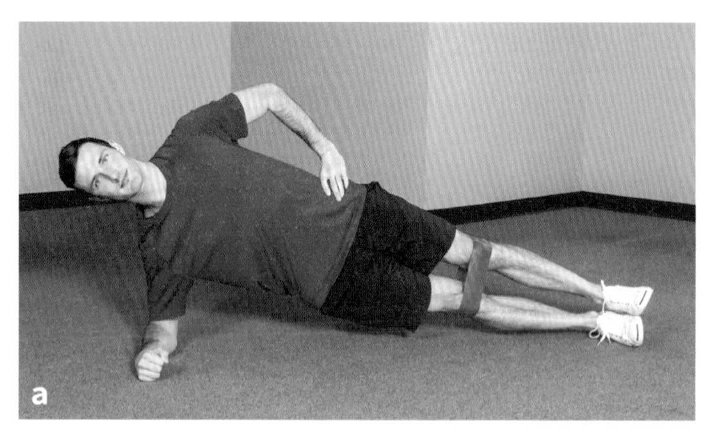

a

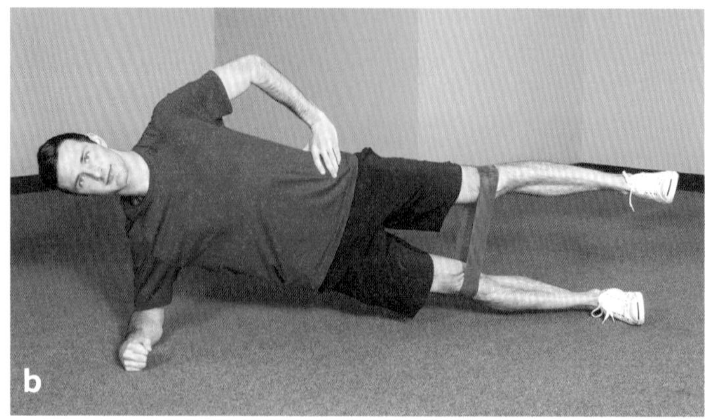

b

彈力帶四足跪姿穩定訓練

目標肌群：腰部穩定肌群、臀肌群、腹斜肌

採取雙手及雙膝著地的四足跪姿。將彈力帶中段繞過一隻腳的腳底，用雙手分別固定彈力帶的一端 (a)。保持背部和頸部挺直，腿部抵抗彈力帶的阻力往後伸展，髖部和膝蓋伸直，直到腿部與地面成平行。腿部伸展的同時，對側手臂往前伸直 (b)。慢慢返回至起始位置。

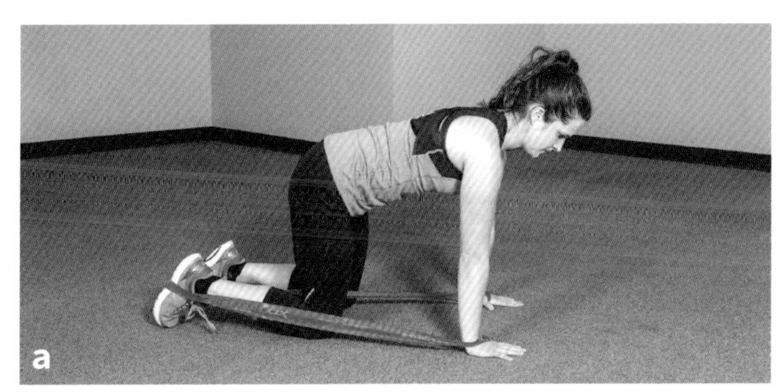

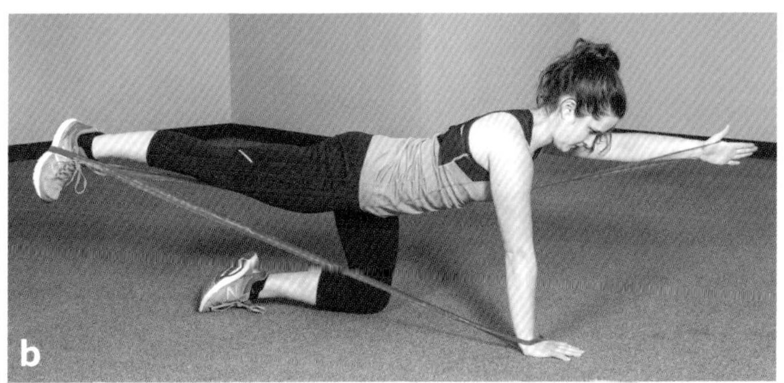

變化式

只有腿部做伸展動作，雙手不離地。

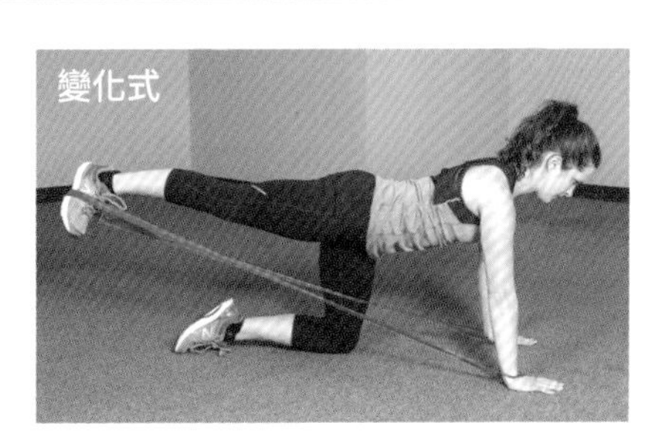

技巧提示

背部與頸部挺直並保持中立位，不要拱背或是讓髖部過度伸展。不要伸展頸部或是旋轉背部。

訓練小知識　活化核心肌群的效果更好

研究人員發現這種上肢和下肢的綜合運動對腰部和腹部肌肉的活化，比孤立式徒手運動更有效 (Gottschall et al. 2013)。

彈力帶仰臥穩定訓練

目標肌群：腰部穩定肌群

身體仰躺，一隻腿伸直，另一隻腿彎曲。將彈力帶中段繞過伸直腿的腳底，雙手分別抓住彈力帶的一端，伸直腿的對側手臂往天花板方向伸直，同側手臂伸直置於身體側邊 (a)。兩隻手臂抵抗彈力帶阻力，交替往頭頂方向伸展（肩關節屈曲）並拉伸彈力帶，過程中要保持手肘伸直、背部挺直 (b)。慢慢返回至起始位置。

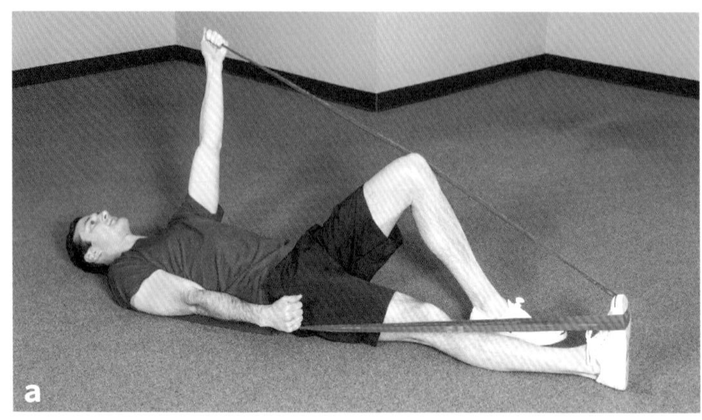

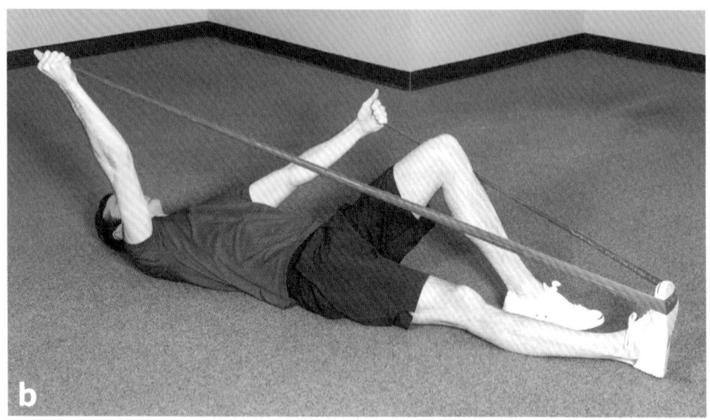

變化式

改成雙臂同時往頭頂方向伸展（肩關節屈曲）並拉伸彈力帶。

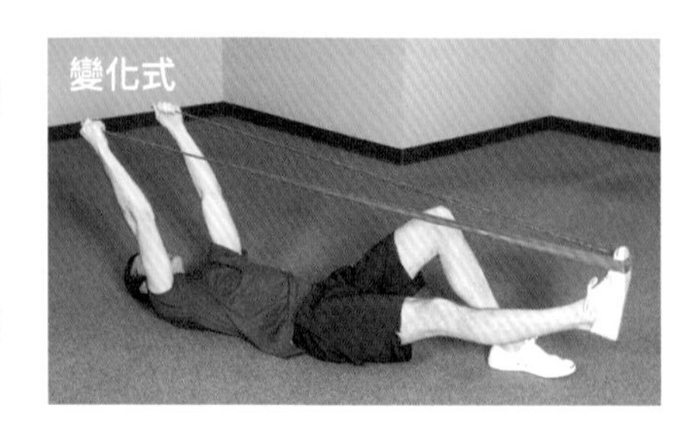

技巧提示

背部與頸部挺直並保持中立位，不要拱背。

全身性訓練

體育動作和功能性動作都需要強健的核心肌群，其包括了圍繞在軀幹和骨盆的肌肉：腹部肌肉和下背部肌肉。這些肌肉具有產生動作、穩定平衡和傳遞力量的功能。上肢的功能性肌力（例如用於投擲棒球等動作）通常是由下半身啟動和輸出，再藉由核心肌群傳遞至上肢。雖然個別強化這些區域很重要，但透過全身性訓練整合各個區域以提升功能性肌力亦同樣重要。

功能性訓練計劃必須包含能夠增強加核心穩定性，和上下肢之間力量傳遞的全身性訓練。彈性阻力訓練可以提供不同的阻力方向，藉由將四肢動作與深蹲或弓步蹲等動作結合來增加核心穩定肌群的挑戰性。除此之外，彈性阻力訓練亦可鍛鍊到全身功能性動作（例如舉起物品或是跨步向前推的動作）所使用的肌肉。

深蹲結合斜向屈曲

目標肌群：三角肌、腰部穩定肌群、股四頭肌、臀肌群

拿一條長的彈力帶（約莫 2.7 公尺長），身體站立，雙腳打開與肩同寬，踩住彈力帶中段。讓彈力帶兩端在大腿前側交叉，雙手分別抓住彈力帶一端，置於靠近髖部的位置 (a)。身體下降成深蹲姿勢，同時雙臂往外側上方抬高進行斜向屈曲動作 (b)。慢慢返回至起始位置。

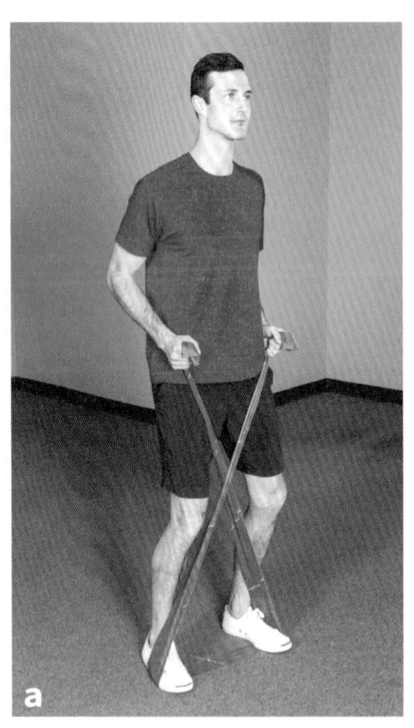
a

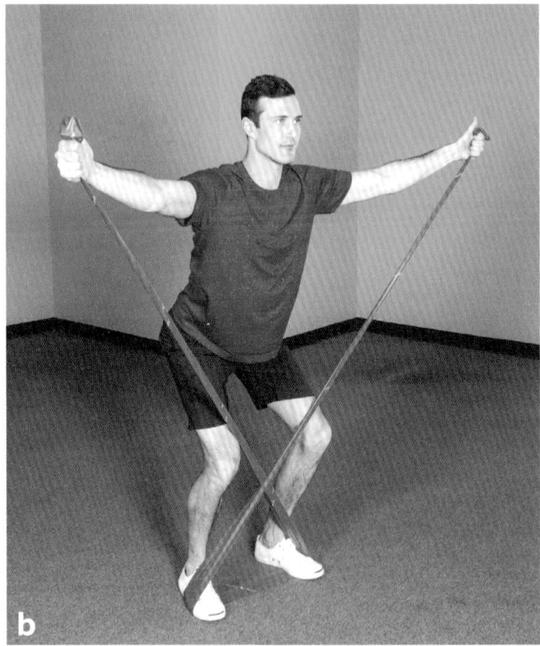
b

變化式

左右手臂交替進行斜向屈曲動作。
站在一塊平衡墊上面以增加挑戰性。

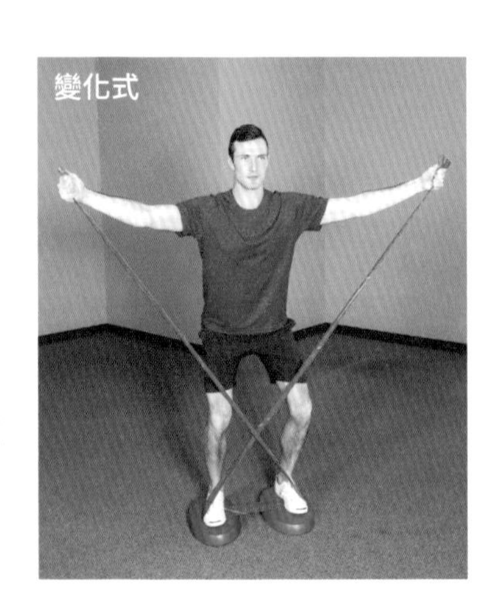
變化式

進階動作

在深蹲最低位置，雙臂持續上抬，高舉過頭。

技巧提示

避免拱背（脊椎不要前拱），保持背部挺直、腹部收緊。

迷你深蹲結合反向飛鳥

目標肌群：三角肌、腰部穩定肌群、股四頭肌、臀肌群

拿一條長的彈力帶，身體站立，雙腳打開與肩同寬，踩住彈力帶中段。讓彈力帶兩端在身體前側交叉，雙手分別抓住彈力帶一端，置於胸前的位置同時雙肘彎曲 (a)。身體下降成迷你深蹲姿勢（膝蓋和髖部彎曲約 30 度），雙肘保持彎曲，雙臂往外側上方抬高，直到手肘與肩膀同高 (b)。慢慢返回至起始位置。備註：下列照片所示範的只有反向飛鳥的動作，沒有下蹲的動作。

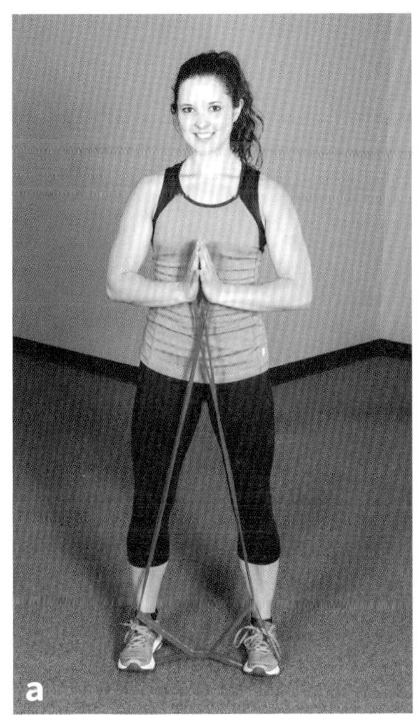

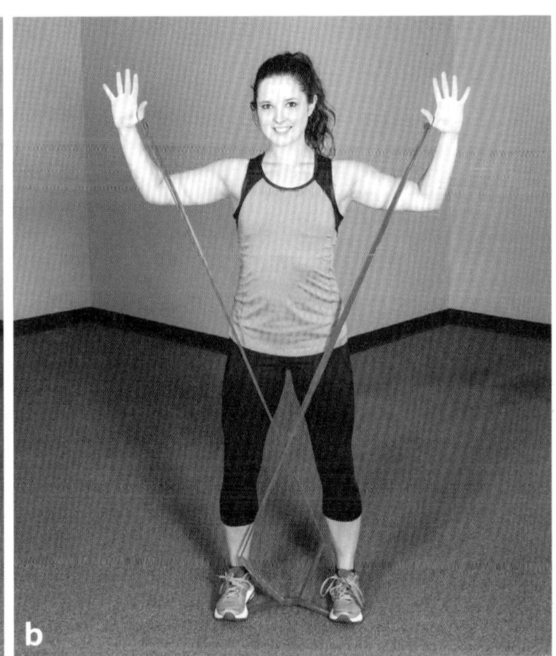

變化式

抬高雙臂時側向跨步。

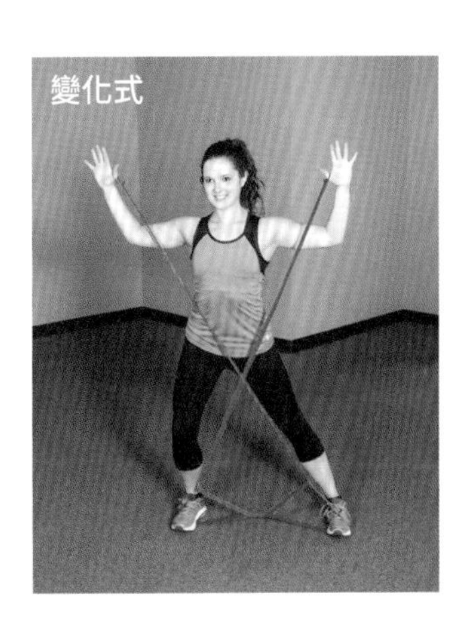

進階動作

側向跨步時，雙臂高舉過頭。

技巧提示

避免拱背，保持背部挺直、腹部收緊。

弓步蹲結合斜向屈曲

目標肌群：三角肌、腰部穩定肌群、股四頭肌

身體站立，其中一隻腳踩住彈力帶中段，讓彈力帶兩端在腳背交叉，雙手分別抓住彈力帶一端置於髖部高度，另一隻腳往後跨步同時膝蓋彎曲。雙臂往外側上方抬高進行斜向屈曲動作，拉伸彈力帶高舉過頭 (a)。保持軀幹直立，彎曲前腳膝蓋讓身體下降 (b)。慢慢返回至起始位置。

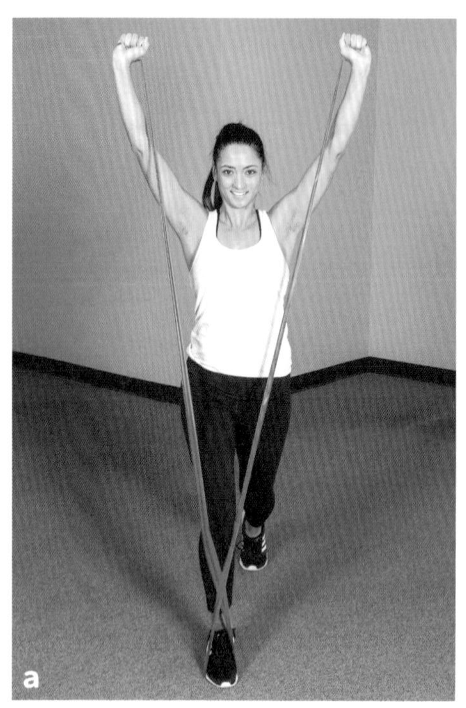
a

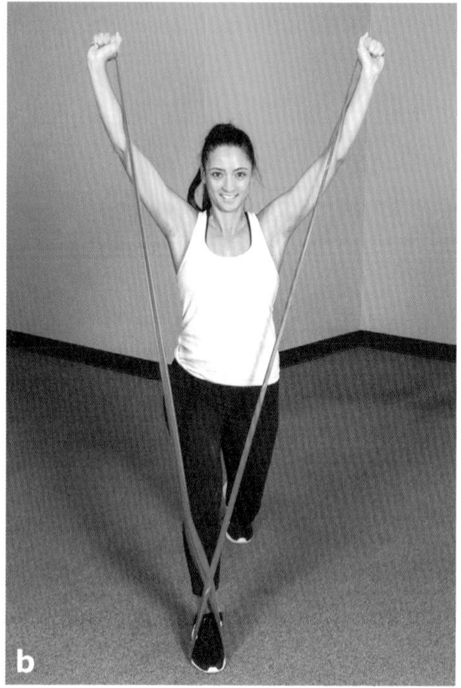
b

變化式

在弓步蹲的姿勢下，雙臂左右交替進行斜向屈曲動作。

進階動作

站在一塊平衡墊上面以增加挑戰性。

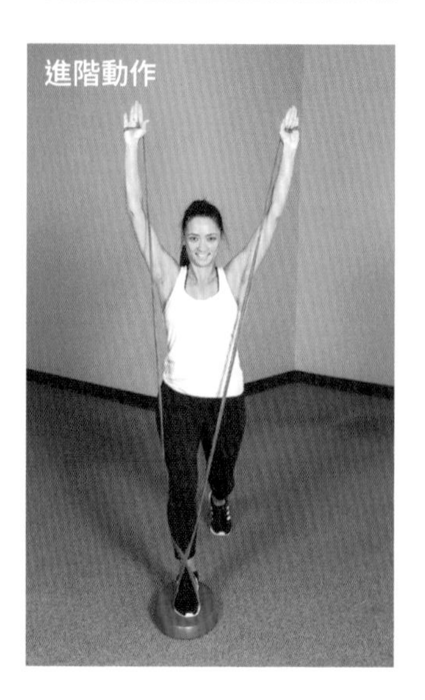
進階動作

技巧提示

避免拱背，保持背部挺直、腹部收緊。整個過程要保持軀幹直立。

弓步蹲結合藥球旋轉

目標肌群：所有肌肉群

將彈力帶固定於身體後方的堅固物體上，讓彈力帶繞過腰部前側。雙手拿一個 4～6 磅重的藥球，一隻腳跨步向前弓步蹲，讓膝蓋彎曲至 45～60 度 (a)。在弓步蹲的姿勢下往左旋轉雙臂和藥球，接著回到身體正中間位置，然後再往右旋轉。在旋轉過程中，軀幹要保持直立 (b)。換另一隻腳跨步向前弓步蹲並重複相同的軀幹旋轉動作。雙腿左右交替前弓步蹲，重複進行多組。

技巧提示

身體成弓步蹲姿勢時，軀幹要保持直立。很常見的一個錯誤動作是在一腳跨步向前弓步蹲時，軀幹往前彎曲。

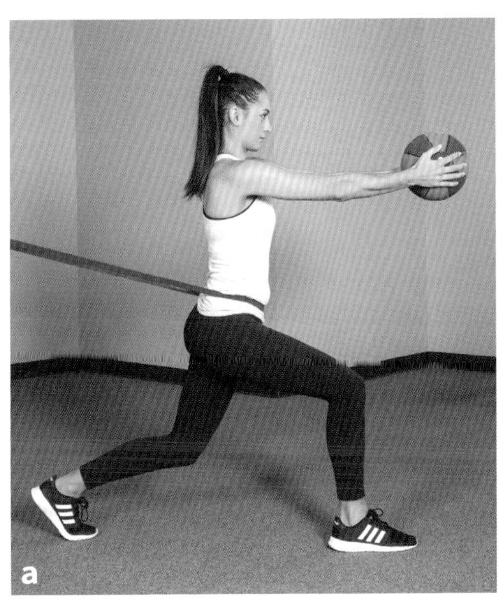
a

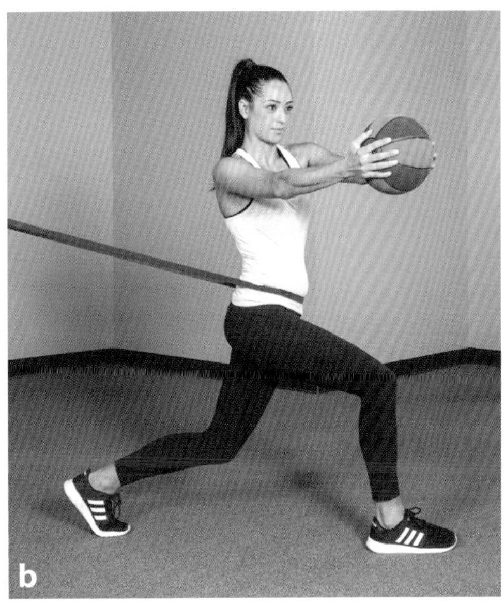
b

站姿斜向伐木

目標肌群：軀幹前側、肩膀

將彈力帶一端固定於高過頭頂的堅固物體上。身體側邊朝向彈力帶固定處，髖部和雙膝稍微彎曲，擺出運動員姿勢。雙手越過靠近固定處這側肩膀上方，抓住彈力帶另一端，同時軀幹稍微轉向彈力帶這一側 (a)。雙手將彈力帶朝著對側髖部方向斜向下拉，軀幹往遠離彈力帶固定處方向旋轉 (b)。慢慢返回至起始位置。

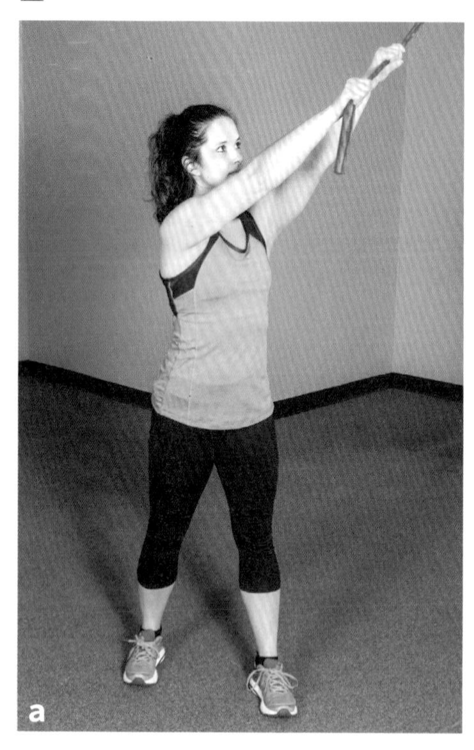

a

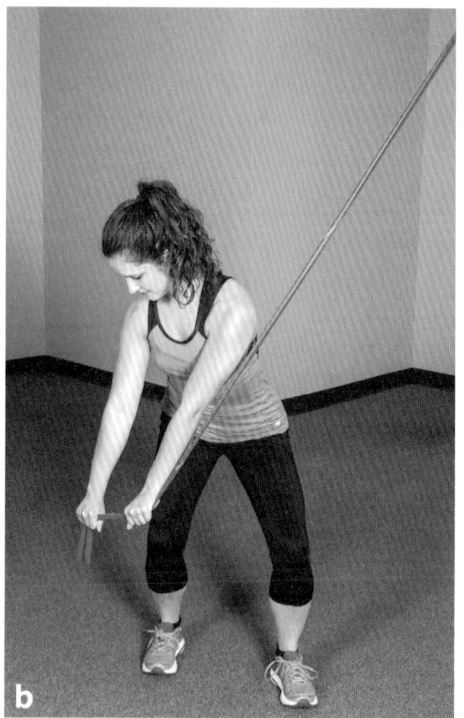

b

變化式

以跪姿的方式進行訓練。

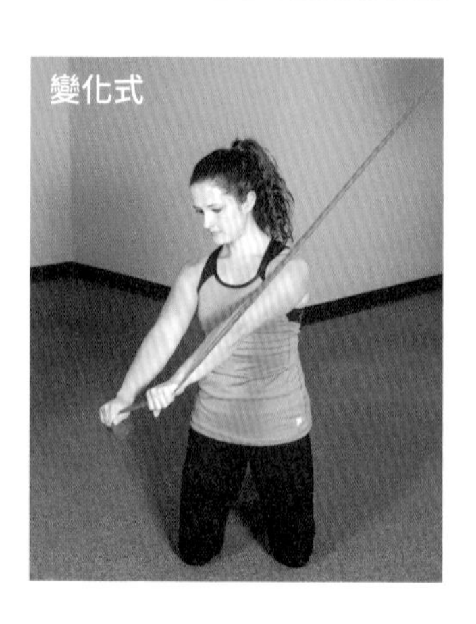

變化式

進階動作

下拉彈力帶時加入更多軀幹旋轉、側彎或是彎曲的動作。

技巧提示

在動作頂峰時背部要保持中立位。避免圓背。

站姿斜向高舉

目標肌群：軀幹後側、肩膀

將彈力帶一端固定於靠近地板的堅固物體上。身體側邊朝向彈力帶固定處，髖部和雙膝稍微彎曲擺出運動員姿勢。軀幹稍微轉向彈力帶這一側，雙手抓住彈力帶另一端 (a)。雙手越過對側肩膀斜向往上高舉，拉伸彈力帶，同時軀幹往遠離彈力帶固定處方向旋轉 (b)。慢慢返回至起始位置。

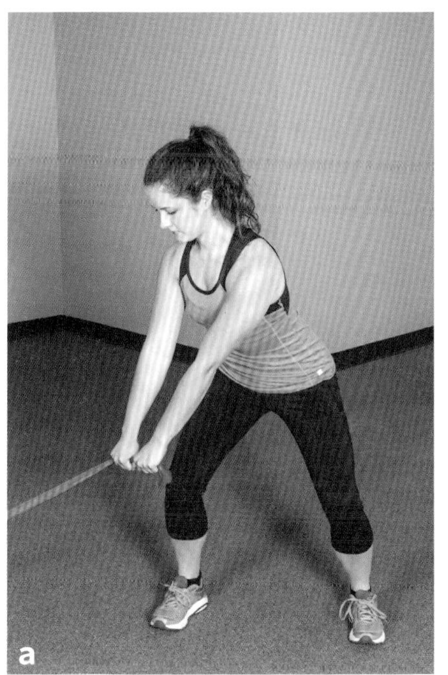

a

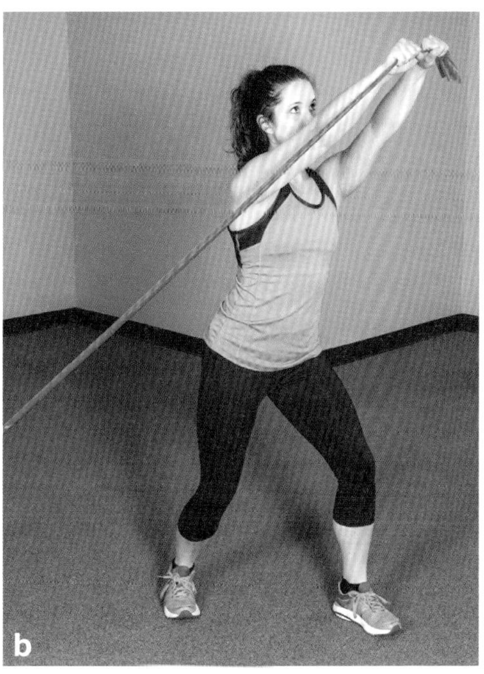

b

變化式

以跪姿的方式進行訓練。

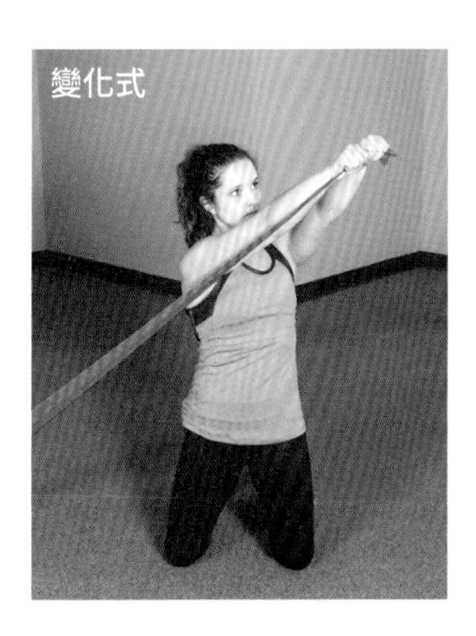

變化式

進階動作

高舉彈力帶時加入更多軀幹旋轉、側彎或是彎曲的動作。

技巧提示

在動作頂峰時背部要保持中立位。避免拱背 (脊椎前拱)。

側橋式單邊划船

目標肌群：菱形肌、腰方肌

將彈力帶一端固定於靠近地板的堅固物體上。身體側躺，雙腿伸直。手肘彎曲撐地，使其位於肩膀正下方。用對側手抓住彈力帶另一端 (a)。髖部往上抬離地面，身體成側橋式，維持姿勢穩定同時進行單手划船訓練 (b)。慢慢返回至起始位置。

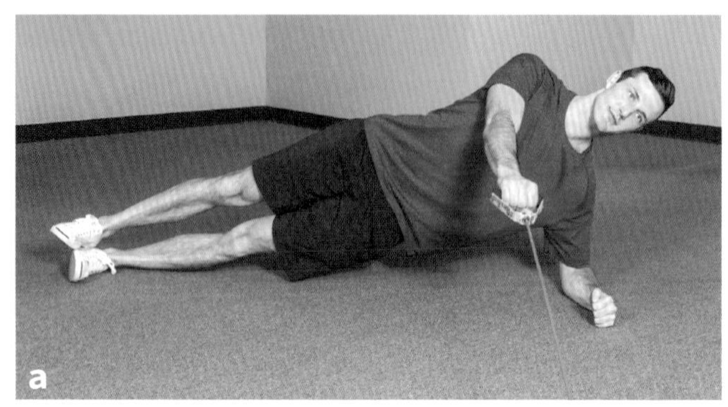

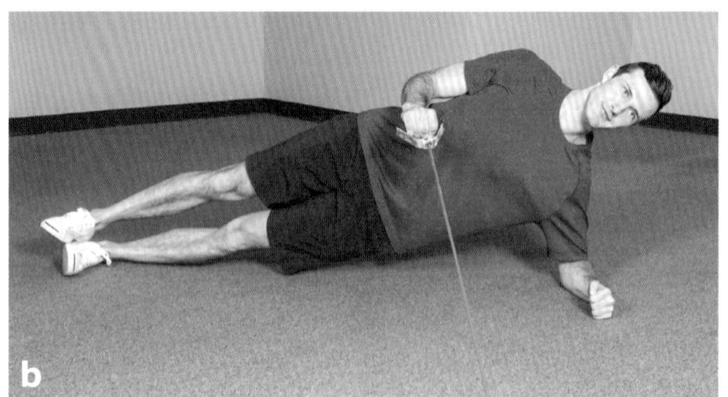

變化式

起始姿勢改成側躺時雙膝與髖部彎曲，然後髖部往上抬高成時，膝蓋和腳踝不離地。

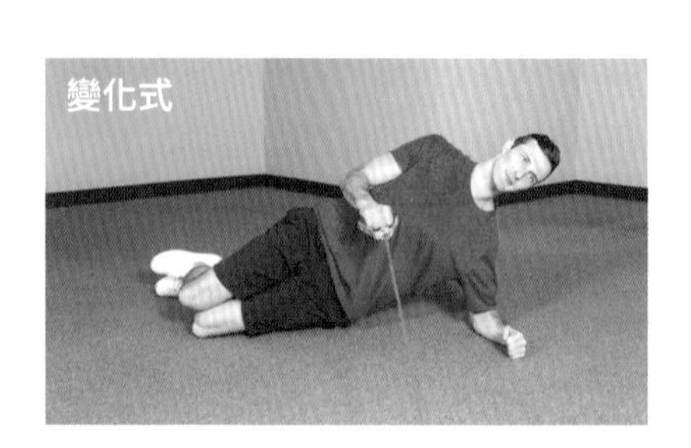

進階動作

身體成側橋式時，抓著彈力帶的那隻手臂逐步朝天花板方向伸直。

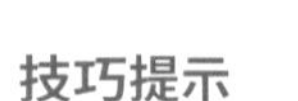

技巧提示

保持身體成一直線，腹部肌肉和臀部肌肉收緊。

跨步前推

目標肌群：胸大肌、肱三頭肌

身體成前後跨步站姿，彈力帶繞過上背部從兩側腋下穿出，讓兩邊彈力帶等長，雙手抓住彈力帶末端置於胸部高度 (a)。後腳往前跨步，同時雙手拉著彈力帶往前方推 (b)。慢慢返回至起始位置。

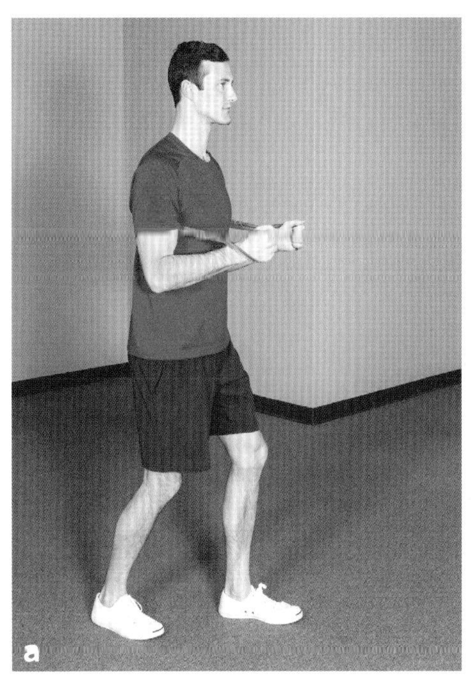

a

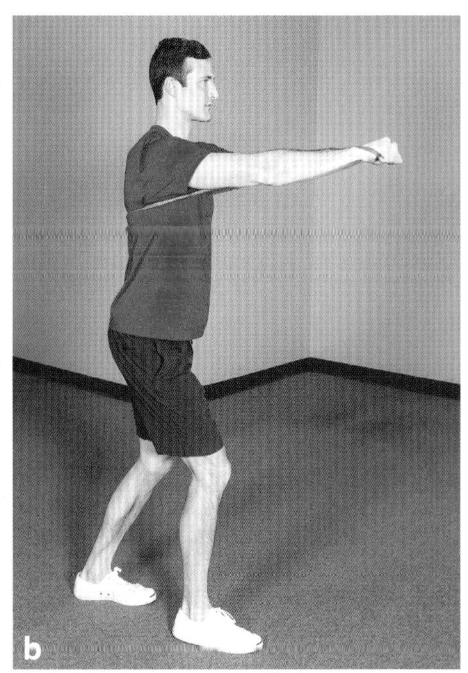

b

變化式

- 改變雙手推的方向。
- 改將彈力帶環繞於堅固物體上進行訓練。

進階動作

站在一塊平衡墊上面以增加挑戰性。

技巧提示

訓練開始前與過程中腹部要收緊。完成動作時，背部和頸部要保持挺直。

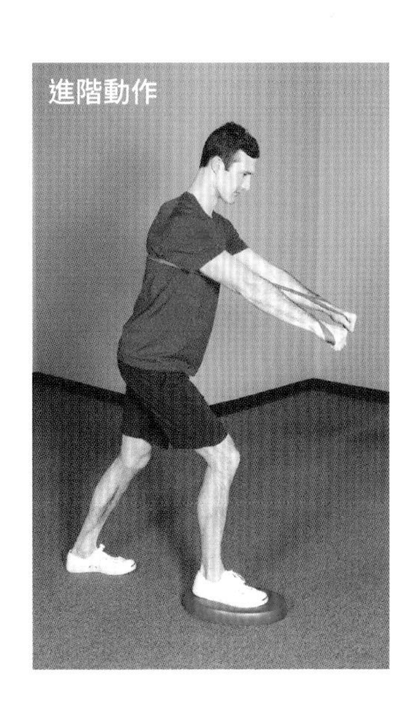

進階動作

模擬搬箱訓練

目標肌群：臀大肌、股四頭肌、腰部穩定肌群

身體成半弓步姿勢，前腳踩住彈力帶中段。雙膝彎曲，雙手分別抓住彈力帶一端置於靠近膝蓋前側的位置。保持背部和頸部挺直 (a)。抵抗彈力帶的阻力，伸展髖部和膝蓋，順勢起身，如同搬起箱子的動作，直到雙膝伸直，雙手接近髖部的高度 (b)。慢慢返回至起始位置。

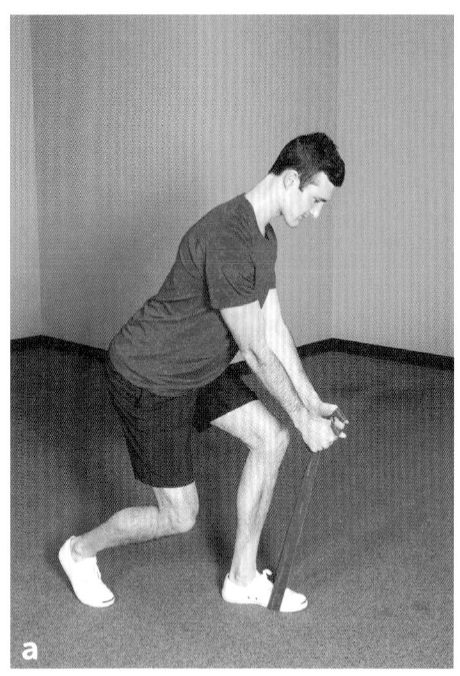
a

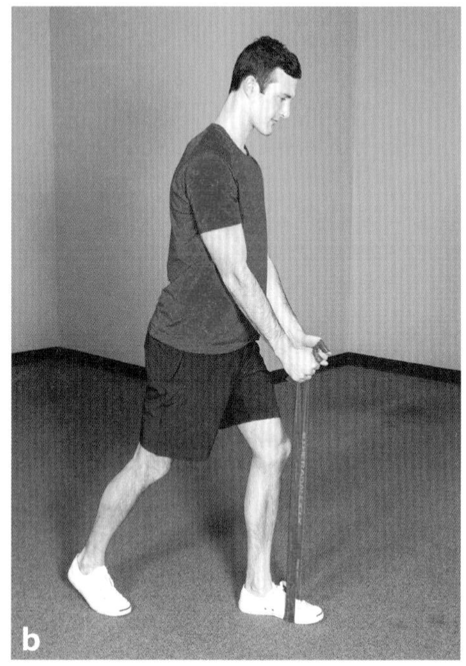
b

進階動作

站在一塊平衡墊上面以增加挑戰性。

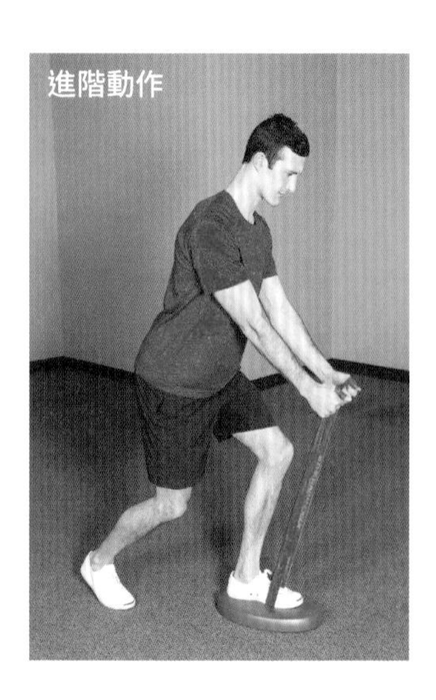
進階動作

技巧提示

利用雙腿的力量同時雙臂保持穩定。訓練開始前與過程中腹部要收緊。完成動作時，背部和頸部要保持挺直。不要圓背。

跨步搬箱訓練

目標肌群：臀大肌、股四頭肌、腰部穩定肌

一隻腳踩住彈力帶中段，另一隻腳向後跨步。雙膝彎曲，雙手分別抓住彈力帶一端置於靠近膝蓋前側的位置。保持背部和頸部挺直 (a)。伸直髖部和雙膝，同時後腳往前跨。與此同時，雙手像搬箱子一樣將彈力帶拉伸至髖部的高度。整個過程中踩住彈力帶的腳要保持穩定不動 (b)。慢慢返回至起始位置。

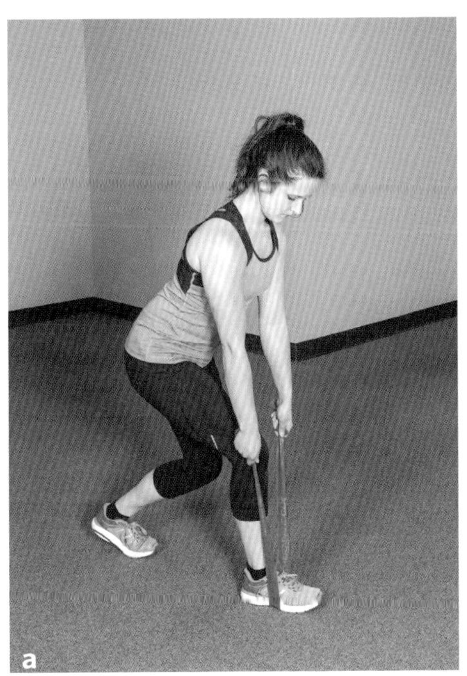
a

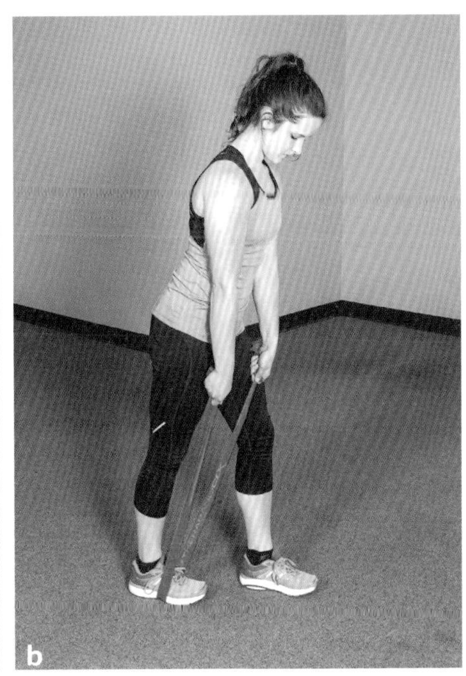
b

變化式

改變彈力帶拉伸的高度。

進階動作

- 站在一塊平衡墊上面以增加挑戰性。
- 後腳往前跨步時，雙臂拉伸彈力帶高舉過頭。

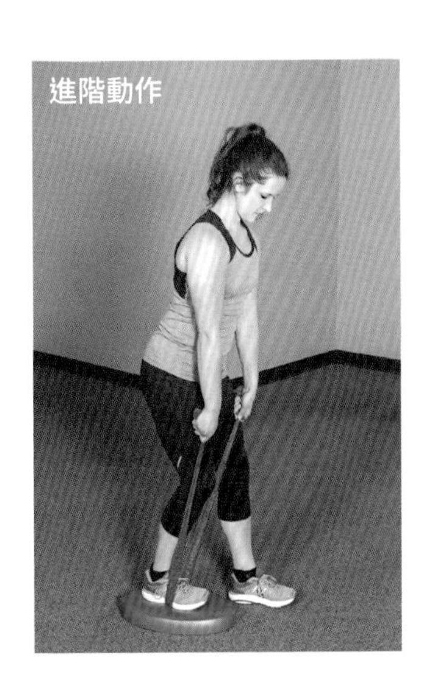
進階動作

技巧提示

訓練開始前與過程中腹部要收緊。完成動作時，背部和頸部要保持挺直。不要圓背。

跨步上斜胸推

目標肌群：胸大肌、肱三頭肌、三角肌

身體成前後跨步站姿，彈力帶繞過上背部從兩側腋下穿出，讓兩邊彈力帶等長，雙手分別抓住彈力帶一端置於胸部高度 (a)。後腳往前跨步，同時雙手拉著彈力帶往斜上方向推 (b)。慢慢返回至起始位置。

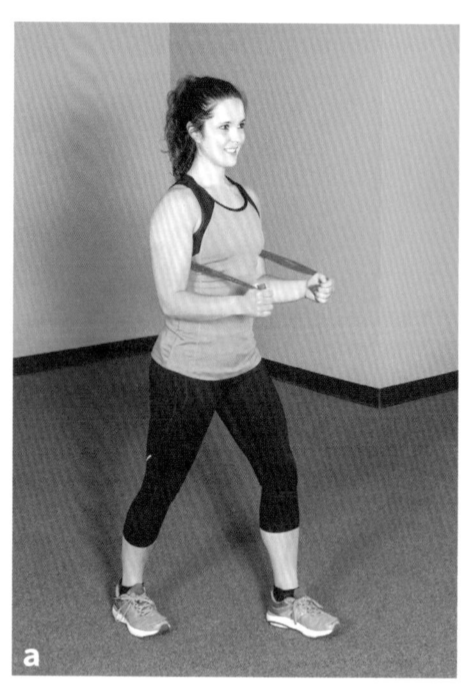
a

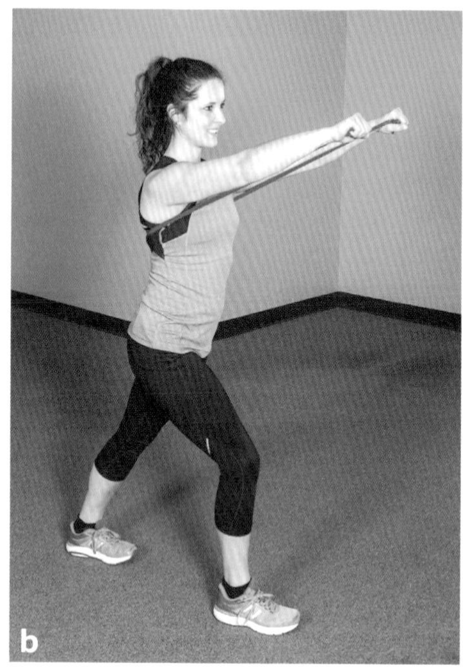
b

變化式

改變彈力帶拉伸的高度。

進階動作

站在一塊平衡墊上面以增加挑戰性。

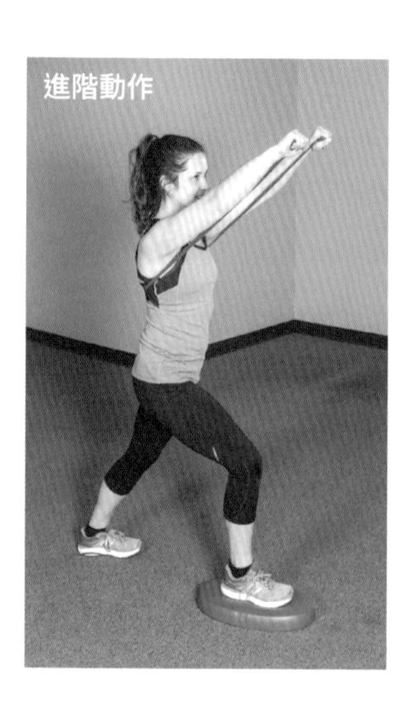
進階動作

技巧提示

訓練開始前與過程中腹部要收緊。完成動作時，背部和頸部要保持挺直。不要圓背。

反向跨步後拉

目標肌群：菱形肌、背闊肌、臀肌群

將彈力帶中段固定於身體前方腰部高度的堅固物體上。雙手分別抓住彈力帶一端同時虎口朝前，雙臂伸直置於身體前方。一隻腳往前跨步 (a)。前腳向後跨步，同時雙手將彈力帶往髖部方向拉 (b)。慢慢返回至起始位置。

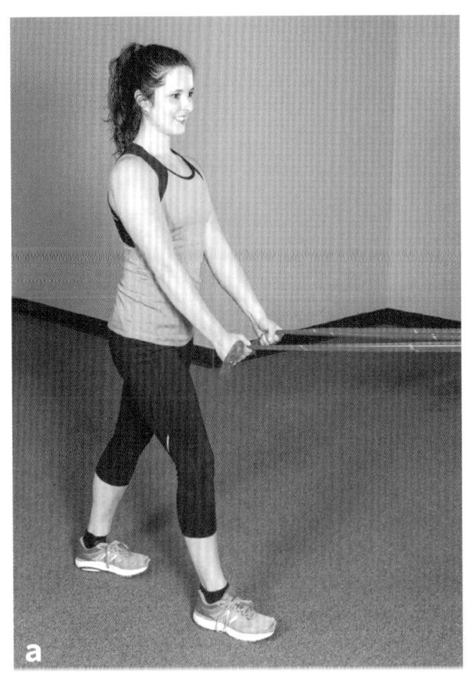
a

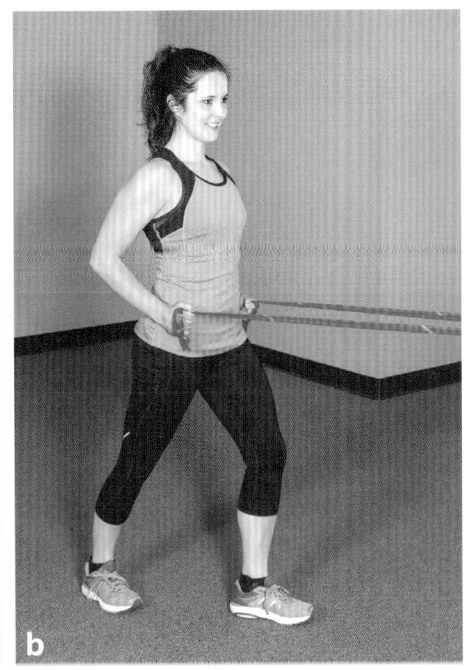
b

變化式

改變固定彈力帶的高度。

進階動作

- 站在一塊平衡墊上面以增加挑戰性。
- 抵抗彈力帶的阻力，持續向後跨步，過程中雙肘要維持彎曲。

技巧提示

訓練開始前與過程中腹部要收緊。完成動作時，背部和頸部要保持挺直。

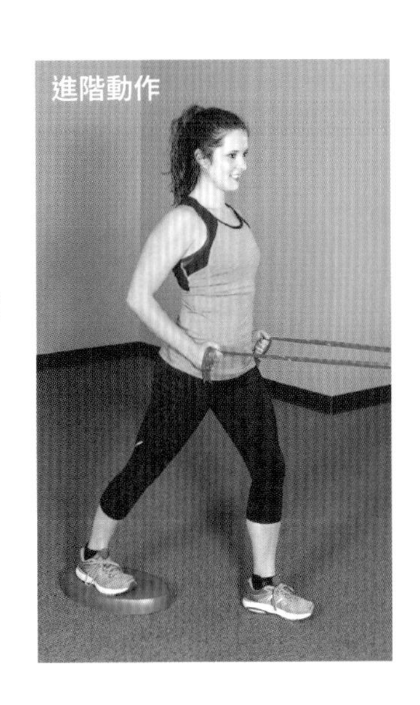
進階動作

踏板抬腿肱二頭肌彎舉

目標肌群：股四頭肌、臀大肌、肱二頭肌

前腳踩在健身踏板上，並將彈力帶中段踩在腳下。雙手分別抓住彈力帶一端 ，雙臂伸直置於髖部的高度 (a)。像走階梯般，後腳往前抬高登上踏板，同時雙肘往上彎曲將彈力帶往上拉伸 (b)。慢慢返回至起始位置。

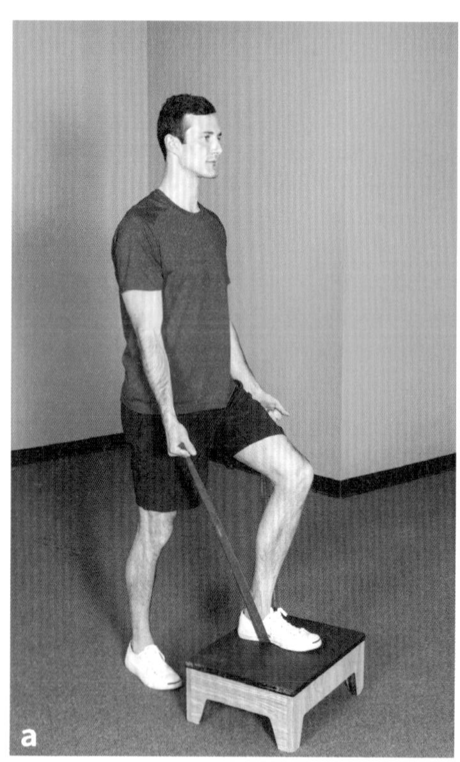
a

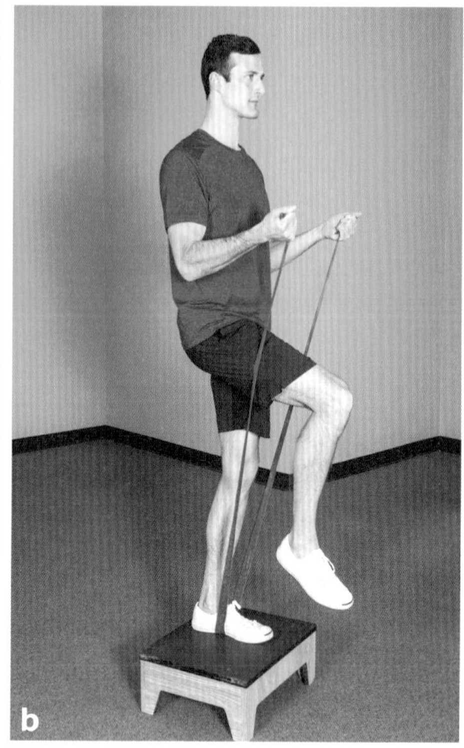
b

進階動作

- 在踏板上面放一塊平衡墊以增加挑戰性。
- 後腿抬高登上踏板時，雙臂拉伸彈力帶高舉過頭。

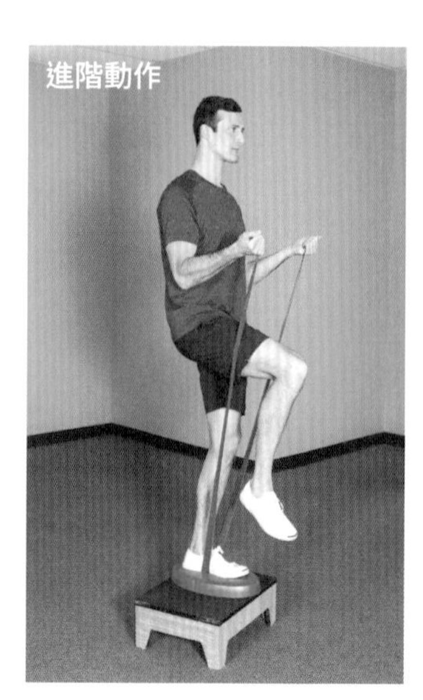
進階動作

技巧提示

訓練開始前與過程中腹部要收緊。整個過程中背部和頸部要保持挺直。不要圓背。

側跨步肩膀外轉

目標肌群：旋轉肌袖、菱形肌、軀幹旋轉肌群

將彈力帶一端固定在與腰同高或稍高的堅固物體上，訓練側的對側手臂朝向彈力帶。訓練側的手抓住彈力帶另一端，手肘彎曲置於腰側。拿一條毛巾捲起來夾在上臂與軀幹之間，以確保手肘固定於身體側邊 (a)。訓練側肩膀向外旋轉時，前臂要與地面保持平行且手肘要貼近身體側邊，同時訓練側的腿往遠離彈力帶固定處方向側向跨步，髖部和軀幹順勢往腳尖方向旋轉 (b)。慢慢返回至起始位置。

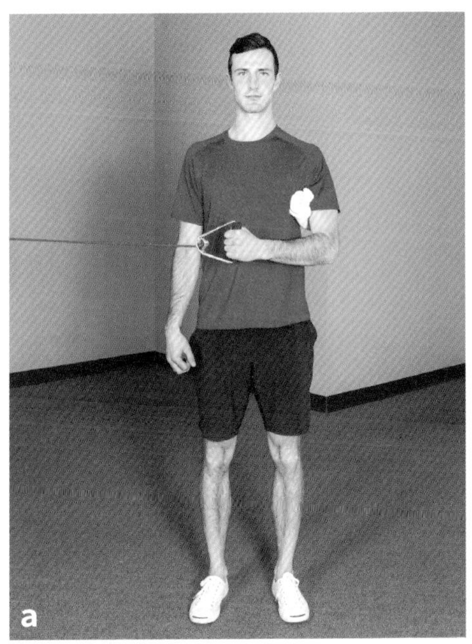
a

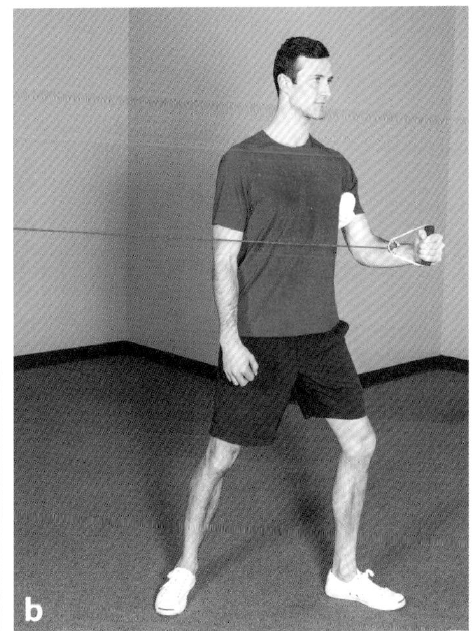
b

進階動作

- 站在一塊平衡墊上面以增加挑戰性。
- 抵抗彈力帶的阻力，伸展手肘，讓手臂伸直。

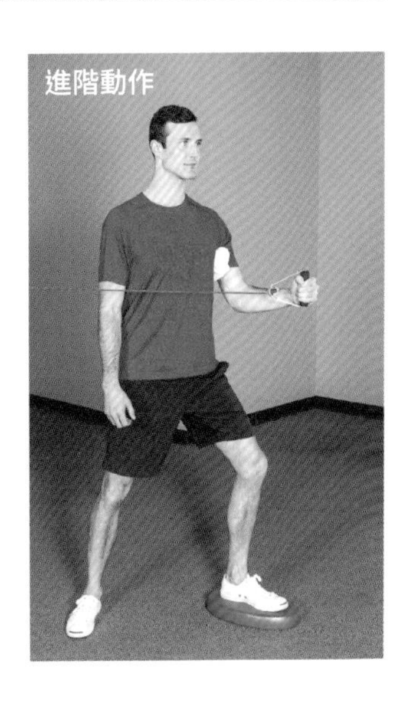
進階動作

技巧提示

側向跨步時，髖部和軀幹要同時旋轉。

側跨步肩膀內轉

目標肌群：旋轉肌袖、胸大肌、軀幹旋轉肌群

將彈力帶一端固定在與腰同高或稍高的堅固物體上，訓練側的手臂朝向彈力帶，同時手抓住彈力帶另一端，手肘彎曲同時前臂外轉。拿一條毛巾捲起來夾在上臂與軀幹之間，以確保手肘固定於身體側邊 (a)。訓練側肩膀向內旋轉時，前臂要與地面保持平行且手肘要貼近身體側邊，同時對側腿往遠離彈力帶固定處方向側向跨步，髖部和軀幹順勢往腳尖方向旋轉 (b)。慢慢返回至起始位置。

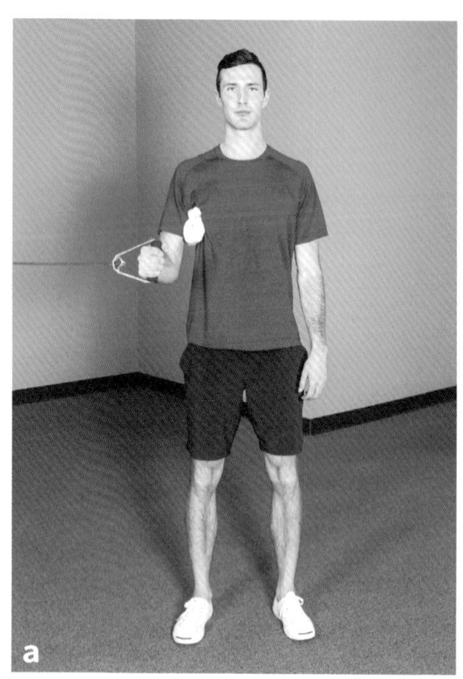
a

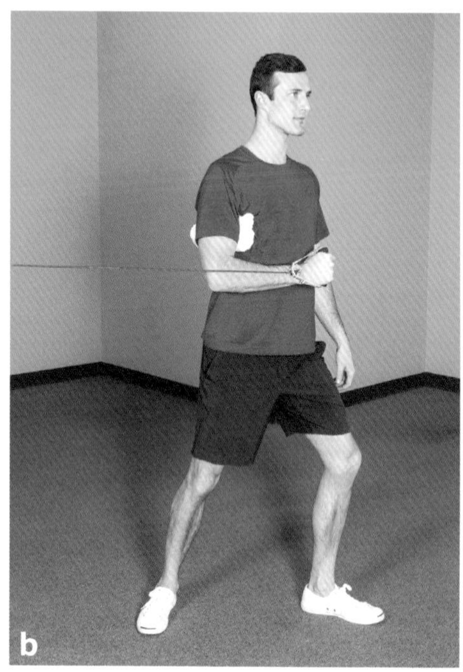
b

進階動作

- 站在一塊平衡墊上面以增加挑戰性。
- 抵抗彈力帶的阻力，伸展手肘，讓手臂伸直。

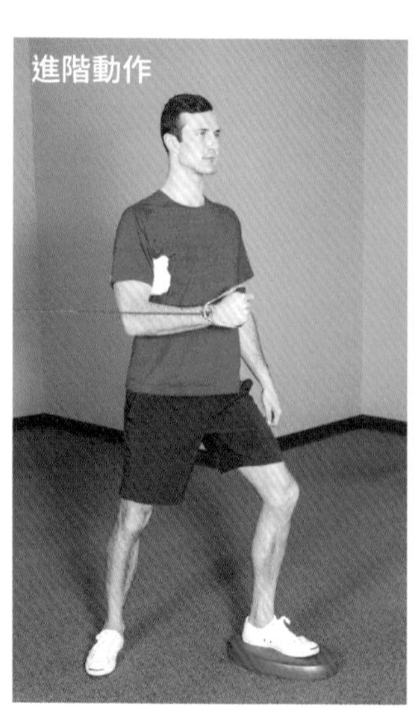
進階動作

技巧提示

側向跨步時，髖部和軀幹要同時旋轉。

10

適合年長者的彈力帶運動

許多伴隨老化而發生的失能現象，真正原因其實是身體活動不足。老年人失能的最大原因之一是肌少症，意指隨著年紀增長的肌肉流失現象。幸運的是只要透過適當的肌力訓練，肌少症是可逆的。然而，年長者通常會因為害怕受傷或是比較少接觸健身設備和器材而不太喜歡做肌力訓練。彈性阻力訓練讓年長者在家坐在椅子上就能進行肌力訓練。只需要一條彈力帶，就能模擬等張肌力訓練或是健身器械所能做到的肌力訓練。

除了能提升肌力和增加肌肉量，肌力訓練還能幫助年長者減輕疼痛和失能的狀況，同時能改善功能性動作表現和降低跌倒的風險。年長者強化肌力的成功重要關鍵在於適當的訓練強度。年長者也許有更大的肌力增進空間，特別是那些長期不活動的人。但是如果沒有適當的訓練強度，肌力提升的效果可能會非常有限。因此，必須針對年長者給予適當的阻力訓練建議（Garber et al. 2011）：

- 每個主要肌肉群，一週要訓練 2～3 天。
- 年長者初級訓練要利用非常輕到輕的強度（40%1RM～50%1RM）去改善肌力；利用 20%1RM～50%1RM 的強度去改善爆發力。
- 訓練時每個動作至少要做一組，每組重複 10～15 次。
- 漸進式地增加每組的阻力強度和次數。

身體健康的年長者不需醫師的許可就可從事適度的運動。然而，有任何健康狀況疑慮的年長者，在開始執行運動計劃之前最好先諮詢醫師。

針對年長者的彈性阻力訓練是安全且有效的。與其他所有阻力訓練一樣，提醒年長者在訓練時不要屏住呼吸，每次重複動作之間要放鬆。這裡介紹的訓練動作是專為剛開始做阻力訓練的年長者設計的。他們可以先從坐姿開始，最好能進階到以站姿進行運動，以便同時訓練平衡感。年長者亦可在時機適當時進階至前幾章介紹的其他動作和訓練計劃。

有關技巧提示的注意事項

本章中每個訓練動作都應遵循以下的技巧提示：

- 保持穩定的姿勢。保持背部挺直，不要彎腰駝背或往前傾。
- 避免任何會導致疼痛的運動。
- 自然地呼吸，每次重複動作之間要放鬆。
- 使用安全的握把和固定輔具或配件。

鍛鍊頸部穩定肌群

目標肌群：頸部深層屈肌、肱三頭肌、三角肌

身體挺直站立，拿一條彈力帶繞過頭部後方，肩膀抬高 90 度（上臂抬至與肩同高）同時雙肘彎曲，雙手分別抓住彈力帶一端 (a)。保持頭部和頸部自然對齊，輕輕地伸直手肘 (b)。慢慢返回至起始位置。過程中要保持頭部和頸部穩定不動。

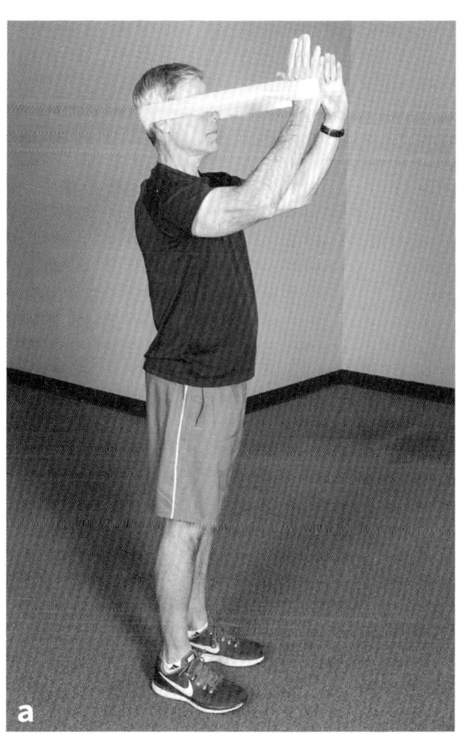
a

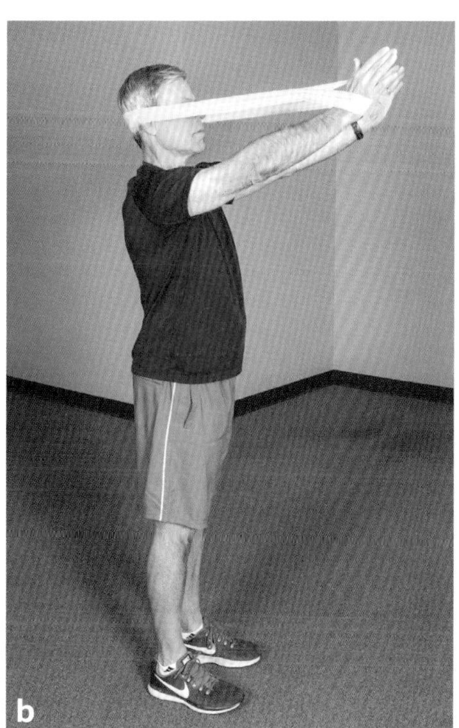
b

屈肘上舉

目標肌群：肱二頭肌

將彈力帶中段繞過雙腳腳底，雙手分別抓住彈力帶一端。雙肘貼近身體側邊 (a)。保持兩隻手腕伸直，雙肘彎曲帶動雙手拉伸彈力帶至肩膀高度 (b)。慢慢返回至起始位置。

變化式

左右手臂輪流交替進行。

進階動作

站在一塊平衡墊上面以增加挑戰性。

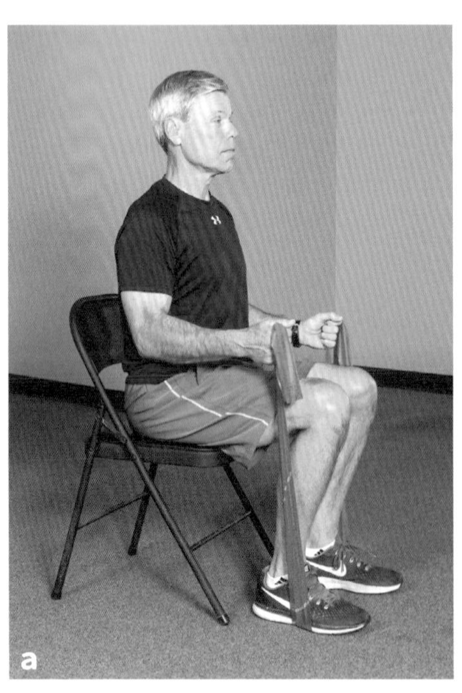
a

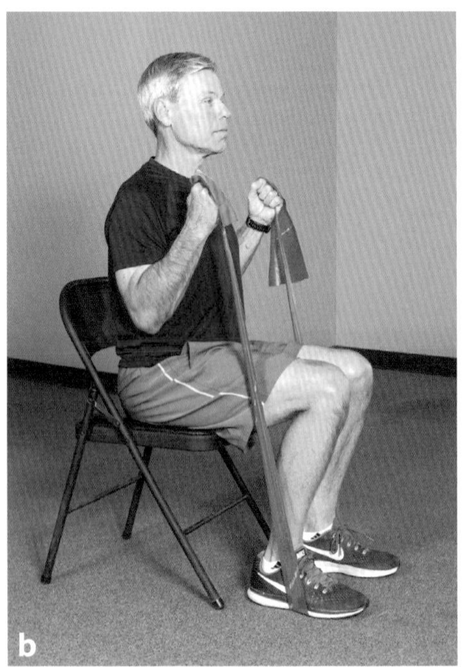
b

肘關節伸展

目標肌群：肱三頭肌

將彈力帶中段繞過頸部後方，雙肘彎曲同時雙手分別抓住彈力帶一端 (a)。保持兩隻手腕伸直，雙肘抵抗彈力帶的阻力進行伸展，將彈力帶往下拉，直到手臂伸直 (b)。慢慢返回至起始位置。

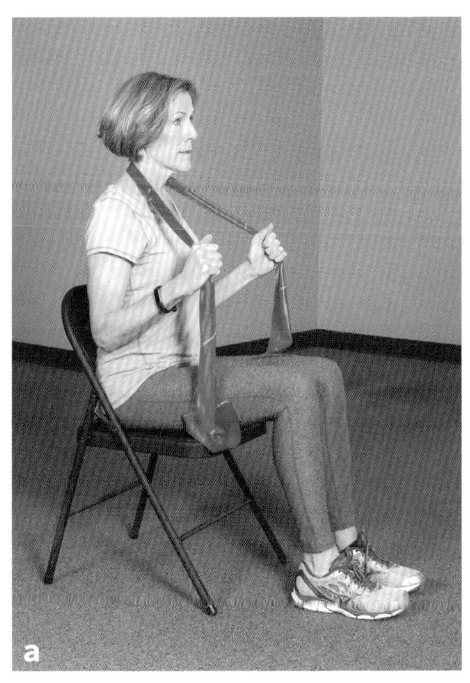

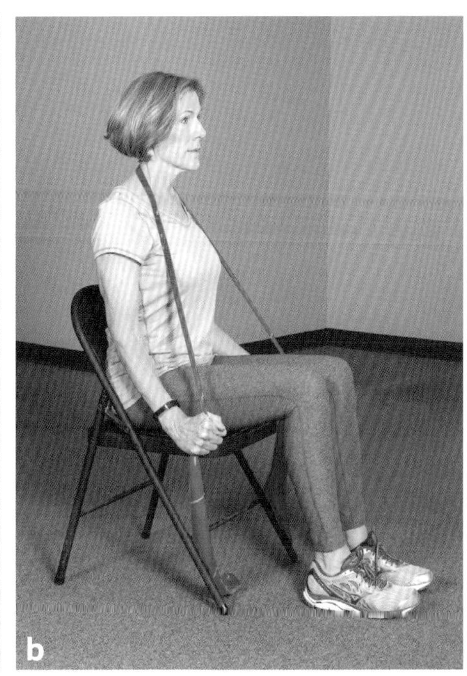

變化式

左右手臂輪流交替進行。

進階動作

站在一塊平衡墊上面以增加挑戰性。

技巧提示

保持頸部挺直，避免頭部往前伸。

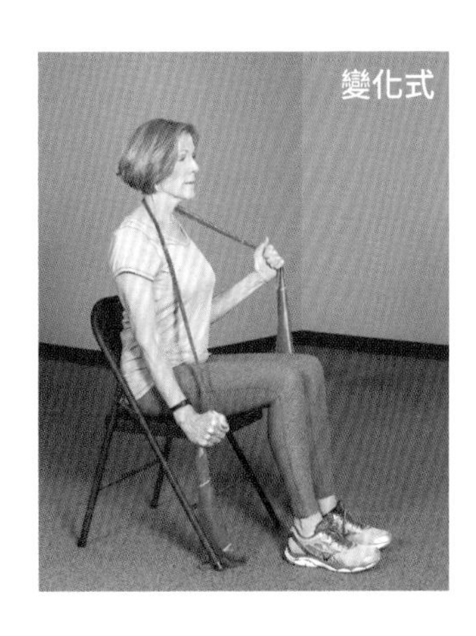

彈力帶胸推

目標肌群：胸肌、前三角肌

彈力帶繞過上背部及上臂外側，雙手分別抓住彈力帶一端，雙肘彎曲同時掌心相對 (a)。伸展手肘，讓手臂抬至與肩同高，將彈力帶往前推 (b)。慢慢返回至起始位置。

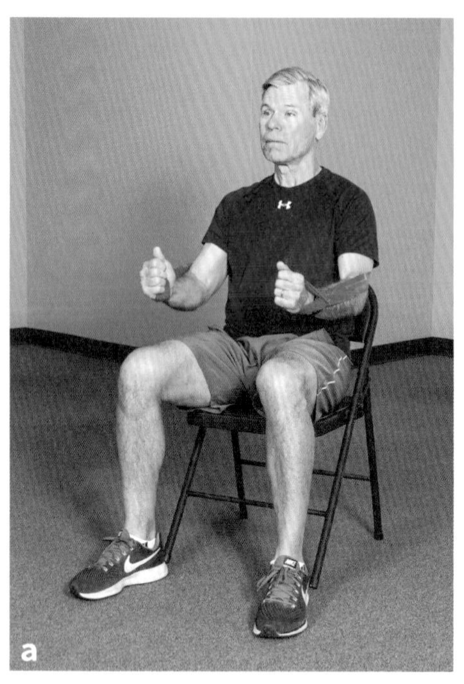
a

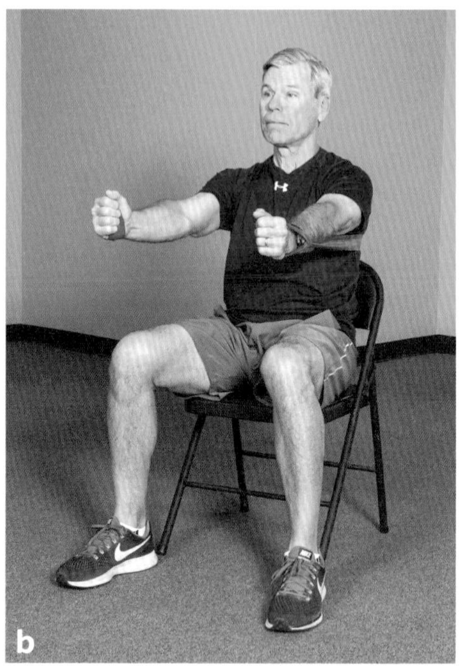
b

變化式

- 左右手臂輪流交替進行。
- 改變手臂上抬的角度，讓彈力帶往前推的高度高於或低於肩膀。

進階動作

以前後跨步站姿進行訓練。

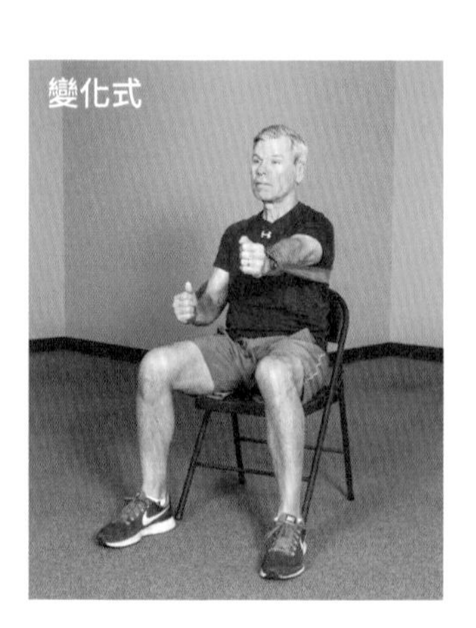
變化式

彈力帶前平舉

目標肌群：胸肌、前三角肌、下背部

用一隻腳踩穩彈力帶中段（也可纏繞腳掌以增加穩定度）。雙手分別抓住彈力帶一端 (a)。保持手肘伸直，雙臂上抬，將彈力帶拉伸至與肩同高，過程中保持拇指朝上 (b)。慢慢返回至起始位置。

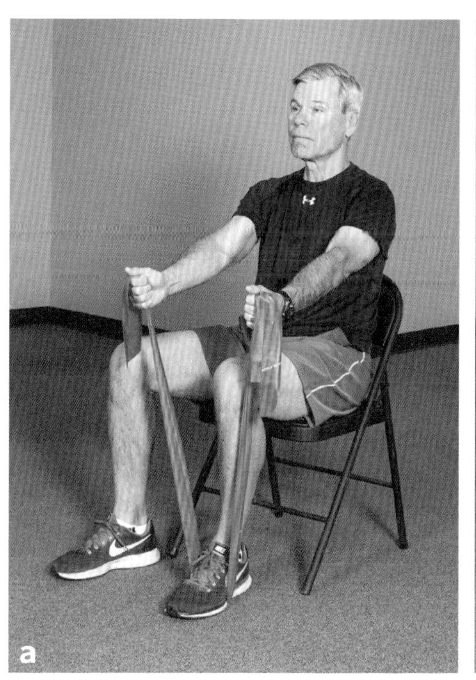
a

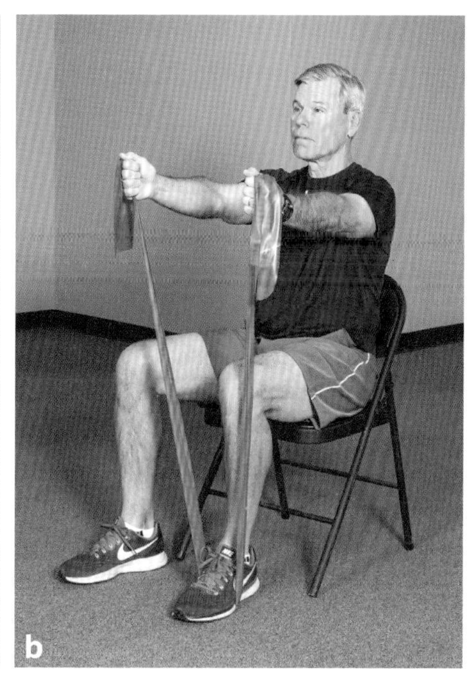
b

變化式

左右交替往前抬起手臂。

進階動作

以前後跨步站姿進行訓練。

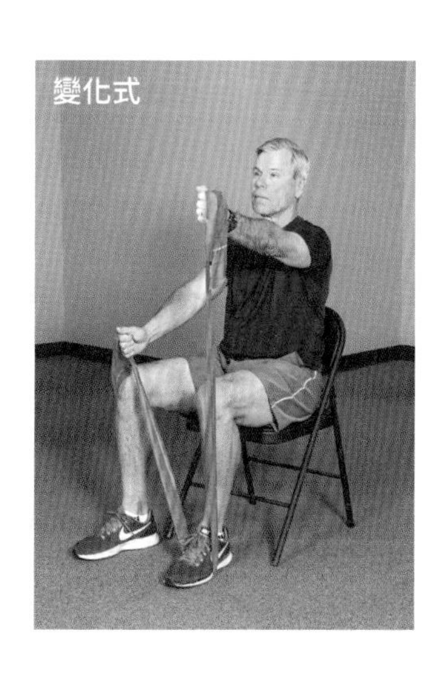
變化式

彈力帶過頭推舉

目標肌群：三角肌、肱三頭肌

用一隻腳踩穩彈力帶中段。雙手分別抓住彈力帶一端，掌心朝前 (a)。伸展手肘，雙臂往前方抬高，將彈力帶上拉超過頭頂，過程中保持掌心朝前 (b)。慢慢返回至起始位置。

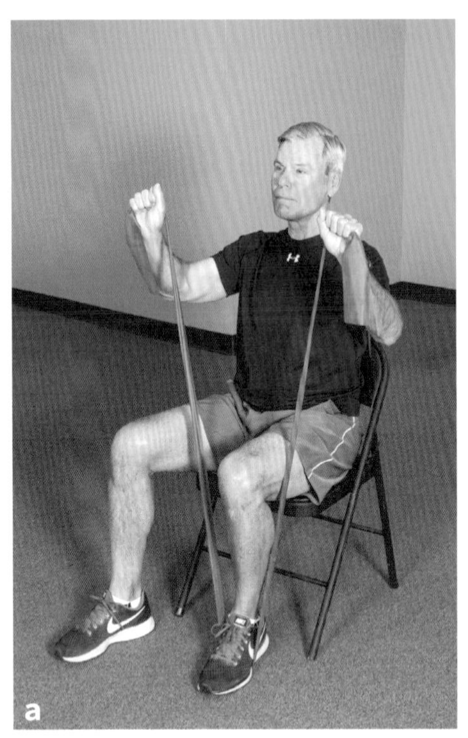
a

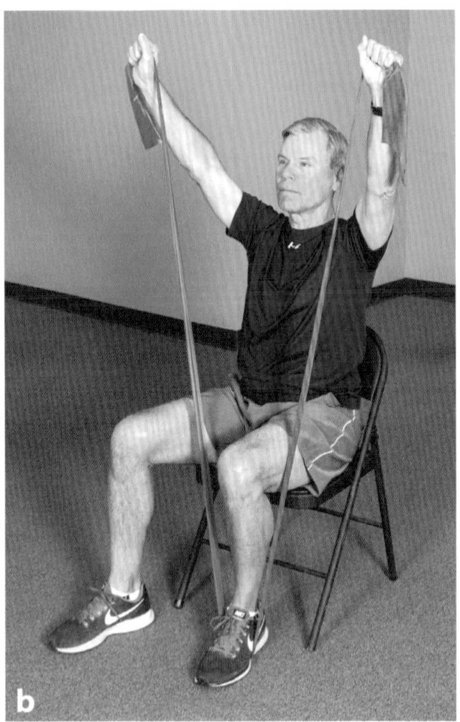
b

變化式

左右手臂輪流交替進行。

進階動作

以站姿的方式進行訓練。

技巧提示

如果手肘抬高超過肩膀會感覺疼痛，那麼只要抬至略低於肩膀的高度即可。

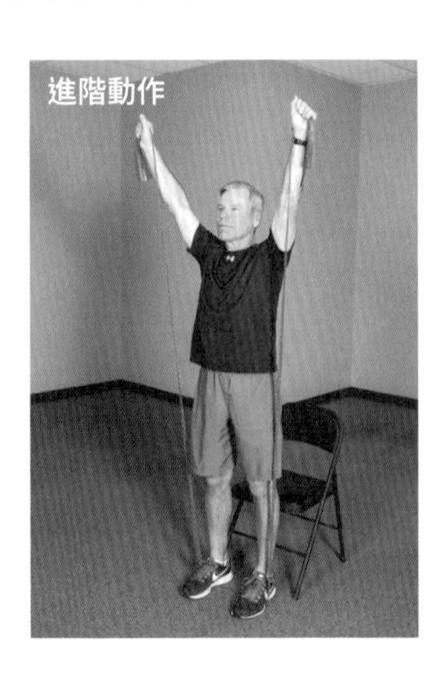
進階動作

彈力帶側平舉

目標肌群：三角肌

雙腳踩穩彈力帶中段。雙手分別抓住彈力帶一端，掌心朝前 (a)。雙臂往身體兩側抬高將彈力帶往上拉，過程中手肘保持伸直 (b)。慢慢返回至起始位置。

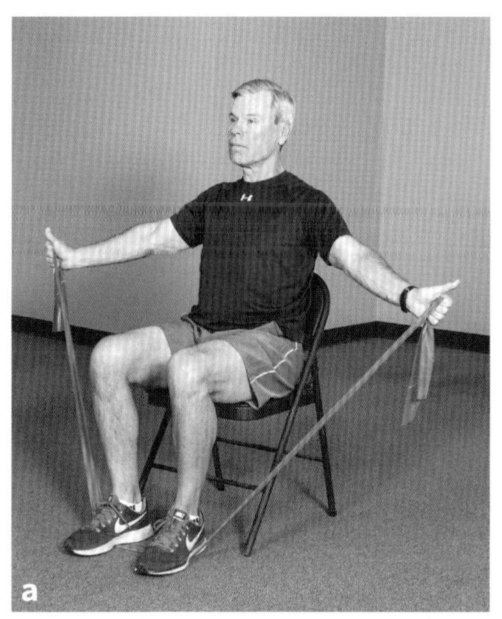
a

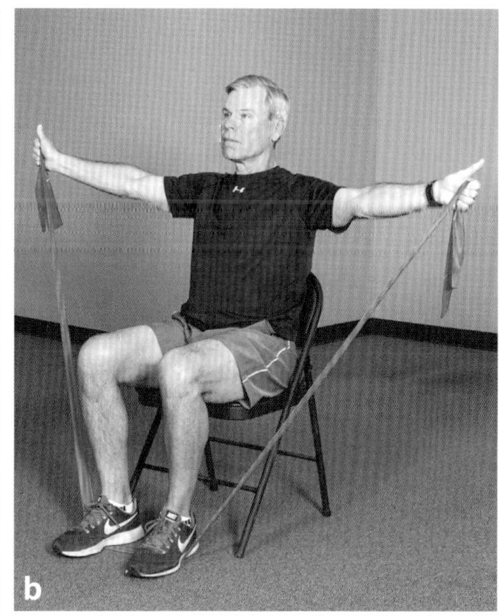
b

變化式

左右手臂輪流交替進行。

進階動作

以站姿的方式進行訓練。

技巧提示

如果手肘抬高超過肩膀會感覺疼痛，那麼只要抬至略低於肩膀的高度即可。

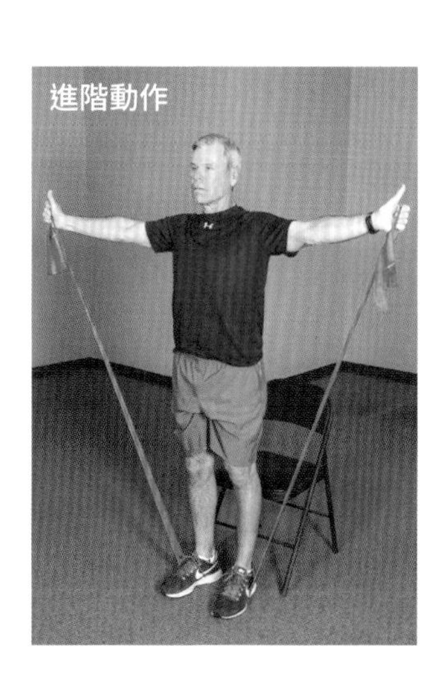
進階動作

彈力帶坐姿划船

目標肌群：後三角肌、肩胛骨穩定肌群、肱二頭肌

坐在椅子上，將彈力帶中段固定在位於身體前方的堅固物體上。雙臂往前伸直，雙手分別抓住彈力帶一端 (a)。雙肘彎曲，將彈力帶往後上方拉伸 (b)。維持手腕伸直，停留片刻之後慢慢返回至起始位置。

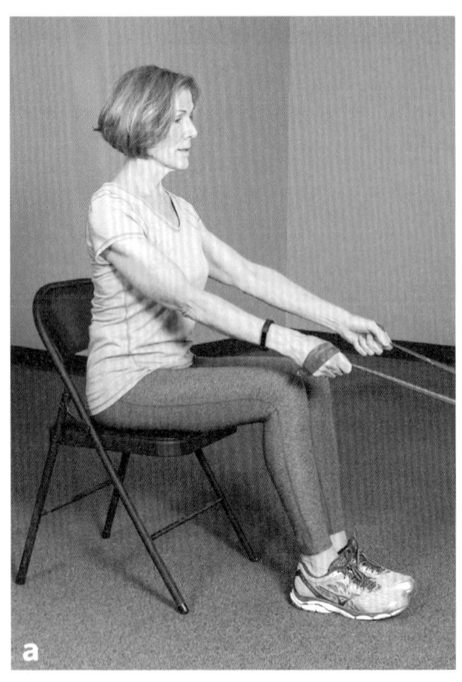
a

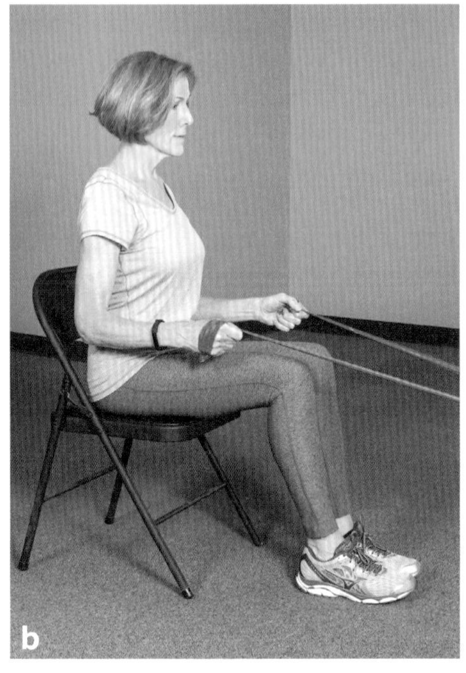
b

變化式

左右手臂輪流交替進行。

進階動作

將彈力帶中段固定在堅固物體或門上，以站姿的方式進行訓練。

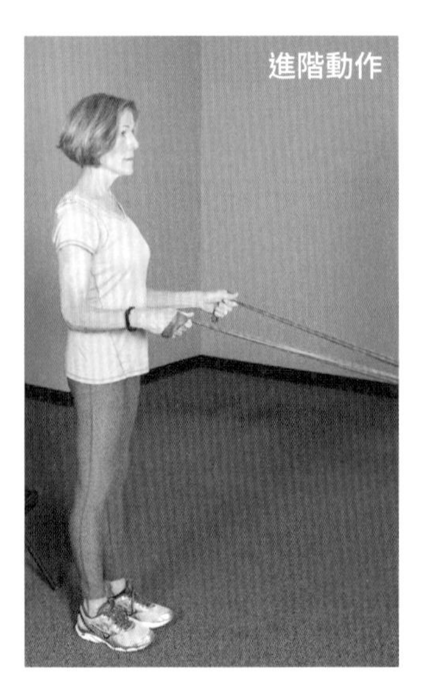
進階動作

高舉過頭下拉

目標肌群：背闊肌、肩胛骨穩定肌群

雙手分別抓住彈力帶一端，雙臂往上伸直高舉過頭 (a)。保持雙肘伸直，雙臂往兩側下降，將彈力帶下拉至與肩同高 (b)。停留片刻之後慢慢返回至起始位置。

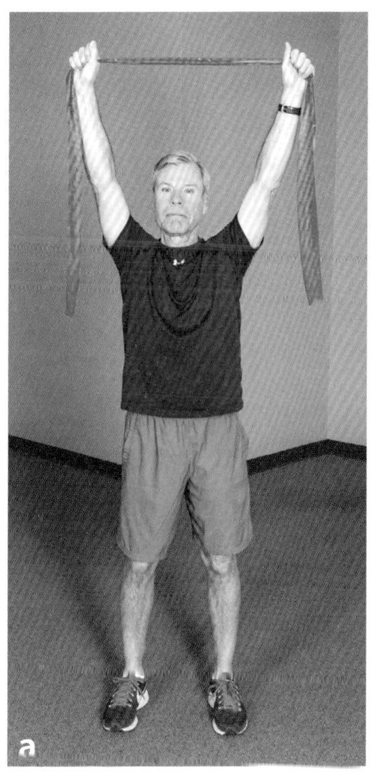
a

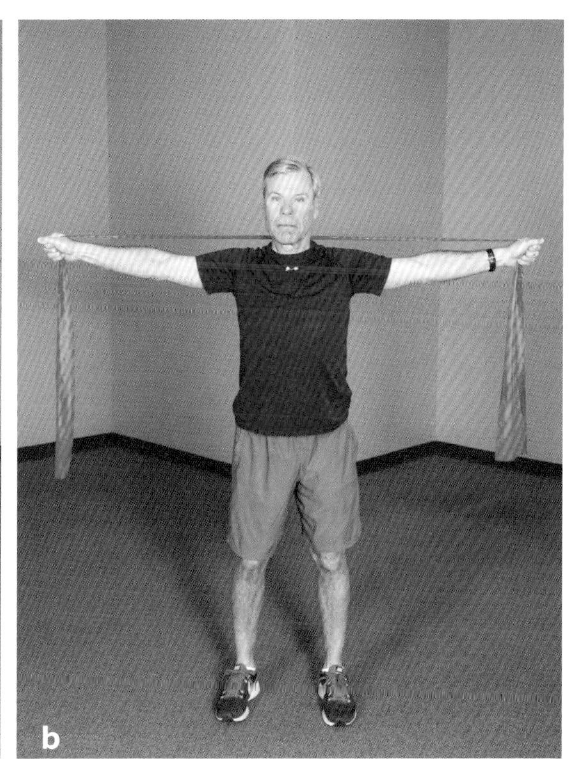
b

變化式

左右手臂輪流交替進行。

技巧提示

保持雙肘伸直，避免圓肩。

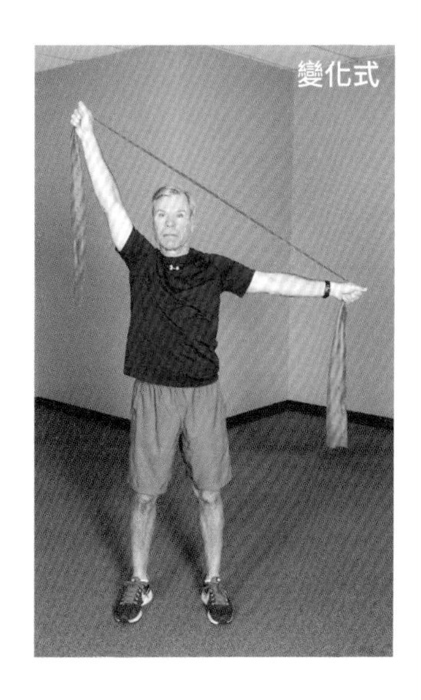
變化式

彈力帶後拉

目標肌群：肩胛骨穩定肌群、後三角肌

雙手分別抓住彈力帶一端，雙臂往前上抬至與肩同高，拉直彈力帶，使其維持一定張力 (a)。保持雙肘伸直，肩胛骨內收，往兩側拉伸彈力帶直到雙臂與身體成 T 字型 (b)。維持雙臂與肩同高且與地面平行的姿勢。停留片刻之後慢慢返回至起始位置。

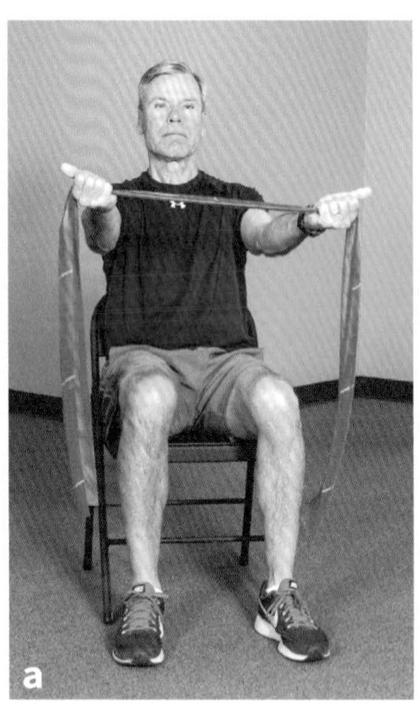

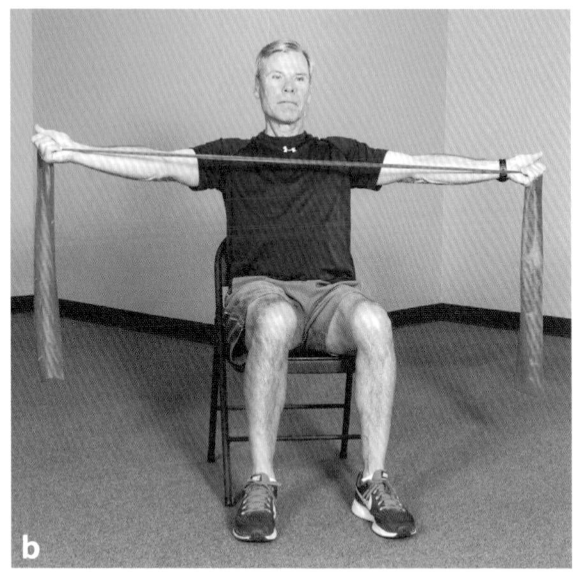

變化式

左右手臂輪流交替進行。

進階動作

以站姿的方式進行訓練。

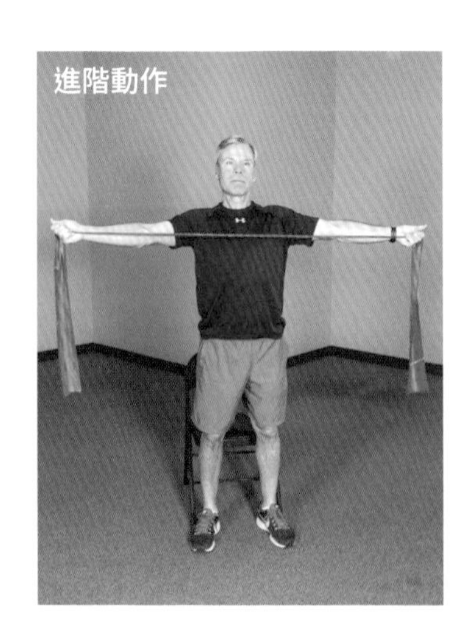

技巧提示

保持雙肘伸直，避免圓肩。

彈力帶直立划船

目標肌群：上斜方肌、三角肌

坐在椅子上，一腳踩住彈力帶中段，雙手抓住彈力帶另一端，掌心朝下 (a)。手肘抬高，將彈力帶朝胸部方向往上拉 (b)。停留片刻之後慢慢返回至起始位置。

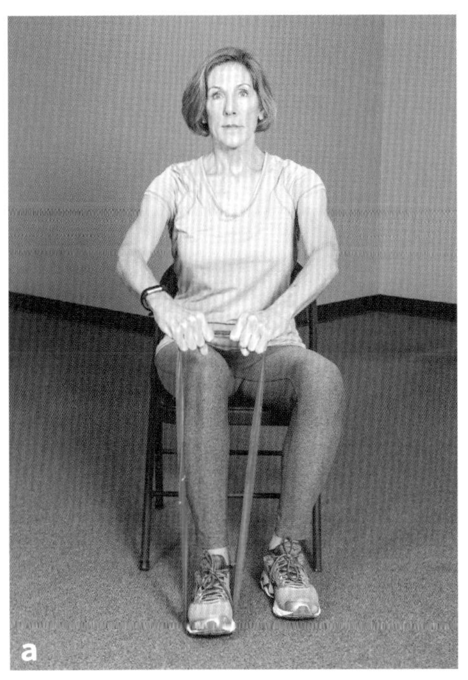

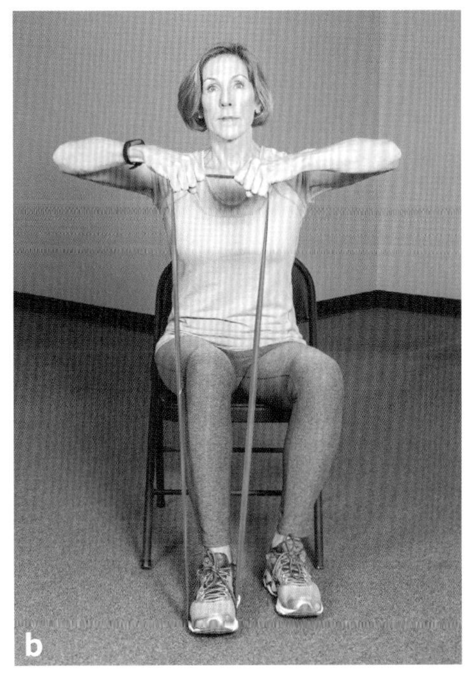

變化式

增加雙手之間的距離。

進階動作

以前後跨步站姿進行訓練。

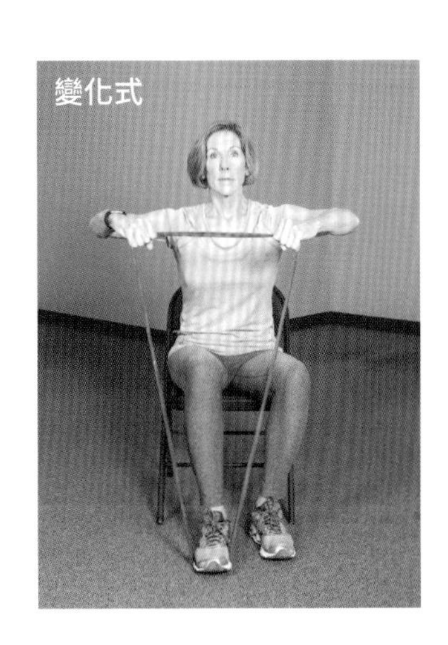

彈力帶抬髖

目標肌群：髖屈肌群

坐在椅子上，將彈力帶中段纏繞於訓練腿的膝蓋上方，然後將彈力帶兩端繞過對側腿的腳底，踩穩於地面，用對側手抓住彈力帶末端，置於對側腿的膝蓋外側 (a)。抵抗彈力帶的阻力，慢慢地彎曲訓練側的髖部，將彈力帶往上拉伸 (b)。停留片刻之後慢慢返回至起始位置。

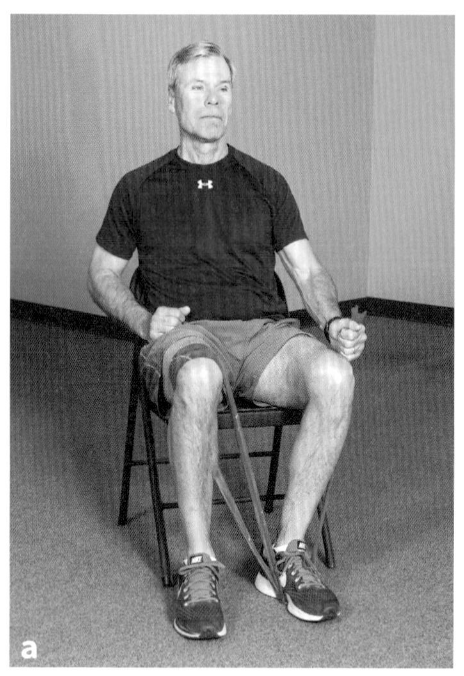
a

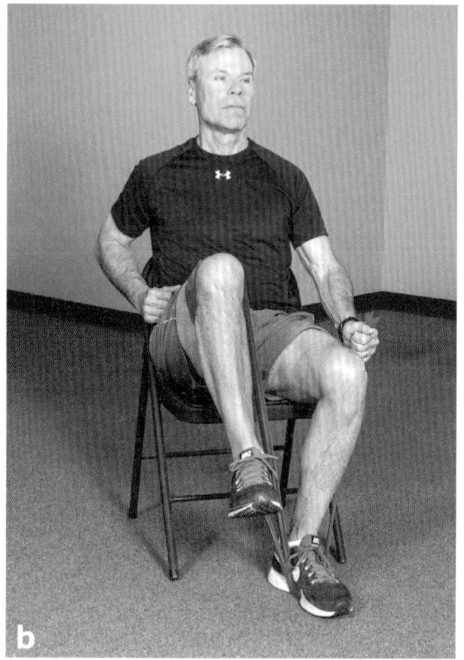
b

變化式

改將彈力帶纏繞於訓練腿的腳掌。

進階動作

膝蓋往外側上方抬高，可同時訓練到髖部外側。

技巧提示

上半身要挺直，不要身體前傾或圓背。

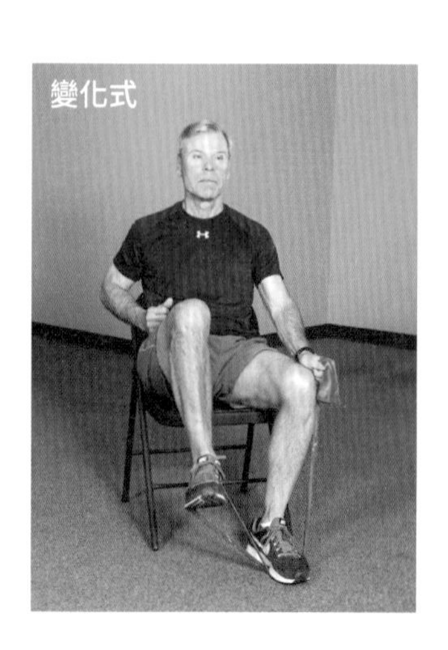
變化式

彈力帶腿部推舉

目標肌群：臀大肌、股四頭肌

坐在椅子上，將彈力帶中段繞過訓練側的腳底，雙手分別抓住彈力帶一端置於胸部高度的位置。在彎曲膝蓋和髖部的同時拉直彈力帶，使其維持一定的張力 (a)。髖部和膝蓋抵抗彈力帶的阻力同時伸展，腳掌將彈力帶往下推 (b)。停留片刻之後慢慢返回至起始位置。

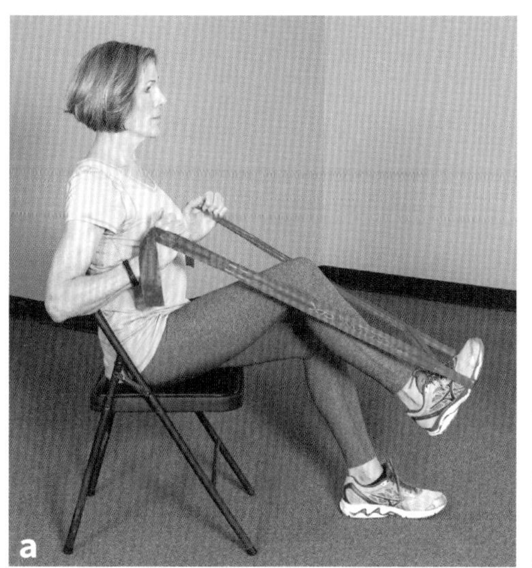

a

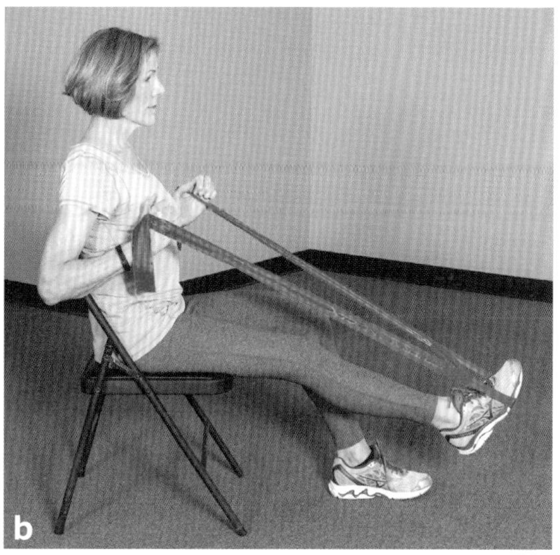

b

變化式

增加髖部和膝蓋彎曲的程度。

進階動作

以站姿的方式進行訓練。附近最好有穩固物體可供需要時輔助平衡之用。

技巧提示

上半身要挺直，不要身體前傾。

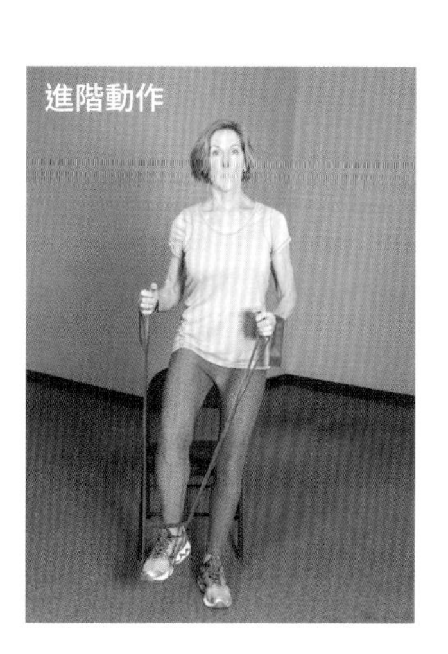

進階動作

椅子深蹲

目標肌群：臀大肌、股四頭肌

站在椅子前方，彈力帶中段繞過雙腳腳底。雙手分別抓住彈力帶一端置於身體兩側 (a)。髖部微幅前彎同時慢慢彎曲膝蓋讓臀部往椅子靠近，但不要碰觸到椅子。慢慢返回至起始位置。

變化式

改變下蹲的深度，可從迷你深蹲進階至下蹲碰觸到椅子 (b)。

進階動作

改變雙手擺放的位置，例如改成置於胸部高度或是身體前方的位置。

技巧提示

避免拱背 (脊椎前拱)。

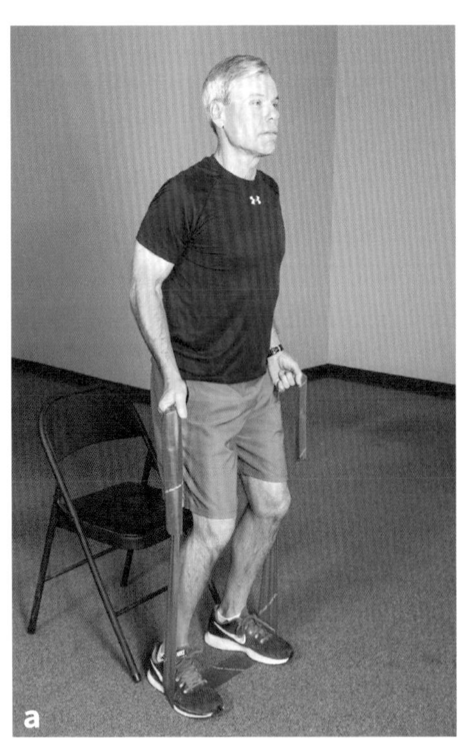
a

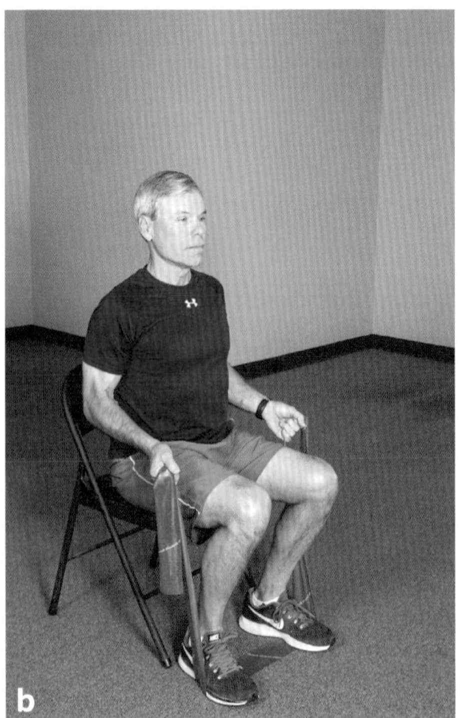
b

腿部伸展

目標肌群：股四頭肌

坐在椅子上，用彈力帶中段環繞訓練腿的腳踝，然後將彈力帶兩端繞過對側腿的腳底，踩穩於地面，用對側手抓住彈力帶末端，置於對側腿的膝蓋外側 (a)。慢慢地往前伸展訓練腿，抵抗彈力帶的阻力讓膝蓋伸直 (b)。停留片刻之後慢慢返回至起始位置。

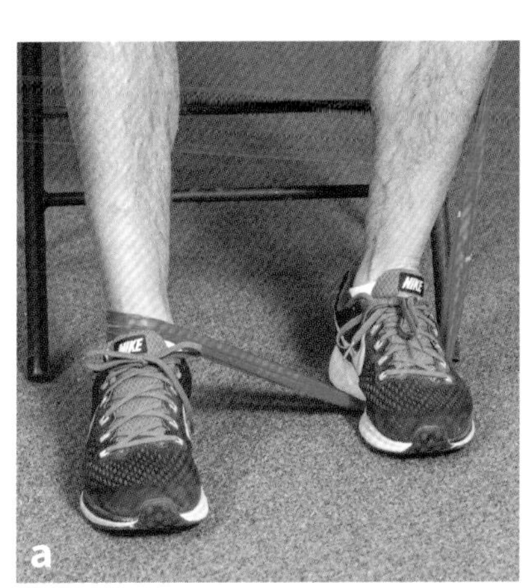
a

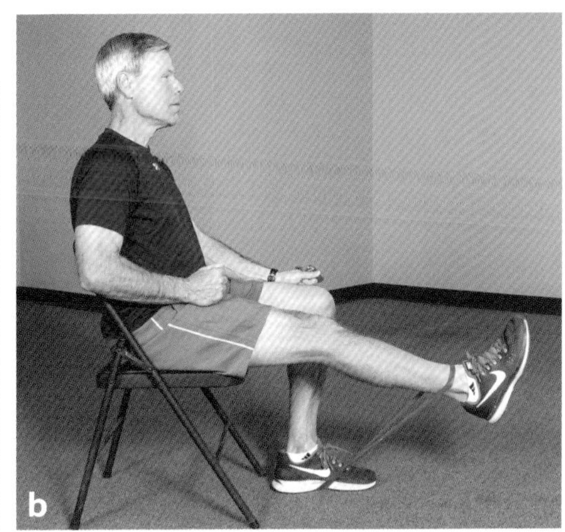
b

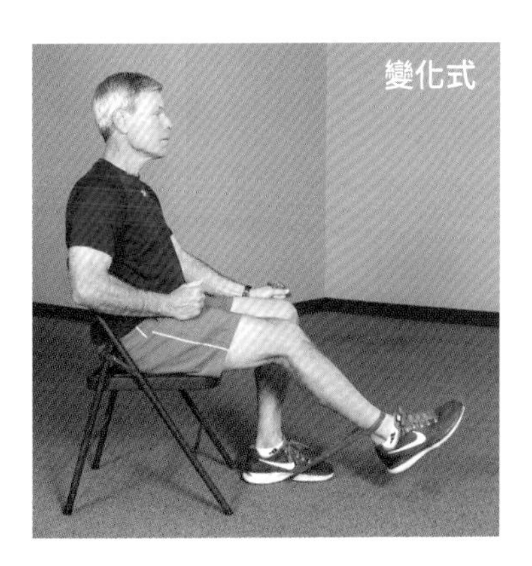
變化式

變化式

以較小的伸展幅度進行訓練（不用伸展至膝蓋伸直的狀態）。

進階動作

保持膝蓋伸直，腿部再往更上方抬高。

技巧提示

避免拱背。

膝關節屈曲

目標肌群：腿後肌

坐在椅子上，用彈力帶中段環繞訓練腿的腳踝，然後將彈力帶兩端繞過對側腿的腳底，踩穩於地面，用對側手抓住彈力帶末端，置於對側腿的膝蓋外側(a)。慢慢地彎曲膝蓋，抵抗彈力帶的阻力，將彈力帶往後拉 (b)。停留片刻之後慢慢返回至起始位置。

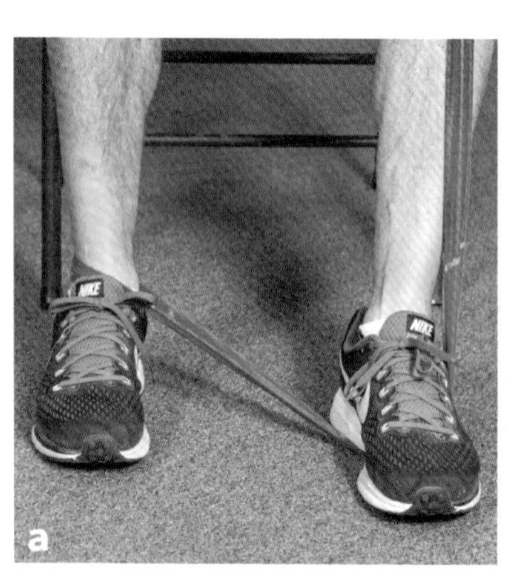
a

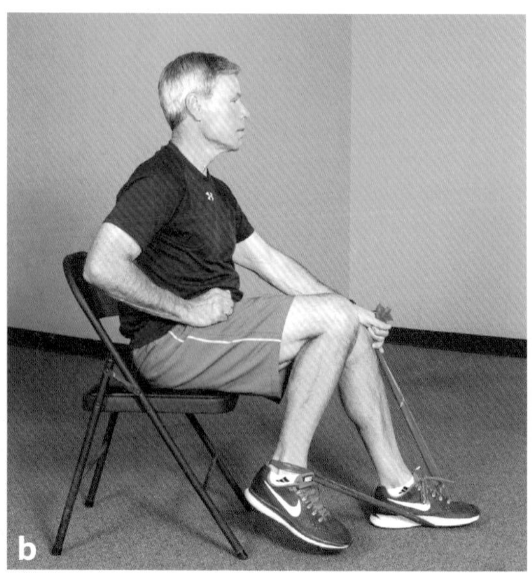
b

變化式

以較小的彎曲幅度進行訓練。

進階動作

以站姿的方式進行訓練。

技巧提示

避免拱背。

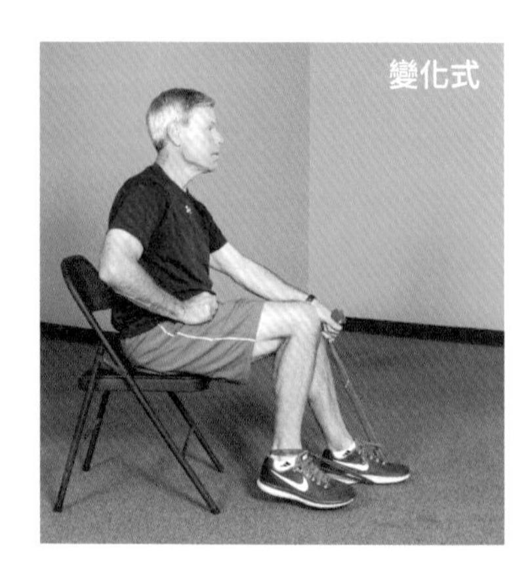
變化式

踝關節背屈

目標肌群：脛前肌、腓骨肌群

坐在椅子上，用彈力帶中段環繞訓練側的腳掌，然後將彈力帶兩端繞過對側腿的腳底，踩穩於地面，用對側手抓住彈力帶末端，置於對側腿的膝蓋外側 (a)。訓練側的腳掌抵抗彈力帶的阻力往上抬高，過程中腳跟不離地 (b)。停留片刻之後慢慢返回至起始位置。

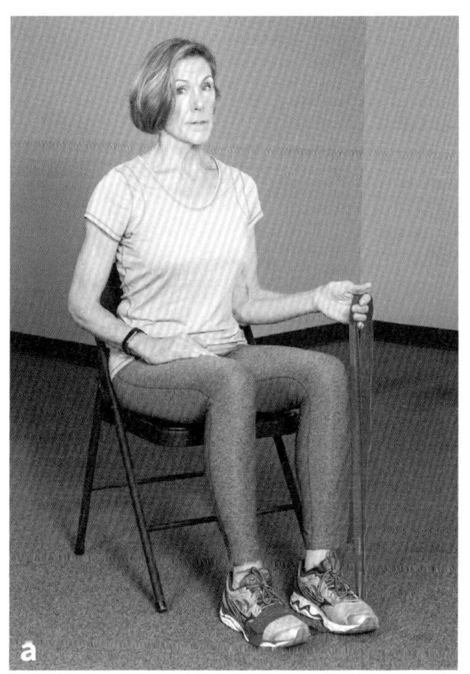
a

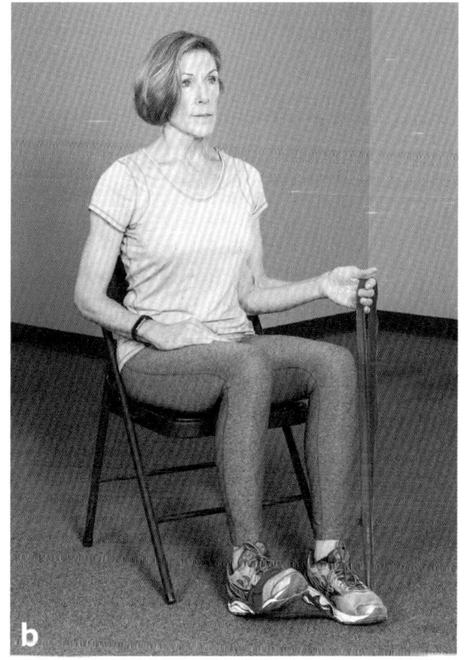
b

變化式

稍微將腳掌往外側上方抬高，可增加踝關節外側的活化。小腿不要跟著旋轉。

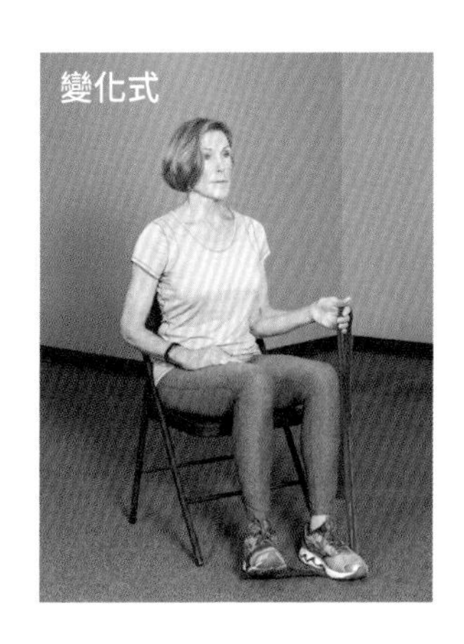
變化式

進階動作

以站姿的方式進行訓練。

技巧提示

避免拱背。

踝關節蹠屈

目標肌群：腓腸肌、比目魚肌

坐在椅子上，用彈力帶中段繞過訓練側的腳底，雙手分別抓住彈力帶一端置於胸前，同時訓練側的腿往前伸直 (a)。訓練側的腳掌抵抗彈力帶的阻力往下壓 (b)。停留片刻之後慢慢返回至起始位置。

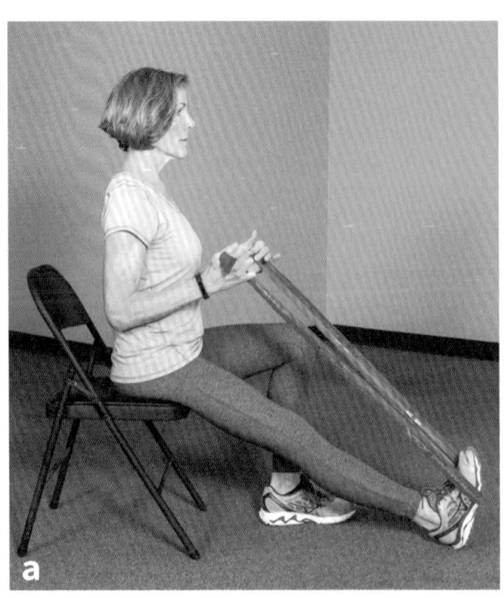

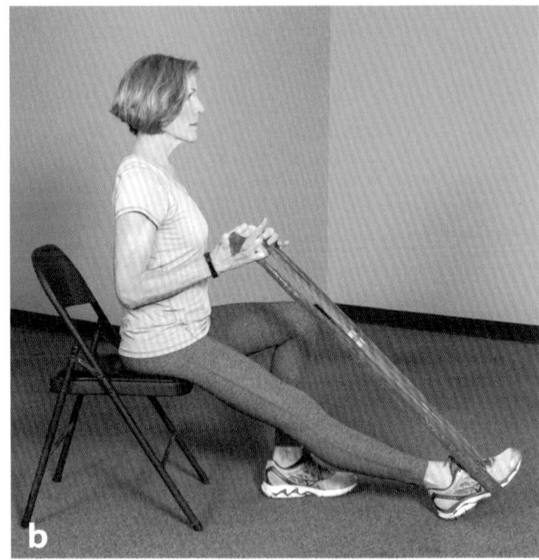

變化式

腳掌抵抗彈力帶的阻力往下壓時，膝蓋保持微幅彎曲。

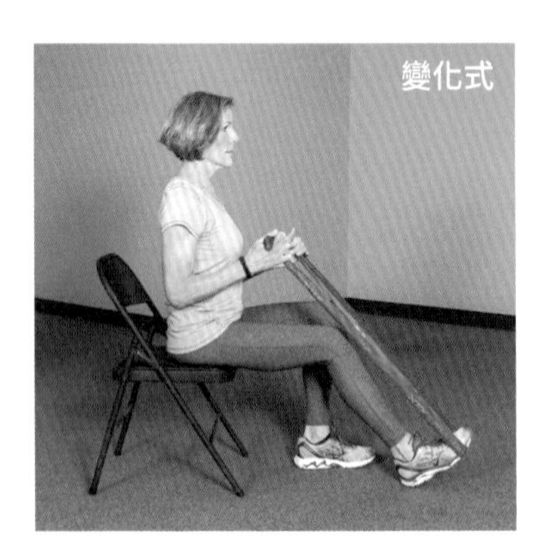

進階動作

以站姿的方式進行訓練。

技巧提示

避免拱背。

第三篇

彈性阻力訓練計劃

MEMO

最佳體能狀態

阻力訓練是任何健身訓練計劃能否成功的重要關鍵。阻力訓練計劃很重要的一個優勢是讓訓練者能夠視情況調整訓練方式或訓練難度，其可以彈性變化的特性讓訓練者即便訓練地點、時程安排或其它條件發生暫時性或永久性的改變，還是能繼續執行計劃。

現今包括運動員在內的許多人經常需要外出旅行，因此未必能夠在固定時間和地點做健身訓練。像彈性阻力帶這種便於攜帶的運動器具，能讓人們在旅行時或因故（也包括像新冠肺炎之類疫情發生時）不能去健身房時仍然可以進行訓練。

對許多人來說，持續執行阻力訓練計劃可以讓他們維持體能水準。其目的並非針對特定的體育運動或活動進行訓練，而是為了改善整體的肌力與肌耐力，達到最佳體能狀態。本章的目的是提供一個兼具全面性和可執行性的阻力訓練計劃，讓人們能藉此維持和改善全身肌力和肌耐力。彈性阻力訓練所具備的種種優點，讓訓練內容只需改變彈力帶長度或是磅數強度，就能一直保有挑戰性。因此，擁有一個便利有彈性又能漸進提升的計劃，可以讓人們更有動力不斷挑戰自己和提升最佳體能水準。

本書介紹的訓練動作絕大多數都可以在任何地點進行，包括健身房、到外地住的旅館、或是家裡，並且隨時都能進行。除此之外，彈性阻力訓練的動作變化很多，能用來訓練全身各個部位，達到全身性的鍛鍊效果。

本章會提供一系列能鍛鍊體能的彈性阻力循環訓練計劃。此訓練計劃將依照上半身、下半身以及核心等不同身體區域做劃分。以彈性阻力和循環訓練為基礎的訓練計劃之優點是能夠隨時調整訓練的重點。你可以在不同日子執行不同身體部位的循環訓練，例如隔天輪替執行上半身和下半身循環訓練，或是從後面的訓練清單裡選擇幾項重點訓練動作，將它們合併成一個可以重複循環進行的訓練，就可以建立一個包含上半身、下半身和軀幹三個主要區域的全身性循環訓練計劃。

最後一點，這些訓練動作只需將彈力帶或彈力繩固定在安全堅固的位置就可以獨自進行，亦可找其它人協助穩固彈力帶。每個人可以視特定需求去改變自己一整年訓練計劃的訓練重點。很多人需要大量的核心訓練來改善他們的體能狀態，藉由循環訓練的方式，你可以增加核心訓練動作的次數，以達到強化核心肌群的目的。

11-1 出門在外時的訓練

本章介紹的訓練動作幾乎是任何地方都可以進行，對於那些希望出門在外依然能夠健身的人來說是完美的選擇。所有訓練動作都是使用彈力帶、環形彈力帶和彈力繩，其中有些動作可以利用枕頭、毯子或是把毛巾捲起來，代替難以攜帶的平衡墊或健身踏板來增加訓練的挑戰性。

由於旅行時能夠健身的時間通常比較少，所以我們提供 15 分鐘和 30 分鐘兩種版本的循環訓練方案。其中包括大量的多關節訓練動作，能刺激多個肌肉群共同收縮，同時鍛鍊到多個目標肌肉以達到良好的健身效果。多關節運動有很多好處，是許多復健或運動訓練計劃的重要項目。這些訓練動作不僅是省時有效率的健身方式，而且非常實用，因為人類大多數的功能性活動通常不只有單一肌肉的收縮，而會涉及多個肌肉的啟動和共同收縮，以產生動作同時穩定及控制身體的速度。

出門在外或是在其它臨時場所執行健身訓練計劃，還有幾點因素必須考量。下列訓練計劃裡的訓練動作都可以在狹小的空間內進行，而且用很簡單的方式就能固定好彈力帶。但很重要的一點是，必須確保彈力帶或彈力繩的固定處是堅固安全的，畢竟旅館的傢俱和門可能不像健身場所使用的固定物那樣堅固穩定。

最後請記住，這些訓練計劃只需添加幾個訓練動作，很簡單就能依照個人需求加以調整。例如，有膝蓋受傷歷史的人，可能會想多增加幾個加強股四頭肌的訓練動作，又或者網球或高爾夫球運動員可能會想多增加旋轉肌袖和肩胛肌群的訓練動作。本書所提供的所有訓練計劃，都可隨時依照個人需求和偏好加以修改調整以制定出最佳的健身計劃。

11-2 循環式體能訓練

本章採用循環訓練的模式來制定訓練計劃，是因為循環訓練具備的特定優點。循環訓練是以循環連貫的方式進行一系列訓練動作，每組動作間的休息時間很短，藉此鍛鍊心肺功能。除了傳統重量訓練和彈性阻力訓練計畫能達到的改善肌力效果之外，循環訓練還具有促進心血管健康的益處。因此，循環訓練既能活化孤立的肌肉群，又可以透過多關節運動鍛鍊全身的大肌肉群，並同時訓練心肺系統。

循環訓練有很多變化組合，也有許多可以控制或改變的變數，藉此對訓練產生影響，更具體來說，就是影響對訓練的反應。以這些系列裡的訓練動作為例，一般會建議一個動作要執行 2 組以上，組間只休息 15～20 秒。這不僅能讓訓練計劃達到時間效率，同時能有效地刺激心肺系統。每組動作採取較高的訓練量 (例如反覆 12～15 次) 會有助於提升局部肌耐力。高訓練量搭配較短的組間休息則有助於鍛鍊心肺功能。

除了用反覆次數做為訓練量的衡量標準外，循環訓練也很適合採取計時訓練的方式，不用反覆次數來衡量訓練的負荷量，而是在限定時間內持續反覆該動作。計時循環訓練的常見做法之一是每個動作反覆進行 15～30 秒，然後搭配 15～30 秒的組間休息。從生理學的角度來看，從事彈性阻力訓練時，運動 30 秒搭配組間休息 15 秒與運動 15 秒搭配組間休息 30 秒相比，前者能給予心肺系統更多的刺激。改變運動時間和組間休息是訓練計劃的常見做法。對於網球運動員而言，15 秒的運動時間搭配 30 秒的組間休息，剛好能模擬肌肉系統在打網球時會面臨的實際狀況。這種針對特定運動的特異性原則，是在決定循環訓練的訓練量和組間休息時應該考量的重要因素。

循環訓練另一種變化方法是改變訓練動作的順序。在執行循環訓練時，通常是以交替進行的方式對肌肉群進行訓練。例如，在肱二頭肌訓練動作之後接著腿後肌訓練動作，能讓第一個訓練動作的肱二頭肌在組間休息和進行第二個訓練動作時都能獲得休息。然而，如果想進一步增加肌耐力和疲勞反應，也可以連續兩個或多個訓練動作都使用到相同的肌肉群，盡量減少休息時間，讓單一或多個肌肉群得到更多的鍛鍊。

例如，在肱二頭肌彎舉之後接著進行划船訓練，能讓肱二頭肌在兩個訓練動作都獲得刺激，進而達到超負荷的訓練效果。可以視你的需求和目的去決定要採用交替還是連續的訓練方式。只需改變循環訓練裡的訓練動作順序，就能改變單一肌肉或是肌肉群的訓練強度或負荷量。

下列這些循環訓練是達成許多體能目標很好的方法。每到一個新場所進行訓練之前，務必先確認彈力帶的固定處和固定方式是否夠堅固安全，以及是否適合你預計進行的訓練動作。

15 分鐘上半身循環訓練

建議訓練量：每個動作進行 2～3 組，每組 12～15 次。組間以及每個訓練動作之間休息 15～20 秒。

動作	頁碼
彈力帶胸推	第 74 頁
彈力帶背部下拉	第 84 頁
肘關節伸展 *	第 51 頁
彈力帶肱二頭肌彎舉	第 50 頁
彈力帶坐姿划船	第 81 頁
斜上平舉	第 46 頁
側向肩關節內轉	第 47 頁
側向肩關節外轉	第 48 頁

* 註：彈力帶的固定點與背部下拉相同位置

30 分鐘上半身循環訓練

建議訓練量：每個動作進行 2～3 組，每組 12～15 次。組間以及每個訓練動作之間休息 15～20 秒。

彈力帶胸推	第 74 頁
彈力帶反向飛鳥	第 82 頁
前鋸肌拳擊	第 49 頁
彈力帶屈體划船	第 85 頁
彈力帶背部下拉	第 84 頁
肘關節伸展 *	第 51 頁
彈力帶肱二頭肌彎舉	第 50 頁
彈力帶坐姿划船	第 81 頁
腕關節屈曲	第 52 頁
腕關節伸展	第 53 頁
斜上平舉	第 46 頁
側向肩關節內轉	第 47 頁
側向肩關節外轉	第 48 頁

* 註：彈力帶的固定點與背部下拉相同位置

15 分鐘下半身循環訓練

建議訓練量：每個動作進行 2～3 組，每組 12～15 次。組間以及每個訓練動作之間休息 15～20 秒。

彈力帶前蹲舉	第 116 頁
彈力帶單腿深蹲	第 118 頁
彈力帶腿部推舉	第 121 頁
膝關節屈曲	第 64 頁
踝關節蹠屈	第 68 頁
彈力繩側向弓步蹲	第 114 頁
CLX 彈力帶羅馬尼亞硬舉	第 237 頁
彈力帶弓步蹲	第 112 頁

30 分鐘下半身循環訓練

建議訓練量：每個動作進行 2～3 組，每組 12～15 次。組間以及每個訓練動作之間休息 15～20 秒。

彈力帶前蹲舉	第 116 頁
彈力帶單腿深蹲	第 118 頁
髖關節外展	第 62 頁
彈力帶腿部推舉	第 121 頁
髖關節伸展	第 61 頁
彈力帶蚌式開合	第 108 頁
彈力帶反向蚌式開合	第 109 頁
膝關節屈曲	第 64 頁
踝關節蹠屈	第 68 頁
踝關節背屈	第 67 頁
彈力繩側向弓步蹲	第 114 頁
CLX 彈力帶羅馬尼亞硬舉	第 237 頁
深蹲結合斜向屈曲	第 142 頁
消防栓式	第 126 頁
彈力帶蹲姿行走	第 120 頁

15 分鐘核心循環訓練

建議訓練量：每個動作進行 3 組，每組進行 30 秒。組間以及每個訓練動作之間休息 15～20 秒。

彈力帶捲腹	第 128 頁
彈力帶坐姿背部伸展	第 136 頁
彈力帶斜向捲腹	第 129 頁
環形彈力帶橋式	第 105 頁
彈力帶坐姿轉體 **	第 133 頁
側橋式單邊划船	第 148 頁
彈力帶四足跪姿穩定訓練	第 139 頁

** 註：一邊做 2 組

30 分鐘核心循環訓練

建議訓練量：每個動作進行 3 組，每組進行 30 秒。組間以及每個訓練動作之間休息 15～20 秒。

彈力帶捲腹	第 128 頁
彈力帶蚌式開合	第 108 頁
彈力帶坐姿背部伸展	第 136 頁
彈力帶斜向捲腹	第 129 頁
環形彈力帶橋式	第 105 頁
彈力帶坐姿轉體 **	第 133 頁
彈力帶側橋式	第 138 頁
彈力帶四足跪姿穩定訓練	第 139 頁
側橋式單邊划船	第 148 頁

** 註：一邊做 2 組

11-3 適合爆發力運動從事者的循環訓練

爆發力運動從事者可以利用彈性阻力訓練來預防運動傷害，例如 CrossFit 這種為了追求體能和運動表現，需要將身體推向極限的全身性訓練。彈性阻力訓練除了能模擬 CrossFit 的特定動作，CrossFit 運動者還可以利用它做為附加訓練，增進肌肉平衡發展和保護身體的能力。相關訓練動作列在下面的基礎訓練清單裡。這些基礎訓練動作有助提升這類運動者維持關節穩定，以及身體承受和調節高強度訓練帶來的大量負荷的能力。

注意！因為這些訓練動作是提供爆發力運動從事者針對重要的穩定肌群進行訓練，因此建議採取低阻力搭配高反覆次數的方式。每個訓練動作最好能執行多組，這對提升穩定肌群的肌耐力來說大有助益。

建議訓練量：每個動作進行 3 組，每組 12～15 次或是採取計時訓練，每組做 30 秒。組間以及每個訓練動作之間休息 15～20 秒。

動作	頁碼
側向肩關節外轉	第 48 頁
肩關節 90 度外轉	第 97 頁
彈力帶坐姿划船	第 81 頁
雙肩伸展後縮	第 87 頁
彈力帶快速踢腿	第 124 頁
怪獸行走	第 119 頁
彈力帶蚌式開合	第 108 頁
彈力帶捲腹	第 128 頁
彈力帶反向捲腹	第 130 頁
彈力帶四足跪姿穩定訓練	第 139 頁
彈力帶坐姿背部伸展	第 136 頁

12

團隊運動

本章著重在適合團隊運動的訓練計劃。這裡會介紹很多涉及多方向性動作的訓練運動，同時也會介紹專屬個別團隊運動的上、下半身專項動作。彈性阻力訓練可作為團隊運動練習和比賽的熱身與緩和的一部分，亦可納入自主訓練的項目，有助於提高運動表現和預防傷害。

12-1 棒球和壘球

棒球和壘球運動員會進行大量的重複性動作，尤其是投擲動作與揮棒動作。雖然下半身的動作模式跟其它許多運動很類似，但是有一些特定動作是專屬於這兩項運動。肩膀和手肘因過度使用而導致損傷，在棒球和壘球運動員當中非常普遍。加強上背部和肩膀區域肌肉（旋轉肌袖和肩胛肌群）的發展，對於保持適當的肌肉平衡和預防受傷極為重要。

本章介紹的肩膀和手肘基礎訓練是棒球、壘球運動員預防傷害計劃很重要的一部分。鑒於上半身肌肉是投擲過程中控制手臂減速的重要角色，在進行彈性阻力訓練時，投擲動作的肌肉收縮和拉長階段的訓練必須並重。除此之外，下面列的下半身運動專項動作訓練也很重要，下半身肌肉不僅是完成投擲、打擊以及所有上肢動作的重要支撐和基礎，同時也能讓球員的動作更有爆發力。在訓練計劃裡額外附加下半身肌力訓練，會有助於改善棒球和壘球運動員在這方面的運動表現。

針對壘球運動員特有的專項動作「低手投球」，本章亦提供投球模擬訓練。這個模擬訓練是藉由彈力帶對負責讓手臂加速低手投球的肌肉施加阻力，然而這個訓練應搭配旋轉肌袖相關的基礎訓練，讓投球手臂獲得更全面性的訓練，以預防傷害並提升功能表現。

基礎訓練

肩關節 90 度外轉	第 97 頁
側向肩關節外轉	第 48 頁
腕關節屈曲	第 52 頁
腕關節伸展	第 53 頁
前臂旋前	第 55 頁
前臂旋後	第 54 頁
彈力帶坐姿划船	第 81 頁
彈力帶前蹲舉	第 116 頁
彈力帶弓步蹲	第 112 頁
雙肩伸展後縮	第 87 頁
肩關節外轉合併肩胛骨後縮	第 94 頁
跪姿肩膀外轉	第 86 頁

運動模擬訓練

打擊動作模擬訓練	第 189 頁
側弓步接球動作模擬訓練	第 190 頁
投球動作模擬訓練	第 191 頁
低手風車式投球動作模擬訓練	第 191 頁

打擊動作模擬訓練

目標肌群：軀幹旋轉肌群、臀肌群、股四頭肌、小腿肌群

將彈力帶一端固定於胸部高度的堅固物體上。雙手如同握球棒一般抓穩彈力帶另一端，並擺出打擊預備姿勢，接著模擬揮棒動作，雙臂抵抗彈力帶的阻力，揮動到超出正常擊球點之外的位置 (a-b)。你也可以使用球棒搭配彈力帶模擬揮棒動作 (c)。

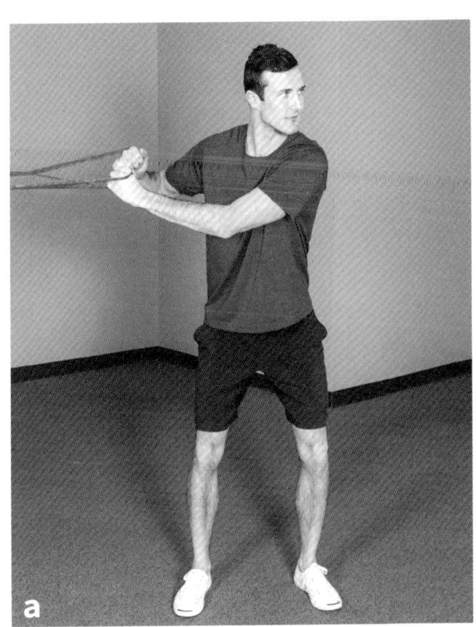

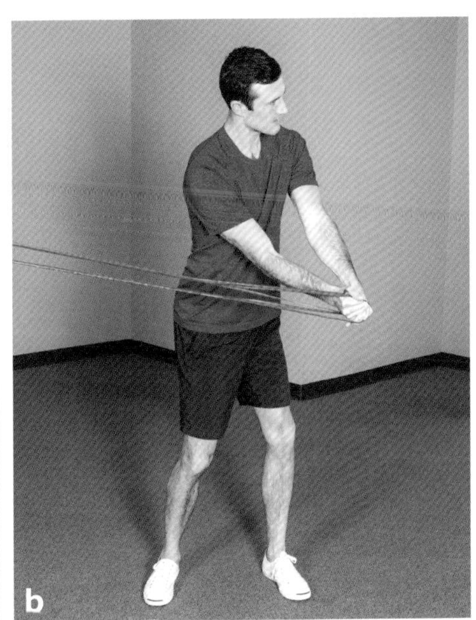

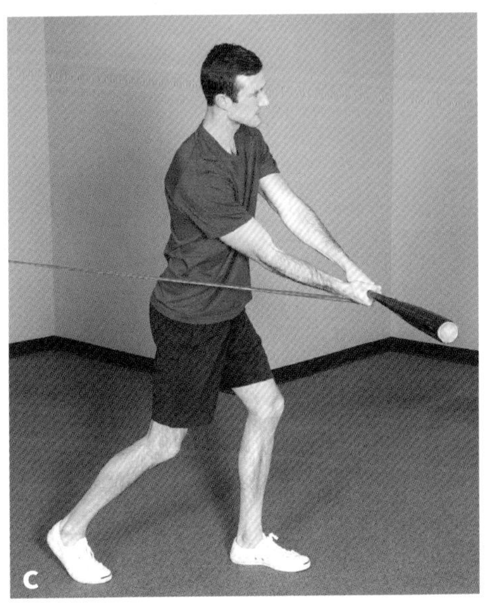

側弓步接球動作模擬訓練

目標肌群：所有肌肉群

將環形彈力帶一端固定於約莫腰部高度的堅固物體上，並將彈力帶另一端環繞在腰部。非慣用手戴上棒球手套，慣用手這側朝向彈力帶固定處，慣用手對側腿往遠離固定處的方向以適度的速度和力道側向跨一大步並彎曲成弓步，同時身體和雙臂模擬接球的動作。最後慢慢返回至起始位置。

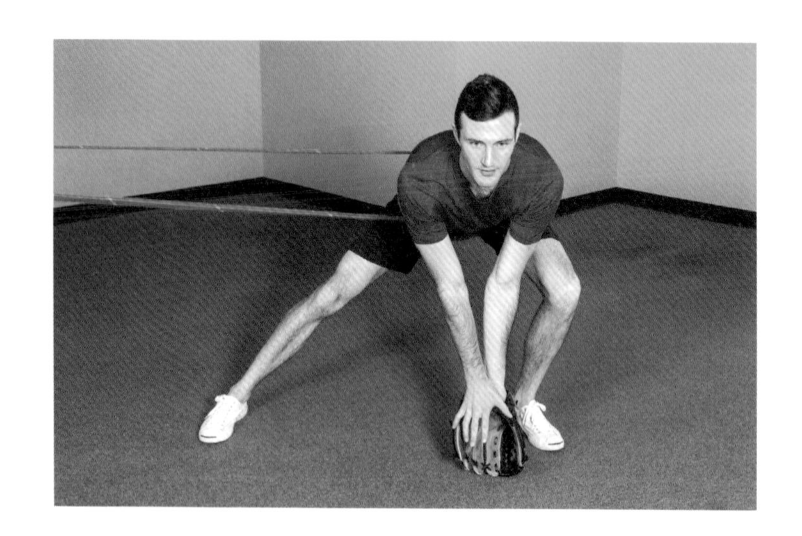

投球動作模擬訓練

目標肌群：所有肌肉群

將彈力帶一端固定於肩膀高度的堅固物體上，另一端纏繞於要投球的那隻手。手拿著球並背對彈力帶固定處，藉助彈力帶對投球使用到的肌肉施加適度阻力，做出投棒球動作，包括投球完成的順勢動作。最後慢慢返回至起始位置。

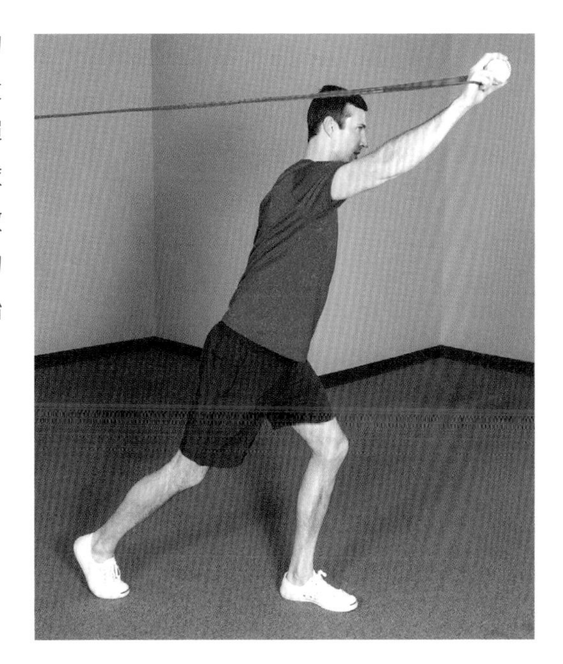

低手風車式投球動作模擬訓練

目標肌群：所有肌肉群

將彈力帶或彈力繩一端固定於腰部高度的堅固物體上，另一端纏繞於要投球的那隻手。手拿著壘球並背對彈力帶固定處。擺出投球預備姿勢同時投球的手臂往後抬高至低於肩膀高度的位置。往前跨步，做出投壘球的動作，手臂順勢往前擺動至稍微超出身體前方的位置（稍微超出正常壘球離手的位置）。最後慢慢返回至起始位置。

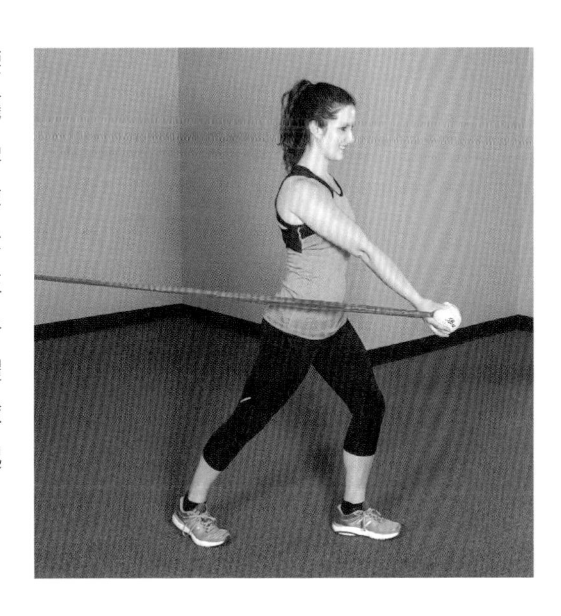

12-2 排球

排球運動涉及大量高強度和高重複性的下半身動作，例如下蹲與跳躍，再加上一些上半身專項動作，例如攔網、舉球、扣球、接球。排球運動員必須具備良好的肩膀旋轉控制能力，尤其是在需要手臂高舉過頭的發球與扣球動作時。肌肉均衡發展是排球運動員的重要課題，強化上背部和肩部區域肌肉有助於提升平衡性和穩定性。

髕骨肌腱炎是排球運動員很常見的運動傷害，導因於經常性的跳躍動作。要預防和治療這種傷害必須強化股四頭肌，重點要放在肌肉離心收縮（肌肉拉長）的訓練，除此之外，鍛鍊出強健的髖部和核心肌群也很重要。深蹲和弓步蹲等強調緩慢下降或離心收縮的訓練動作，是排球運動員下半身訓練計劃的重要項目。

基礎訓練

彈力帶單腿深蹲 第 118 頁
彈力帶蚌式開合 第 108 頁
彈力帶反向蚌式開合 第 109 頁
彈力管側向弓步蹲 第 114 頁
肩關節 90 度外轉 第 97 頁
側向肩關節外轉 第 48 頁
肩關節外轉合併肩胛骨後縮 第 94 頁
雙肩伸展後縮 第 87 頁
斜上平舉 第 46 頁
彈力帶背部下拉 第 84 頁
彈力帶橋式 第 104 頁
彈力帶坐姿轉體 第 133 頁

運動模擬訓練

發球動作模擬訓練 第 193 頁
過頂攔網模擬訓練 第 193 頁
怪獸行走托球 第 194 頁

發球動作模擬訓練

目標肌群：所有肌肉群

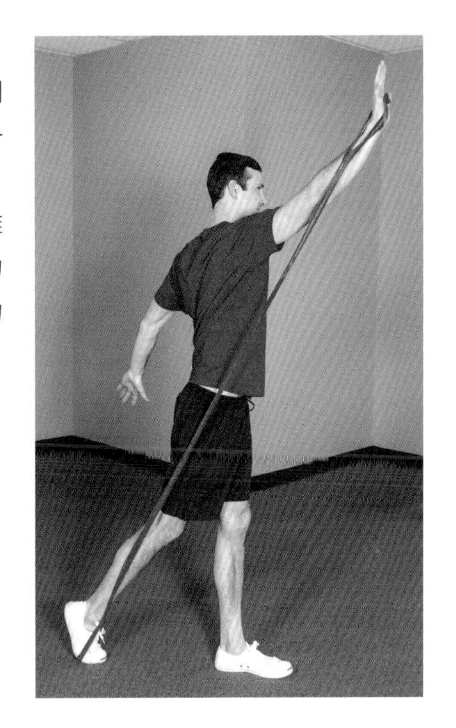

將彈力帶或彈力繩一端套在發球那隻手同側的腳底，發球那隻手抓住彈力帶另一端。調整身體姿勢和手腳的角度和位置，讓彈力帶在手臂位於發球起始位置時能維持輕微的張力。往前跨步，同時抵抗彈力帶的阻力做出發球動作，然後以適度的力道和速度返回至起始位置。

過頂攔網模擬訓練

目標肌群：所有肌肉群

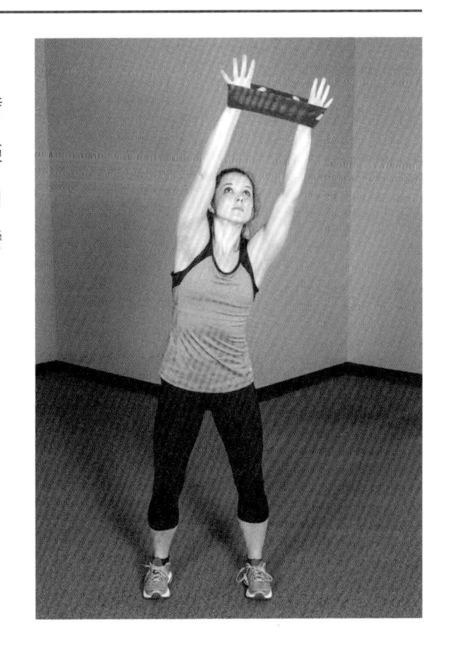

將一條環形彈力帶套在兩隻手腕上。雙臂高舉過頭，雙手撐開彈力帶，讓彈力帶維持一定張力。雙手往前後左右以及對角線方向移動 15～20 秒。雙肘保持微幅彎曲。重複進行這個訓練數組。

怪獸行走托球

目標肌群：所有肌肉群

將一條小的環形彈力帶套在雙腳腳踝上。雙臂反覆連續托球，雙腿抵抗彈力帶的阻力，跟著球的落點微幅移動。另一種訓練的方式是找一個同伴，兩個人互相托球。

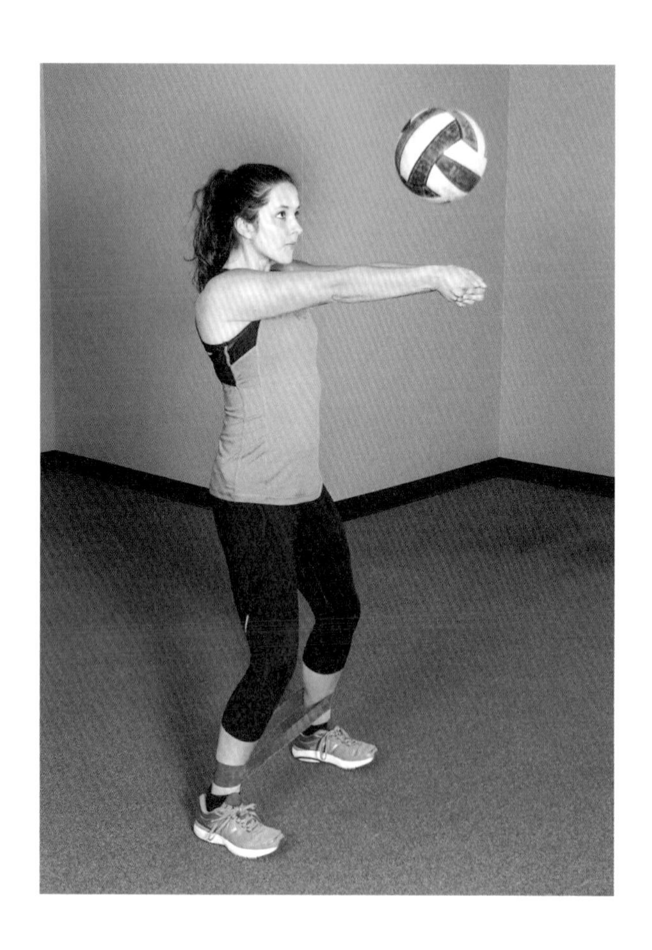

12-3 籃球

籃球運動對於心肺耐力和肌肉適能的要求非常高，並且涉及高重複性和多方向性的動作，要完成這些動作需要結合良好的肌力、爆發力和肌耐力。在搶籃板球時，上肢肌力至關重要，然而在進行籃球的肌力訓練時，經常會把焦點放在下半身和核心肌群以提升動作的爆發力和切入技巧。

籃球中最常見的傷害之一是腳踝扭傷。彈性阻力訓練是強化腳踝肌肉的最佳方式，可以保護和穩定踝關節，因此應該納入籃球運動員訓練計劃的重點項目。由於最常見的腳踝損傷是腳踝內翻扭傷，因此能強化腳踝外側肌肉的踝關節外翻（向外旋轉）相關訓練非常重要。

籃球運動員另一個傷害預防的重點是膝蓋。根據大量研究顯示，核心肌群和下半身的肌力和平衡感對於預防膝蓋損傷來說非常重要。前十字韌帶受傷相當常見。建議採用強調核心肌群和下半身肌力的預防性訓練計劃並搭配平衡性訓練，以求將受傷風險降至最低。

下列的基礎訓練目的在強化股四頭肌、腿後肌和髖外展肌的肌力，以增加下肢的穩定性，讓肌肉在落地和切入動作時能提供有力的支撐。其中的單腿深蹲可用來評估籃球運動員是否具備足夠的腿部力量，藉此判斷是否需要更多額外的訓練。上肢訓練包括改善肩膀在上抬 90～120 度甚至更高位置時（例如在搶籃板球或是肩上傳球時）的肌力。

基礎訓練

彈力帶前蹲舉	第 116 頁
彈力帶單腿深蹲	第 118 頁
彈力帶弓步蹲	第 112 頁
彈力帶快速踢腿	第 124 頁
彈力帶蚌式開合	第 108 頁
膝關節屈曲	第 64 頁
抗阻力向前跨越訓練	第 238 頁
踝關節內翻	第 69 頁
踝關節外翻	第 70 頁
踝關節背屈	第 67 頁
斜上平舉	第 46 頁
彈力帶背部下拉	第 84 頁
彈力帶過頭推舉	第 91 頁
雙手爬牆運動（60～90 度）	第 99 頁

運動模擬訓練

手拿籃球側向滑步	第 197 頁

手拿籃球側向滑步

目標肌群：核心肌群、髖屈肌群、髖外展肌、股四頭肌

將一條小環形彈力帶套在兩隻腳踝上，雙手拿一顆籃球，放在胸前傳球的位置同時側向跨步，繃緊彈力帶。抵抗彈力帶的阻力往各個不方向側向跨步，過程中彈力帶要始終保持適度張力。如果找得到同伴或是一面牆，可以練習來回傳球，以模擬打籃球時一邊移動一邊傳球的動作。

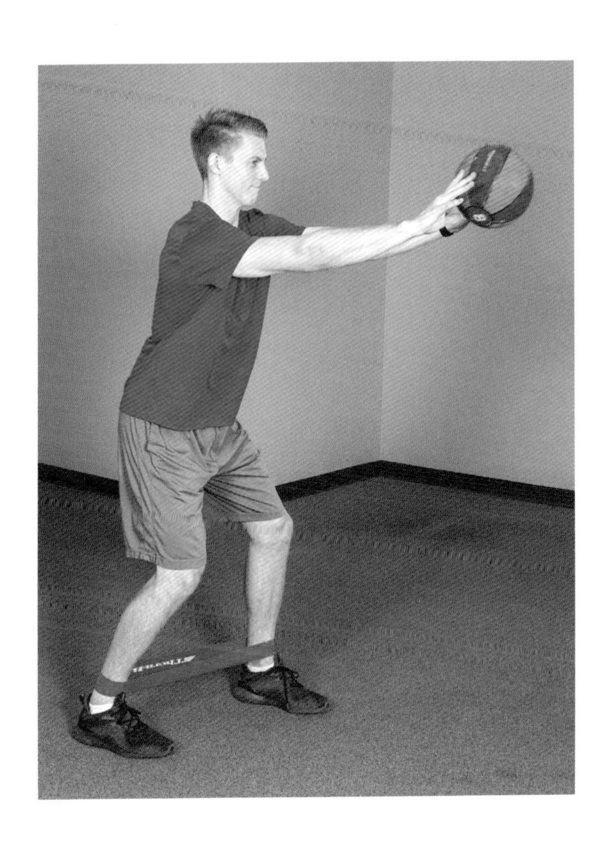

12-4 足球

足球的多方向性動作和各種切入動作，非常仰賴下半身與核心肌群。支撐腿是踢球腿能否良好完成踢球動作的重要關鍵，但其肌力和平衡性的訓練卻經常被忽略。因為足球涉及下半身的大幅度活動，使得下半身的靈活性成為足球運動員關切的重點。

肌肉拉傷和肌腱炎是足球運動員很常見的傷害。想減少雙關節肌（以下半身為例，跨越髖關節和膝關節的肌肉有腹股溝、腿後肌和股四頭肌）的受傷風險，不能只把重點放在訓練計劃的向心（肌肉縮短）階段，還要注重離心（肌肉拉長）階段。除此之外，腿後肌和股四頭肌的訓練必須並重，讓這兩個肌肉群均衡發展，維持肌力平衡非常重要。除了腿後肌和股四頭肌的訓練之外，足球運動有很多的橫向移動和切入動作，因此需要注重橫向和斜向動作的訓練以鍛鍊臀部的肌肉，特別是臀中肌，它穩定髖部和整個下半身很重要的肌肉。

除了下列建議的基礎訓練之外，還建議搭配彈力帶進行斜向動作訓練和模擬踢球動作。雖然足球在傳球時不會使用到手（除了守門員），但還是建議做一些上半身彈性阻力訓練以建立基本肌力，另外也要利用彈力帶做一些功能性訓練，例如雙手高舉過頭擲球。髖部旋轉不僅對踢球和維持穩定很重要，對於切入動作和多方向移動也至關重要。彈力帶快速踢腿運動不僅能訓練平衡感，還能鍛鍊臀中肌，有助於維持下肢在執行橫向和旋轉動作時的穩定性。

足球是一種間歇性的運動，需要長時間的奔跑，中間夾雜很短的休息時間，因此訓練肌耐力也是很重要的一環，建議要進行多組高反覆次數的訓練。

基礎訓練

運動模擬訓練

髖關節外展訓練(搭配足球)

目標肌群：髖外展肌、髖屈肌群

拿一條小環形彈力帶套在兩隻腳踝，或是利用腳踝扣帶將彈力繩繫在兩隻腳踝上。放一顆足球在腳前方靠近身體側邊的地板上，用靠近球這側的腿往身體外側方向踢球。

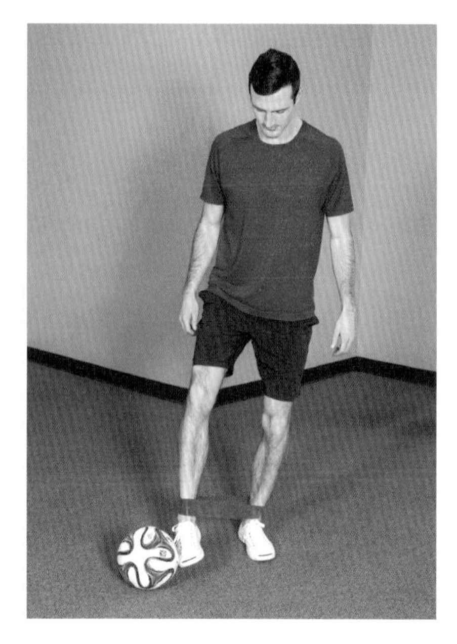

髖關節內收訓練(搭配足球)

目標肌群：核心肌群、髖內收肌

將環形彈力帶一端固定於約腳踝高度的堅固物體上，踢球腿這側的身體朝向固定處，將彈力帶另一端套在踢球腿的腳踝上，把身體重心放在對側腿上，然後往身體中線方向側向踢球。

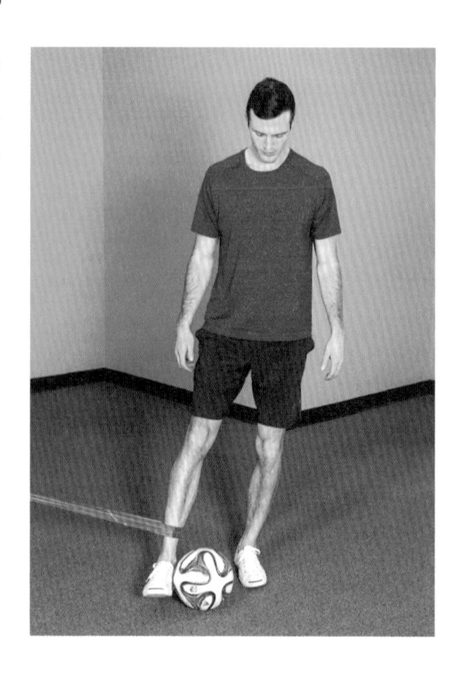

斜向踢球模擬訓練（搭配足球）

目標肌群：所有肌肉群

將環形彈力帶一端固定於身體斜後方約腳踝高度的堅固物體上，另一端套在踢球腿靠近腳踝上方的位置，身體背對固定處。踢球腿先往後抬（起始位置），讓彈力帶維持輕微張力。模擬踢球動作，然後慢慢返回至起始位置。

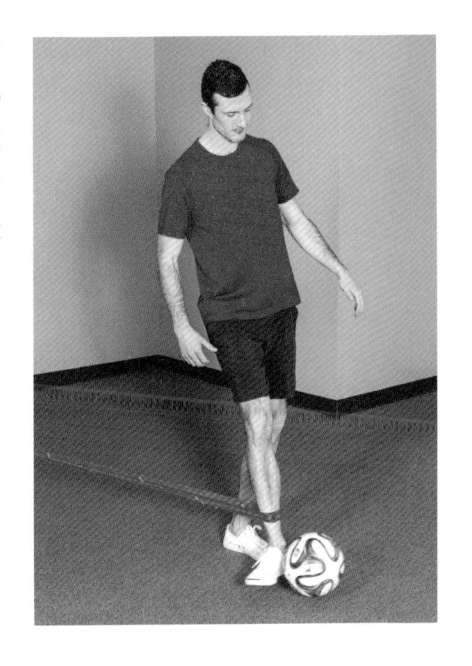

控球穩定度訓練

目標肌群：臀肌群、腿後肌

將環形彈力帶一端固定於身體前方約小腿至腰部高度的堅固物體上，身體面向固定處單腳站立，將彈力帶另一端套在非站立腿靠近腳踝下方的位置，身體保持穩定平衡。腿部抵抗彈力帶的阻力，慢慢抬高同時膝蓋彎曲至 90～100 度，然後慢慢返回至起始位置。

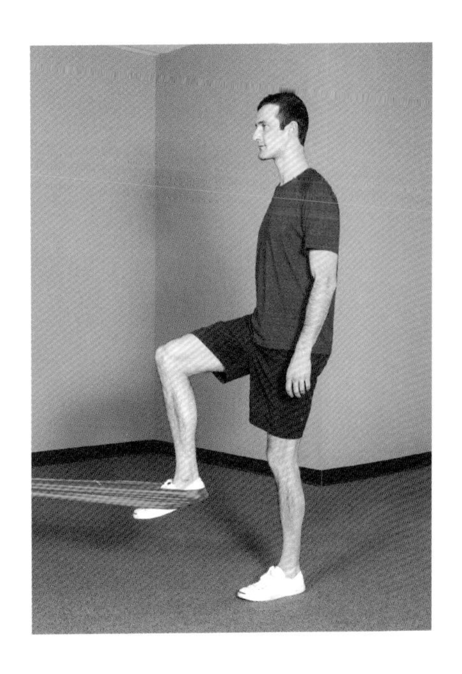

擲界外球和過頂傳球模擬訓練（搭配足球）

目標肌群：肩關節伸肌群、闊背肌、核心肌群、髖屈肌群

將環形彈力帶一端固定於約眼睛高度的堅固物體上，身體背對固定處站立，另一端套在雙手，雙手拿著足球高舉過頭。上半身從髖部往前稍微彎曲，模擬擲界外球的動作。

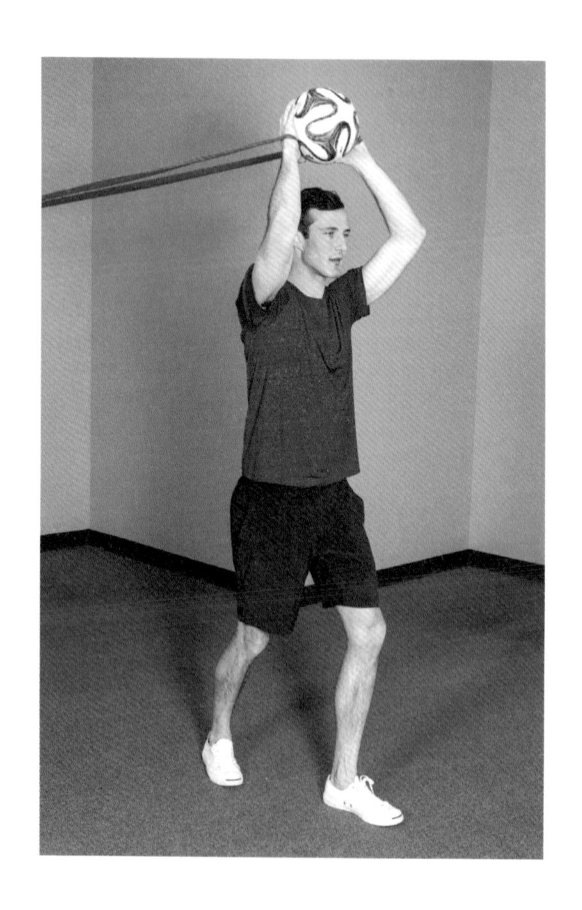

12-5 橄欖球（美式足球）

橄欖球是一項身體碰撞頻繁的運動，因此會產生各式各樣的潛在性傷害，從腦震盪、骨折到過度使用的傷害，例如肌腱炎和肌肉拉傷。除此之外，球員位置決定所需的訓練。例如，四分衛需要多方向移動、承受碰撞衝擊和進行大幅旋轉動作，還有跟籃球或網球運動員類似的大量反覆擲球動作。要滿足這麼多種需求讓設計橄欖球員的訓練計劃變得很有挑戰性。

多方向移動的爆發力和強大的上半身肌力，是不管哪個位置的橄欖球員都需具備的。適用很多位置之球員的特定訓練動作，例如針對上半身的斜向彎舉，只需使用不同阻力的彈力帶就能提供不同的訓練強度。本書橄欖球訓練計劃裡的許多訓練動作不只是針對單個肌肉或肌肉群，而是會同時鍛鍊到多個肌肉群，特別是下半身。

然而，某些位置的球員還是要針對特定肌肉群做一些孤立訓練。例如四分衛就應該將鍛鍊旋轉肌袖和肩胛肌群的動作納入訓練計劃中。而需要帶球或控球的球員就要進行一些手腕和前臂的訓練。專為四分衛設計的一個訓練動作是怪物行走投擲模擬訓練，其可以空手亦可手拿著橄欖球進行訓練。這個動作纏繞彈力帶的方式比較複雜，但是可以大量鍛鍊到下半身和核心肌群。

基礎訓練

彈力帶胸推 第 74 頁
彈力帶前蹲舉 第 116 頁
彈力帶弓步蹲 第 112 頁
斜上平舉 第 46 頁
彈力帶背部下拉 第 84 頁
CLX 彈力帶羅馬尼亞硬舉 第 237 頁

運動模擬訓練

三點站姿起跑往前衝 第 204 頁
全身伸展訓練 第 204 頁
斜向彎舉 第 205 頁
怪物行走投擲模擬訓練 第 206 頁

三點站姿起跑往前衝

目標肌群：所有肌肉群

將彈力帶一端固定於接近地板的堅固物體上，另一端環繞於腰部。身體背對固定處，並採取三點站姿。往前跨出一步，做出起跑往前衝的動作。

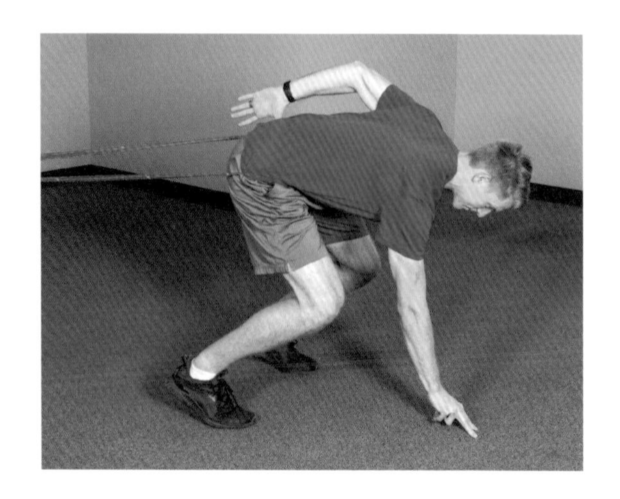

全身伸展訓練

目標肌群：所有肌肉群

將彈力帶繞過兩隻大腿後側，雙手各抓住彈力帶一端置於肩膀高度。彎曲髖部和膝蓋，讓身體成半蹲姿勢。雙臂往前伸展，同時用下半身力量從蹲姿起身站立。

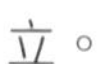

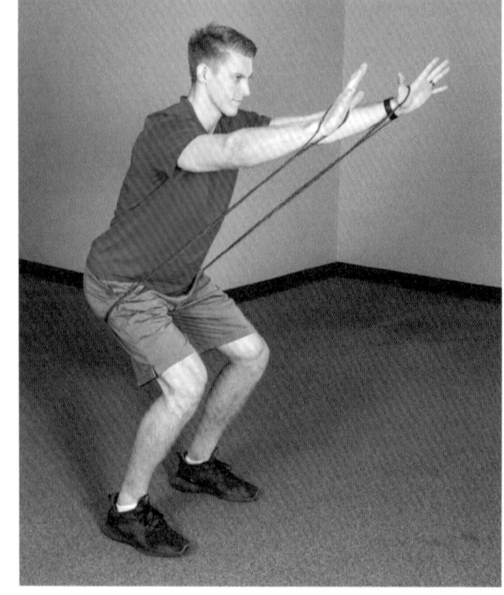

斜向彎舉

目標肌群：所有肌肉群

將彈力帶一端固定於腰部高度的堅固物體上，用訓練側的手抓住彈力帶另一端，身體背對固定處。對側腿往前跨步，訓練側的手臂往上擺動橫越身體前方，就像防守前鋒在攔截時的動作一樣。換另一邊重複相同動作。這個斜向彎舉訓練模擬手臂往上橫越身體前方的動作，能鍛鍊肩膀前側的肌力。

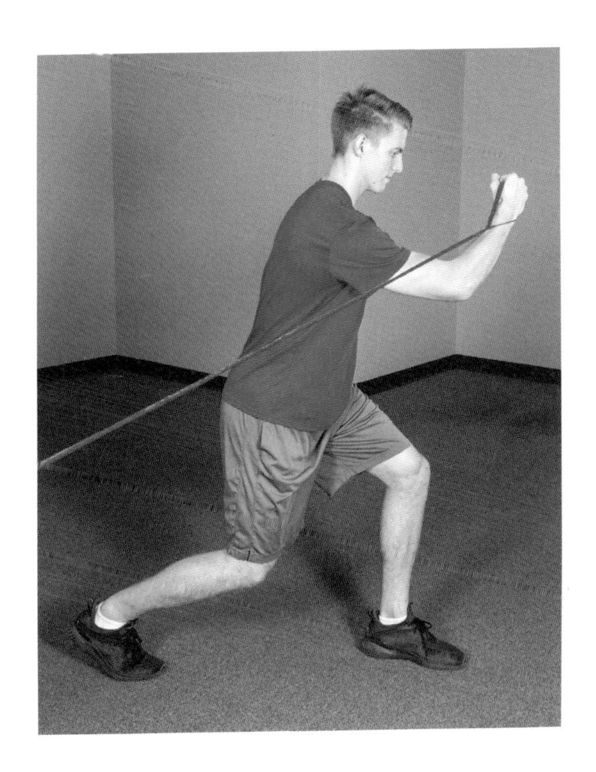

怪物行走投擲模擬訓練

目標肌群：所有肌肉群

將彈力帶繞過大腿後側位於膝蓋上方的位置，於大腿前側交叉，再往後繞到髖部後側交叉，再往前繞到腰部前側交叉，雙手各抓住彈力帶的一端 (a)。雙腳橫向前後移動，模擬四分衛用慣用手拿著橄欖球投擲的動作 (b-c)。

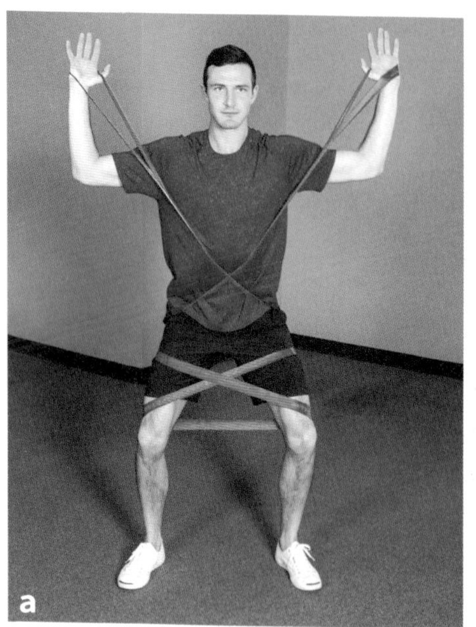
a

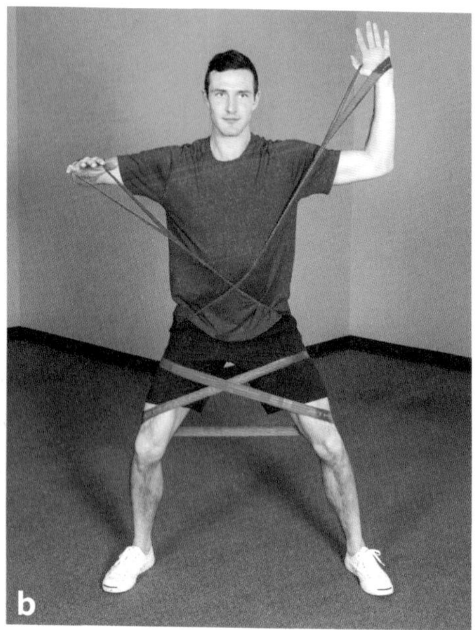
b

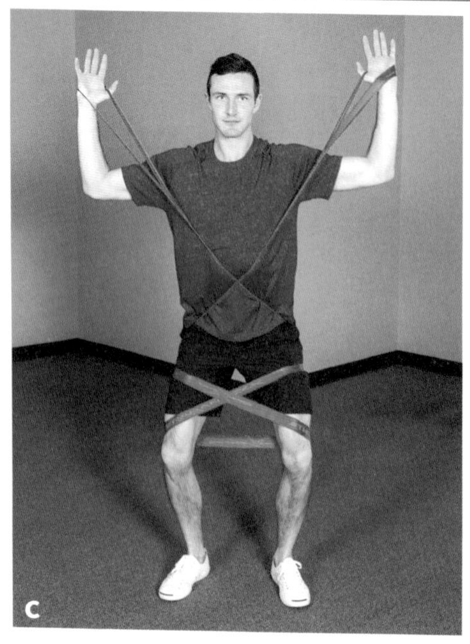
c

12-6 曲棍球

曲棍球除了考驗人體肌肉系統的爆發力和肌耐力之外，優異的平衡感與敏捷性也是不可或缺的。曲棍球的比賽場地是堅硬光滑的表面，這使得基礎訓練和運動專項動作訓練的設計變得別具挑戰性。曲棍球跟橄欖球很像，會因為與其他運動員碰撞、撞擊地面或場地周圍的護欄而導致各種運動傷害。上半身的傷害，例如肩膀脫臼就很常見，而像是腹股溝拉傷和韌帶損傷等下半身傷害亦經常發生。由於需要用到全身肌肉的力量和爆發力，因此曲棍球的許多基礎訓練跟橄欖球一樣，都著重在能強化大肌肉群肌力的多關節運動。但是運動模擬訓練就比較獨特，是專為曲棍球運動員量身設計的。

曲棍球運動員的腹股溝和髖部外側的內收肌和外展肌的肌力必須平衡，以儘可能減少和預防腹股溝受傷。因此除了腹股溝區域的肌力訓練之外，也要加強髖部外側的肌力訓練，才能降低受傷機率並提升運動表現。

曲棍球員對滑冰時的肌肉拉長動作也需要有良好的控制能力。這代表訓練計劃也必須包含離心（肌肉拉長）收縮的訓練動作。曲棍球員需要滑冰並往各個方向移動，這代表在進行彈性阻力訓練不能只有往前方移動，而需涵蓋所有方向。

所有球員在整個比賽過程中都會拿著一根球棍，所以手腕和前臂的肌力對於運動表現的發揮至關重要，也因此需要一系列跟網球或高爾夫運動員類似的手腕和前臂訓練。

基礎訓練

怪獸行走	第 119 頁
彈力帶蹲姿行走	第 120 頁
彈力帶弓步蹲	第 112 頁
CLX 彈力帶羅馬尼亞硬舉	第 237 頁
彈力帶快速踢腿	第 124 頁
彈力帶坐姿轉體	第 133 頁
彈力帶背部下拉	第 84 頁
腕關節屈曲	第 52 頁
腕關節伸展	第 53 頁
前臂旋前	第 55 頁
前臂旋後	第 54 頁

運動模擬訓練

手持球棍滑冰前進	第 209 頁
手持球棍抗阻力側向滑行前進	第 209 頁
手持球棍抗阻力猛射往後揮桿	第 210 頁
手持球棍抗阻力猛射往前揮桿	第 210 頁
手持球棍腕射訓練	第 211 頁

手持球棍滑冰前進

目標肌群：所有腿部肌肉

拿一條小環形彈力帶套在兩隻腳踝上方，或是利用腳踝扣帶將彈力繩繫在兩隻腳踝上。往斜前方大步前進，雙足保持放低，同時揮動球棍，模擬在滑冰時大步前進的動作。

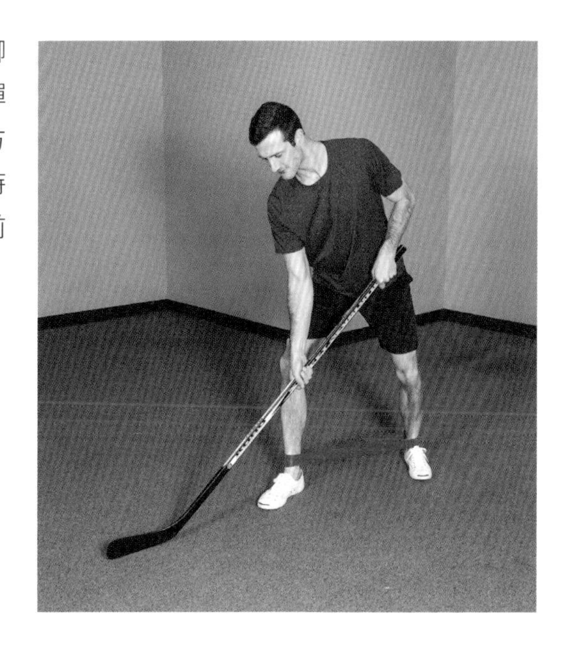

手持球棍抗阻力側向滑行前進

目標肌群：髖內收肌、髖外展肌

站在平坦的表面上，拿一條小環形彈力帶套在兩隻腳踝上方，或是利用腳踝扣帶將彈力繩繫在兩隻腳踝上。手持球棍並維持身體直立的姿勢，一條腿往側向滑行。

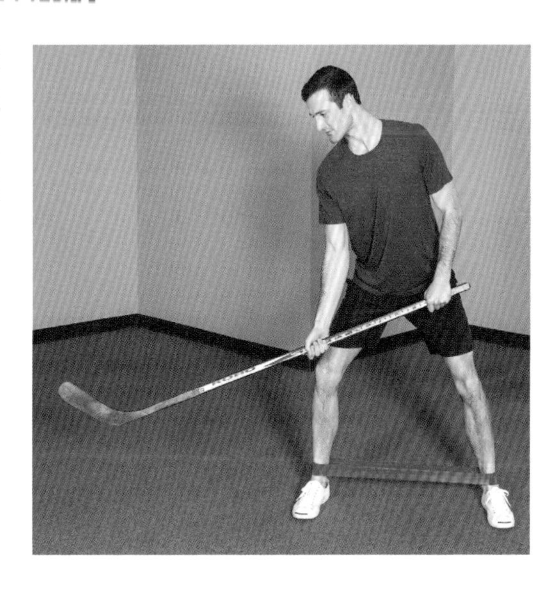

手持球棍抗阻力猛射往後揮桿

目標肌群：所有肌肉群

將環形彈力帶一端套在球棍上，另一端固定於堅固物體上。雙手抓著球棍抵抗彈力帶阻力將球棍朝上往遠離地板方向揮動，模擬猛射(slap shot)時要擊球前的往後揮桿動作。

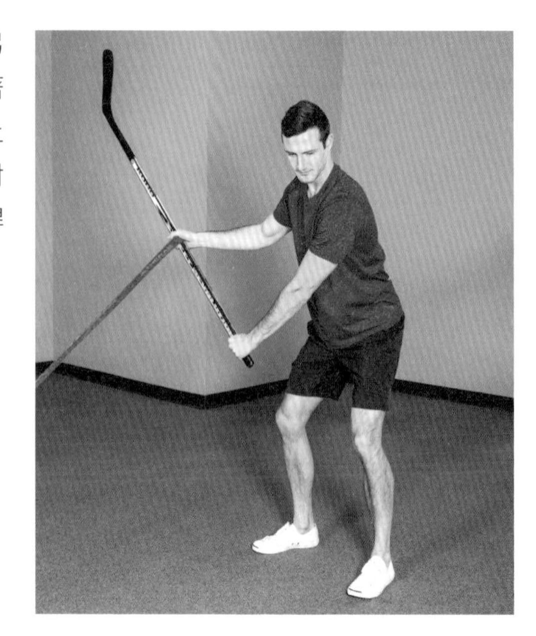

手持球棍抗阻力猛射往前揮桿

目標肌群：所有肌肉群

將環形彈力帶一端套在球棍上，另一端固定於距離地板 8～15 公分的堅固物體上。將球棍往前揮動，模擬猛射時從擊球到收桿這個階段的揮桿動作。

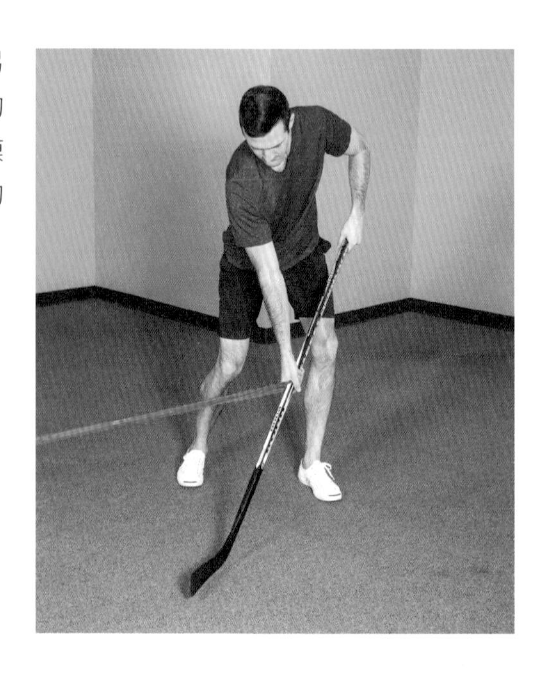

手持球棍腕射訓練

目標肌群：所有肌肉群

將環形彈力帶一端套在球棍上，另一端固定在大約與髖部等高的堅固物體上。將球棍往前揮動，模擬腕射（wrist shot）時從擊球到收桿這個階段的揮桿動作。

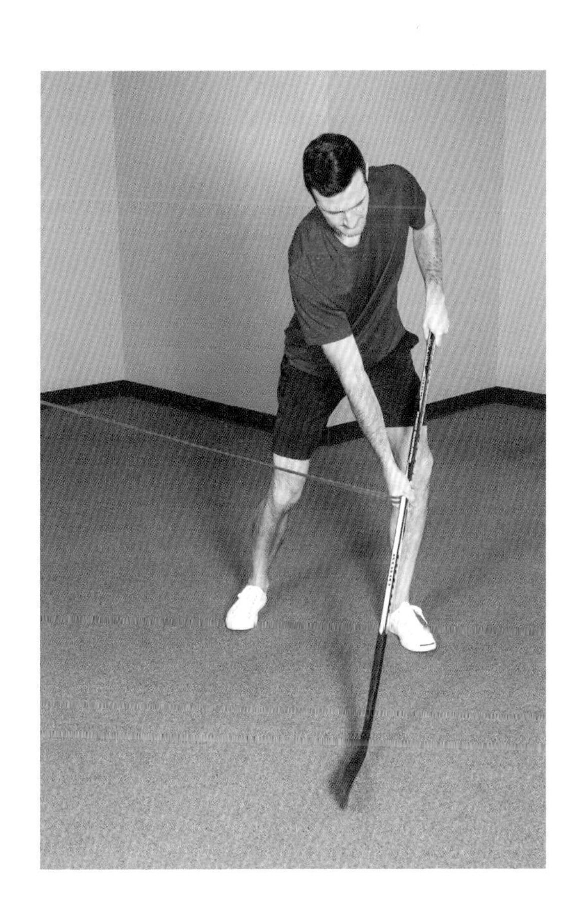

12-7 袋棍球

袋棍球（Lacrosse）是非常講求耐力和爆發力的運動，同時會涉及大量多方向性的動作。為袋棍球運動設計的彈性阻力訓練，包含了下半身多方向性動作訓練，以及藉由在球棍施加阻力對上肢進行專項動作的訓練。由於運動員需要拿著球棍奔跑和移動，因此在進行專項動作訓練時一定要搭配球棍。因為球棍很長，必須注意不要因槓桿作用而使得球棍被施加的阻力超出負荷。在進行這類運動專項動作訓練時，低阻力負荷就能獲得不錯的成效。

基礎訓練

彈力帶前蹲舉 第 116 頁
彈力帶單腿深蹲 第 118 頁
彈力帶弓步蹲 第 112 頁
CLX 彈力帶羅馬尼亞硬舉 第 237 頁
彈力帶快速踢腿 第 124 頁
彈力帶蚌式開合 第 108 頁
斜上平舉 第 46 頁
彈力帶背部下拉 第 84 頁
肩關節 90 度內轉 第 96 頁
肩關節 90 度外轉 第 97 頁
髖關節外展 第 62 頁
雙肩伸展後縮 第 87 頁
腕關節屈曲 第 52 頁
腕關節伸展 第 53 頁

運動模擬訓練

手持球棍彈性阻力跨越訓練 第 213 頁
袋棍球擲球模擬訓練 第 214 頁

手持球棍彈性阻力跨越訓練

目標肌群：所有肌肉群

將彈力帶一端套在球棍頂端（網子下方），請同伴拿著另一端或是固定於堅固物體上。站在 15～20 公分高的堅固平台旁邊。一隻腳放在平台上，準備往遠離彈力帶固定處的方向橫向移動。以迅猛的速度躍過平台，換成對側腳放在平台上，同時利用另一隻置於地面的腳讓身體減速。反覆進行躍過平台再跳回起始位置的動作。訓練者要手拿球棍以更真實模擬比賽時的橫向動作。

變化式

- 不對上半身施加阻力，而改將彈力帶套在腰部以增加下半身和核心肌群的阻力。
- 在訓練時可請一位同伴投球，同時進行接球和回傳的訓練，以增加挑戰性。

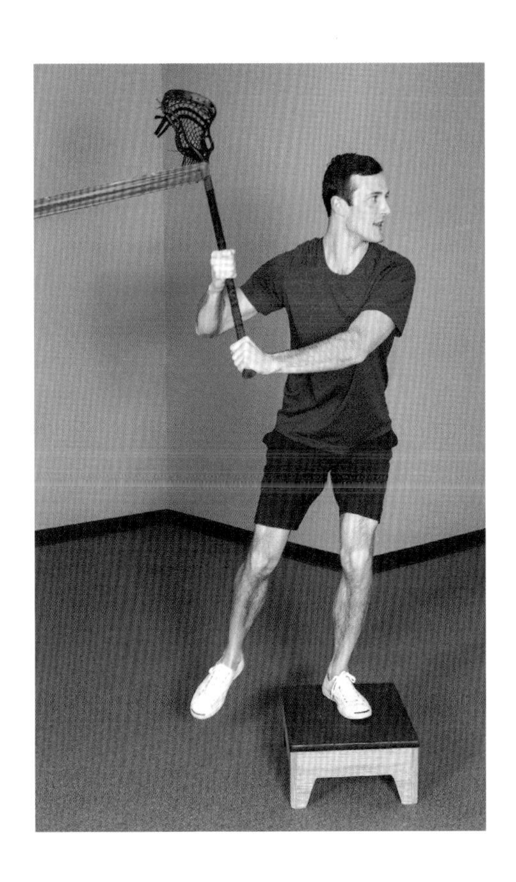

袋棍球擲球模擬訓練

目標肌群：所有肌肉群

將彈力帶一端套在球棍上，請同伴拿著另一端或是固定於門上。拿另一條彈力帶，請同伴拿著其中一端或是固定於門上，另一端套在腰部以對下半身和核心肌群施加阻力 (a)。往前邁步，拉伸彈力帶，一邊克服彈力帶的阻力，一邊用球棍模擬擲球動作 (b)。換個方向重複相同動作，以正確姿勢兩個方向交替輪流練習擲球動作。

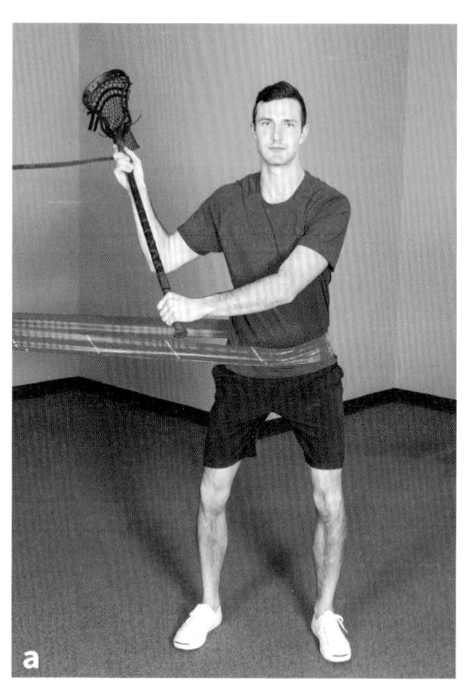
a

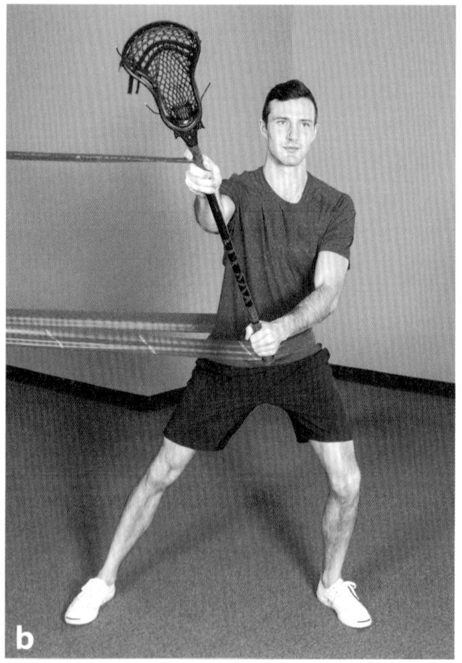
b

13

個人運動

個人運動的訓練方式跟團隊運動常見的訓練模式大不相同，經常會有獨特需求和各自的訓練重點，因此彈性阻力訓練是理想選擇。本章中包含的運動涵蓋上半身（網球、高爾夫、游泳）和下半身（網球、高爾夫、游泳、滑雪、跑步、騎自行車）的肌耐力和爆發力訓練，以達到最佳運動表現並預防受傷。這類具挑戰性的運動都需要基礎動作和運動專項動作的訓練，以達到全面性訓練並發揮最佳的競賽水準。

13-1 游泳

因為游泳大量頻繁的划水動作，使得游泳運動員很容易出現肩部過度使用的損傷。許多研究發現，由於游泳運動員的內轉肌群（用於划水推進）過度發達，肩膀後側和肩胛骨區域的肌肉（旋轉肌袖和肩胛肌群）鍛鍊不夠，而使得肩膀有肌肉失衡現象。游泳過程中旋轉肌袖會反覆承受壓力，加上手臂不斷高舉過頭的動作，使得肩膀和旋轉肌袖特別容易肌肉疲勞和損傷。彈性阻力訓練能夠強化執行划水動作的肌肉，有助於提升運動表現，而那些以旋轉肌袖和上背肌肉為強化重點的彈性阻力訓練，則能促進肌肉平衡和預防受傷。

游泳競賽有四種主要泳姿，儘管有明顯的差異，但因為推動身體在水中快速前進所使用的肌肉群是相同的，相同動作模式不斷重複會導致肌肉失衡並增加運動員受傷的機會。除了上半身運動和核心穩定訓練之外，為了執行各種踢水動作，下半身參與髖關節和膝關節彎曲和伸展的肌肉群也必須具備高度的肌肉活動性。

本章介紹的訓練動作能改善肌肉失衡現象，並增強有助提升運動表現的特定肌肉群，進而將受傷機率降至最低。建議採高反覆次數與多組數訓練，才能滿足游泳對肌耐力的需求。一組可以做 15～20 次，甚至 25 次，或是採取計時訓練的方式，每組做 30～45 秒。

基礎訓練

運動模擬訓練

游泳划水動作模擬訓練

目標肌群：背闊肌、肱三頭肌、核心肌群

將彈力帶中段固定於腰部高度或略高於腰部的堅固物體上，身體面向固定處站立，起始姿勢為雙膝微彎同時軀幹彎曲 90 度，雙臂往前伸直，頭部維持中立位，雙手分別抓住彈力帶一端 (a)。雙臂往後拉，模擬游泳的划水動作 (b)。慢慢地返回起始位置。

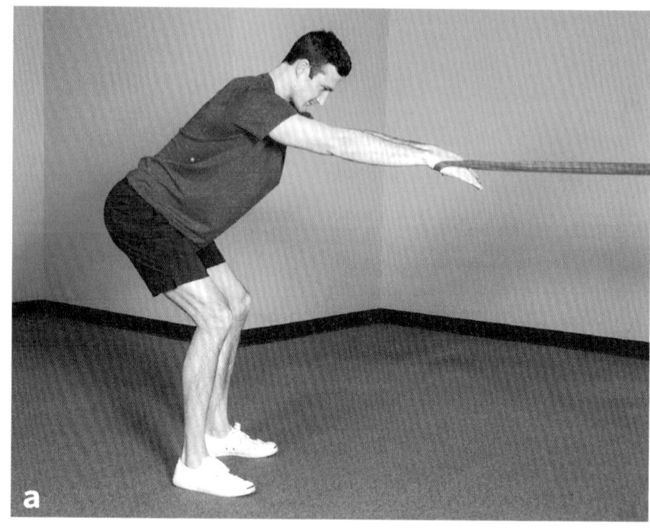
a

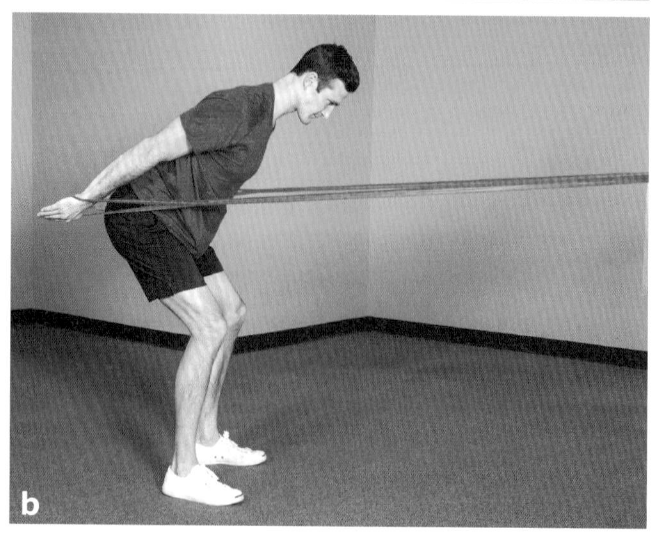
b

肩關節水平外展合併外轉

目標肌群：旋轉肌袖、肩胛肌群

身體站立，雙手各抓住彈力帶或彈力繩一端，雙臂往身體前方抬高至與身體成 90 度。掌心朝上（前臂旋後）(a)。一隻手臂保持穩定不動。另一隻手臂朝外往身體側邊移動，過程中保持姆指朝外 (b)。為了盡可能減輕肩部壓力，請避免將手臂向外移動超過身體平面。在動作末端位置停留片刻，然後慢慢返回至起始位置。換對側手臂重複相同動作。左右兩側各進行多組，一組重複 10～15 次。

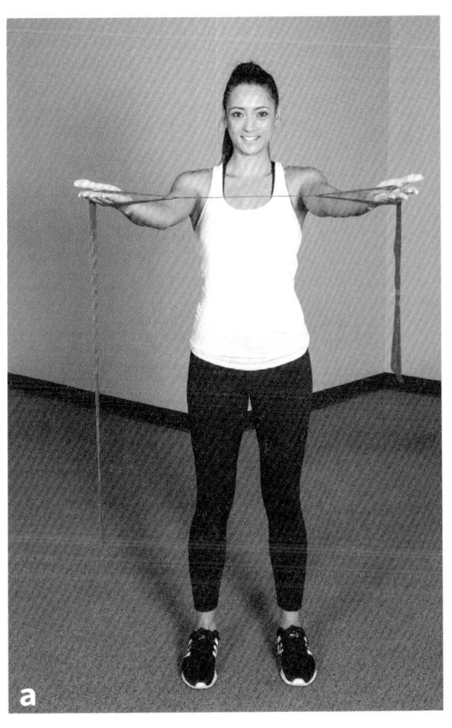
a

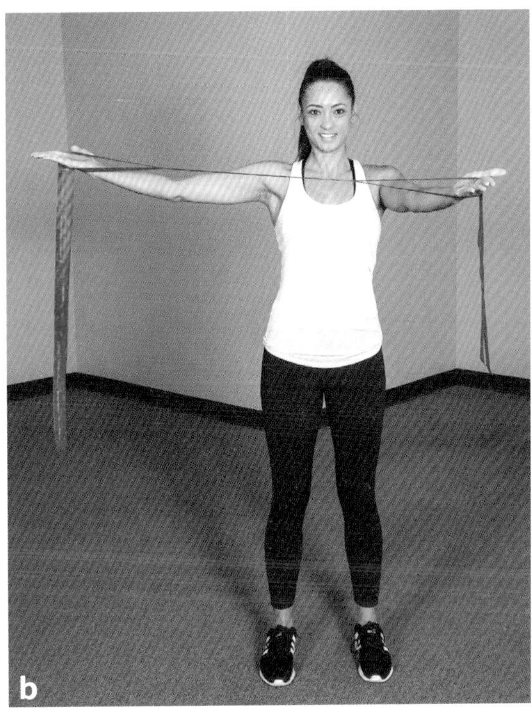
b

13-2 跑步

跑步運動員可以進行很多形式的訓練，其中彈性阻力訓練是滿足跑者基礎訓練很好的方式。跟游泳等其他耐力運動一樣，跑步需要過人的肌耐力以達到最佳運動表現並避免傷害。此外，跑步需要穩定的骨盆和脊椎，因此建議跑者進行額外的訓練，以提高核心穩定性和髖部肌群的力量。由於大多數跑步是直線前進，因此跑者可以在訓練裡加入橫向動作的運動，以增加髖部的強度和穩定性，除此之外，能強化下背部和腹部肌肉的運動對跑者亦有一定助益。

藉由低阻力強度和高反覆次數的彈性阻力訓練，可以改善股四頭肌和腿後肌的力量以及局部肌耐力。此外也建議進行強化腳踝肌力的訓練，以防止腳踝扭傷，並且能讓腳踝在林間小徑等不平坦地面跑步時獲得更多的支撐。彈力帶快速踢腿和髖關節外展有助於改善髖部和骨盆的穩定度。

由於上背部和肩胛肌群在訓練和超長距離跑步時容易發生姿勢不良、肌肉疲勞不適的現象，因此利用彈性阻力訓練強化這些區域對長跑運動員亦有幫助。改善上背部肌力有助於跑步時維持直立的姿勢，並且能提升跑步的整體表現。由於跑步運動很少會鍛鍊到上半身的肌肉，因此納入上臂肱二頭肌和肱三頭肌的肌力訓練，對整體的體適能也會有平衡的效果。

基礎訓練

彈力帶坐姿划船 第 81 頁
彈力帶背部下拉 第 84 頁
彈力帶聳肩 第 83 頁
彈力帶斜向捲腹 第 129 頁
彈力帶站姿背部伸展 第 137 頁
彈力帶四足跪姿穩定訓練 第 139 頁
髖關節伸展 第 61 頁
彈力帶快速踢腿 第 124 頁
彈力帶前蹲舉 第 116 頁
踝關節背屈 第 67 頁
踝關節蹠屈 第 68 頁
踝關節內翻 第 69 頁

運動模擬訓練

彈力帶單腿橋式

目標肌群：臀大肌、腿後肌、腹部肌群、下背部

將一條小環形彈力帶套在兩隻大腿靠近膝蓋上方的位置，然後仰躺。雙臂交叉置於胸前同時雙膝彎曲，膝蓋併攏，一條腿伸直，接著將臀部抬離地面，直到膝蓋、髖部和肩膀成一直線，然後臀部下降回到地面，上抬和下降過程中要保持單腿伸直。再次將臀部抬離地面，如此反覆數次之後，換另一條腿重複相同動作。

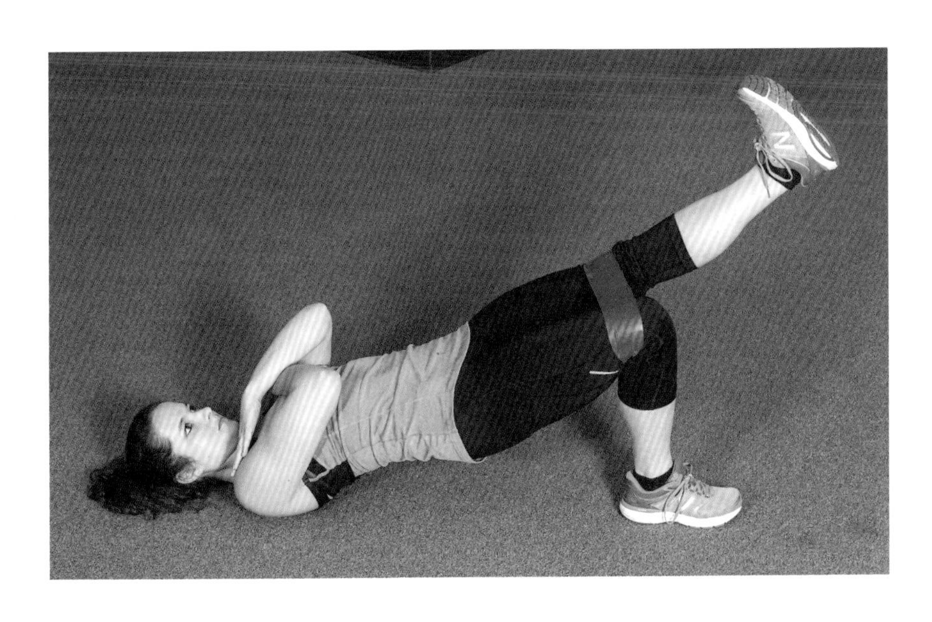

13-3 網球

網球是極度依賴跑動能力的運動，包括多方向的下半身動作，反覆大幅度且劇烈的軀幹旋轉動作，而且也會讓旋轉肌袖及肩胛肌群反覆承受壓力。網球運動員跟投擲運動的運動員一樣，上半身前方的肌肉，與肩膀後側及肩胛骨區域的小型肌肉（具有穩定肩膀和減速的作用）之間，經常會發生肌肉失衡現象。因此以改善旋轉肌袖和肩胛肌群的肌力和肌耐力為目的的基礎訓練，是網球運動員訓練計劃中非常重要的部分。

裡面很多訓練動作是以上臂與身體成 90 度的姿勢進行。這樣的姿勢模擬肩膀在發球時的位置，而且這些動作能訓練肌肉以正確的擊球動作執行。網球也會對手腕和手肘造成相當大的重複性壓力，因此這裡介紹的基礎訓練也包含能強化跨越腕關節和肘關節穩定肌群的訓練動作。這裡提供的基礎訓練強調手腕的多方向性訓練，以確保肌力均衡發展，達到穩定手腕的作用。由於經年累月打球，使得網球運動員手腕和前臂肌肉明顯較有力量，同時慣用手的握力也比較強，因此這些訓練動作是經常打網球者預防手腕和手肘受傷很重要的一環。

除此之外，網球運動員也需要針對下半身進行多方向快速移動的訓練。網球運動員每一次得分平均會變換 4～5 個方向，這需要大量的橫向移動以及不斷地加速和減速。彈性阻力訓練能提供與真實情況相似的強度負荷，協助運動員訓練相關能力。

打網球每次擊球都會涉及軀幹旋轉的動作。網球運動員在穩定核心及傳遞從下半身產生的力量時需要靠腹部肌肉的強力收縮。這會藉由核心肌群將能量傳送至上肢和球拍。網球運動專項動作訓練通常會包含軀幹旋轉，並且會採取運動員在球場上會使用到的各種站姿，例如開放式站姿和方正站姿，讓運動員能儘可能以實際打球的姿勢去進行訓練。

基礎訓練

肩關節 90 度外轉運動	第 97 頁
側向肩關節外轉	第 48 頁
彈力帶坐姿划船	第 81 頁
腕關節屈曲	第 52 頁
腕關節伸展	第 53 頁
前臂旋前	第 55 頁
前臂旋後	第 54 頁
手腕橈側偏移	第 57 頁
手腕尺側偏移	第 56 頁
肩關節外轉合併肩胛骨後縮	第 94 頁
雙肩伸展後縮	第 87 頁
前鋸肌拳擊	第 49 頁
彈力帶單腿橋式	第 221 頁
側橋式單邊划船	第 148 頁
怪獸行走	第 119 頁
彈力帶快速踢腿	第 124 頁
弓步蹲結合藥球旋轉	第 145 頁
肩關節內轉 / 肱三頭肌	第 34 頁

運動模擬訓練

方正站姿正拍擊球阻力訓練（搭配球拍）	第 224 頁
側向旋轉運動（搭配球拍）	第 225 頁
水平外展高反拍擊球訓練（搭配球拍）	第 226 頁
側向跨越箱子訓練（搭配球拍）	第 227 頁

方正站姿正拍擊球阻力訓練（搭配球拍）

目標肌群：所有肌肉群

將環形彈力帶一端固定於腰部高度的堅固物體上，並將彈力帶另一端環繞在腰部。站在預備位置然後跨步採取方正站姿模擬正手拍擊球動作。慢慢返回至起始位置。

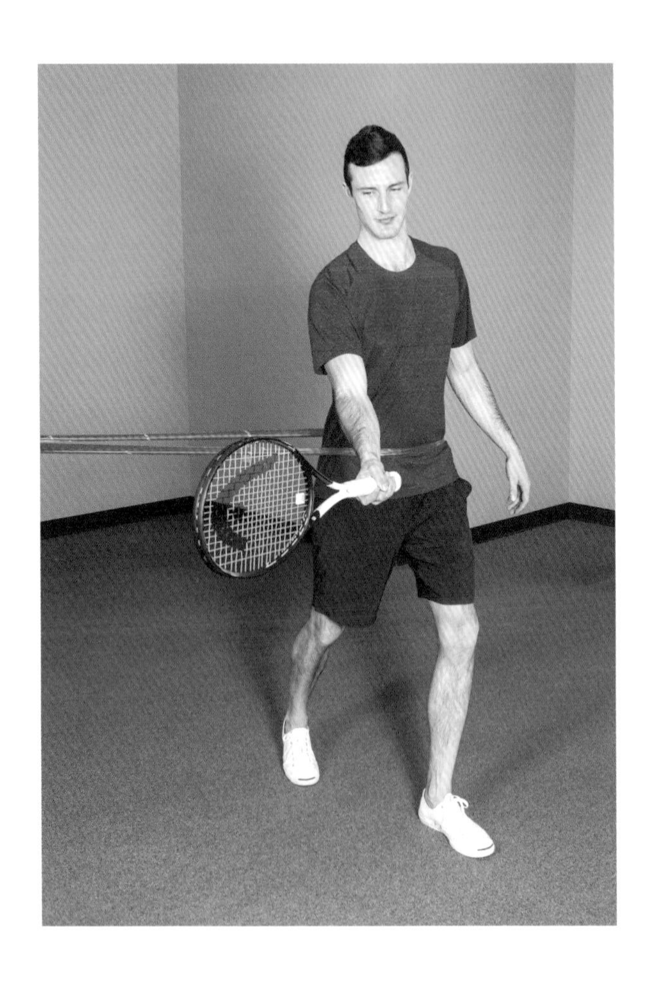

注意！如果你在正拍或反拍擊球主要是採取開放式站姿，可以將這個訓練修改成將彈力帶一端套穩於腰部，另一端固定在位於身體側邊的堅固物體上，然後以開放式站姿朝遠離彈力帶固定處方向橫向跨步。

側向旋轉運動（搭配球拍）

目標肌群：腹斜肌、核心肌群

將彈力帶一端固定於身體側邊的位置，雙手抓穩彈力帶另一端同時握住網球拍，雙臂往身體前方伸直並收緊腹部肌肉。身體側向旋轉並保持雙肘伸直。慢慢返回至起始位置。

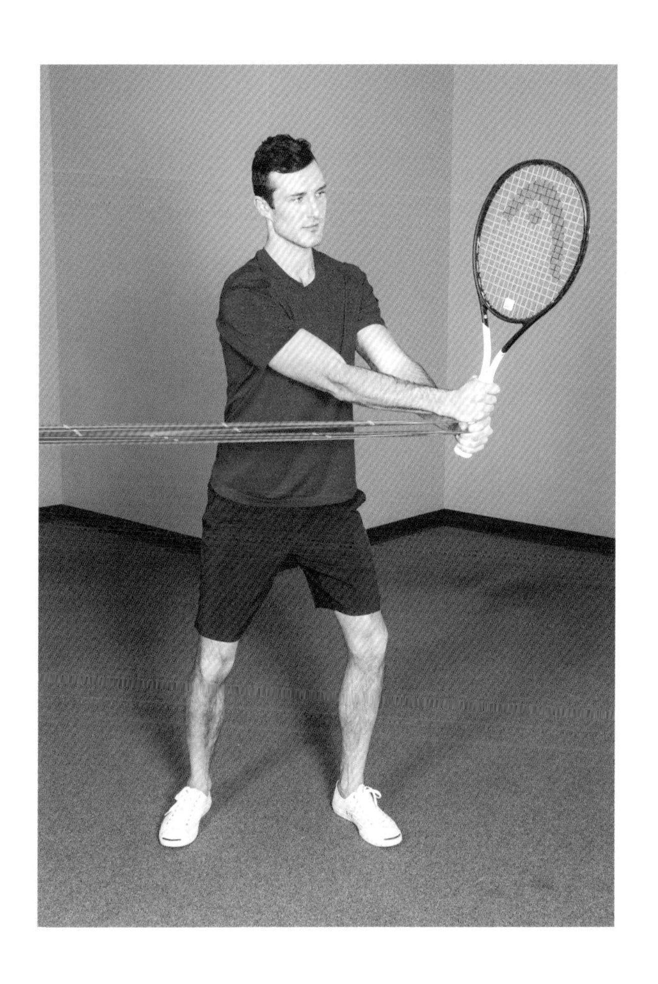

注意！這個訓練動作也可以用單腿站立的方式進行，一腿完成一組之後再換另一腿，交替輪流進行。除此之外，也可以站在平衡墊或是不穩定的表面上以增加訓練的難度。

水平外展高反拍擊球訓練（搭配球拍）

目標肌群：前三角肌、旋轉肌袖、肩胛肌群

將彈力帶一端固定於肩膀高度的堅固物體上，身體背對固定處，一隻手抓住彈力帶另一端同時握住網球拍，手臂置於適當位置模擬高反拍擊球的動作。手臂抵抗彈力帶的阻力，前後揮動球拍，另一隻手臂保持不動。慢慢返回至起始位置。

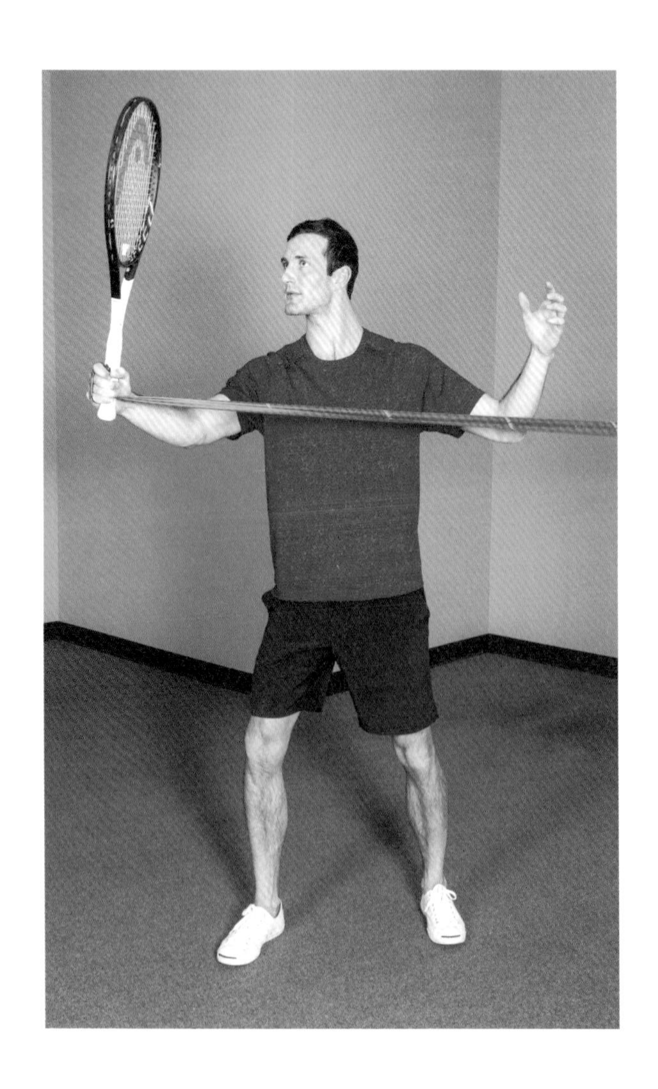

側向跨越箱子訓練（搭配球拍）

目標肌群：所有下肢肌肉群

將彈力帶環繞在腰部，並固定在位於身體側邊與腰部同高的堅固物體上。一隻腳放在箱子或平台上，雙手握住球拍，眼睛直視前方模擬預備姿勢。接著用力橫向跳躍跨越箱子，換對側腳放在箱子上，原先那隻腳落地，踩穩地面吸收衝擊力。重複相同動作，兩隻腳來回橫向跳躍跨越箱子。一組進行 30 秒以上，並進行數組。做完一組要變換彈力帶的位置，讓身體交替輪流承受來自左右兩邊的阻力。

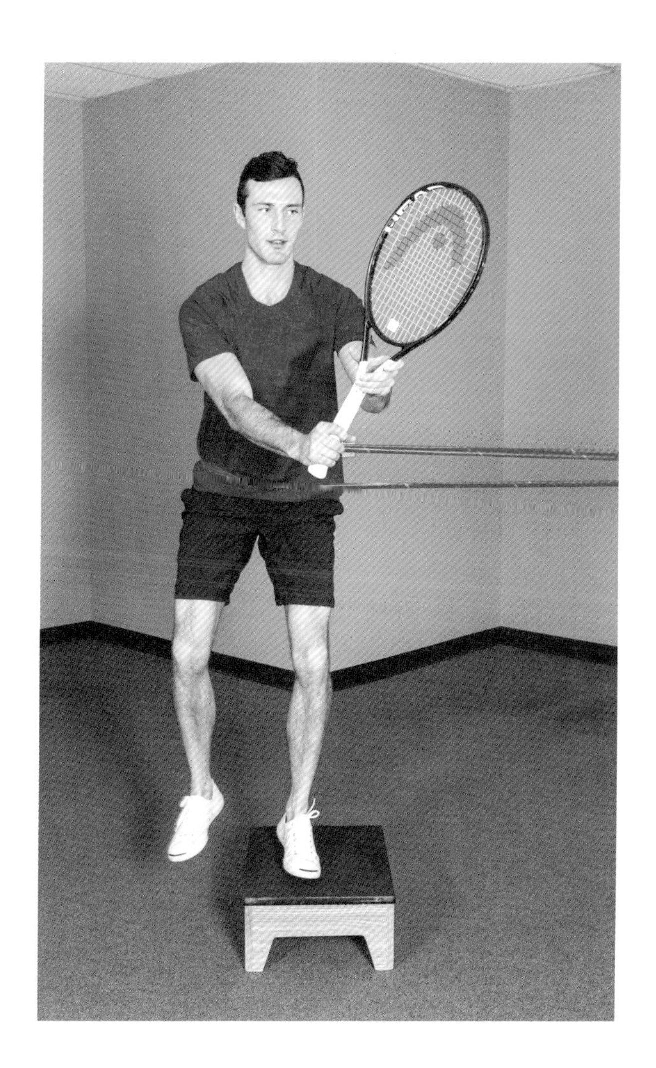

13-4 高爾夫球

高爾夫球運動員經常受傷的地方有手腕、手、肩膀和下背部。能改善腕關節和下背部穩定性的運動是高爾夫運動員訓練計劃的重要項目。高爾夫球揮桿需要大量運用軀幹旋轉來產生力量，而腿部和髖部在旋轉時扮演很重要的角色。因此，能改善腿部和髖部肌力的運動有助於高爾夫運動員提升揮桿的力量。

建議訓練計劃必須兼顧下背部和腹部的肌力發展以提升脊椎的穩定度，同時訓練內容要以旋轉動作為主。因為揮桿會使用到肩關節，而旋轉肌袖是維持肩關節穩定的重要結構，因此能強化旋轉肌袖肌力的運動也很重要。

除了基礎訓練，彈性阻力訓練可以用來模擬高爾夫球揮桿的幾個階段。所有年齡層和不同技術水準的高爾夫球運動者，都可以在執行這些模擬訓練時搭配使用健身踏板或平衡墊的平衡訓練，增加訓練的變化性和難度。

基礎訓練

肩關節 90 度內轉運動　第 96 頁
肩關節 90 度外轉運動　第 97 頁
斜向伸展：PNF(本體感覺神經肌肉誘發術)　第 93 頁
腕關節屈曲　第 52 頁
腕關節伸展　第 53 頁
手腕橈側偏移　第 57 頁
手腕尺側偏移　第 56 頁
前臂旋前　第 55 頁
前臂旋後　第 54 頁
彈力帶坐姿轉體　第 133 頁
彈力帶四足跪姿穩定訓練　第 139 頁
髖關節內轉　第 58 頁
髖關節外轉　第 59 頁
彈力帶前蹲舉　第 116 頁
閉鎖鏈髖部旋轉　第 110 頁

運動模擬訓練

揮桿加速模擬訓練 (搭配高爾夫球桿)　第 229 頁
抗阻力起桿模擬訓練 (搭配高爾夫球桿)　第 230 頁
軀幹旋轉及手臂旋轉扭轉訓練　第 231 頁

揮桿加速模擬訓練(搭配高爾夫球桿)

目標肌群：所有肌肉群

將彈力帶一端固定於肩膀高度的堅固物體上並採取打高爾夫球的站姿。雙手抓住彈力帶另一端並握住球桿，從起桿位置，抵抗彈力帶的阻力，加速揮桿至擊球位置。慢慢返回至起始位置。

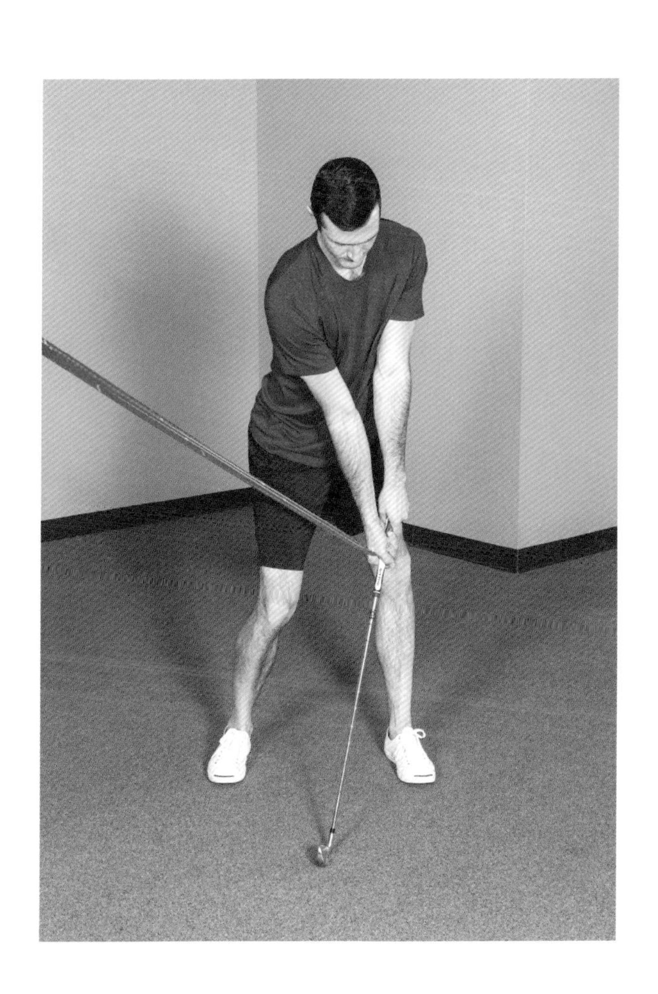

抗阻力起桿模擬訓練（搭配高爾夫球桿）

目標肌群：所有肌肉群

將彈力帶一端固定於靠近地板的堅固物體上。雙手抓住彈力帶另一端並握住球桿，擺出揮桿的預備動作姿勢，抵抗彈力帶的阻力，將兩隻手臂和球桿往後上方移動至揮桿動作的起桿位置。慢慢地返回至起始位置。

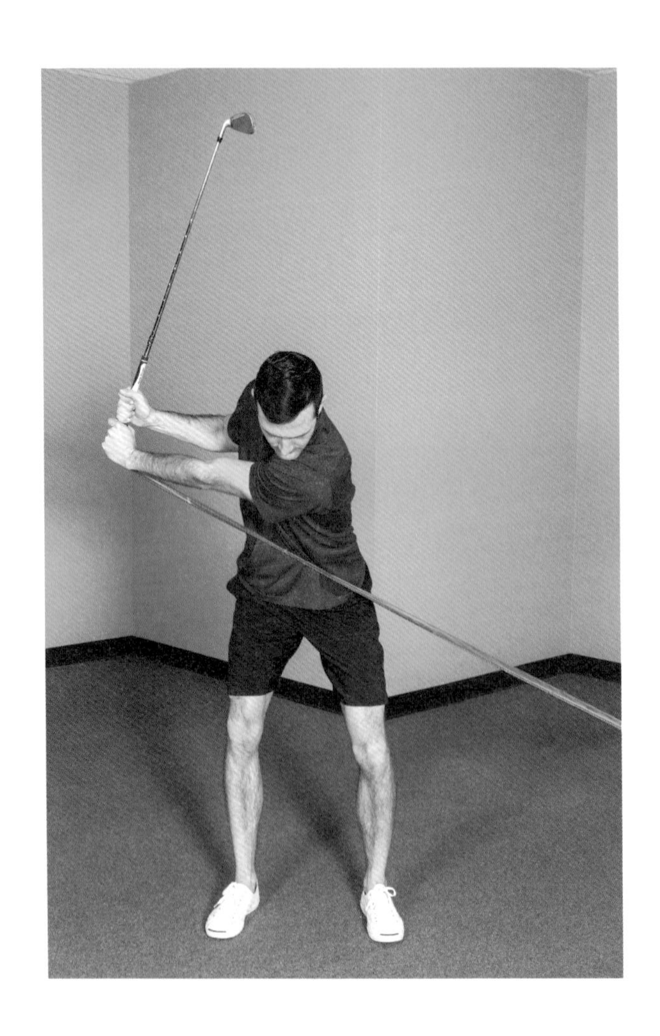

軀幹旋轉及手臂旋轉扭轉訓練

目標肌群：核心肌群、肩膀穩定肌

將彈力帶中段固定於堅固物體上，身體右側朝向固定處站立，雙手分別抓住彈力帶一端，同時雙手捧著藥球。起始位置如圖示，軀幹往右旋轉同時左手在藥球上方，右手在下方。接著抵抗彈力帶的阻力，讓軀幹往左旋轉，過程中保持雙肘伸直。當軀幹旋轉至左邊時，雙手也要跟著旋轉至左邊，並扭轉讓右手在藥球上方，左手在下方。動作時，雙膝保持微彎，臀部微向後傾亦可貼牆。適度控制力道和速度，慢慢地返回至起始位置。左側旋轉重複進行數次之後，換右側重複相同動作。

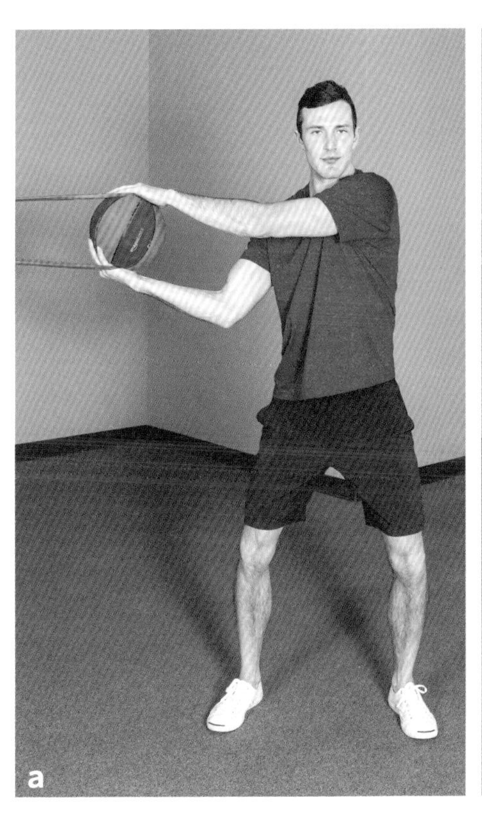
a

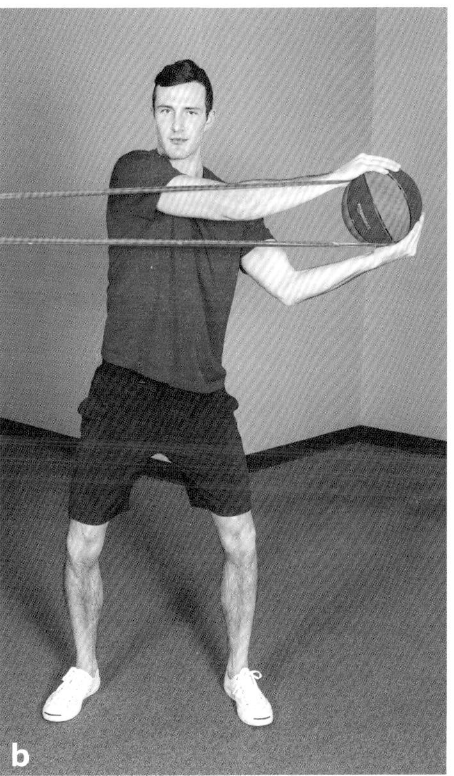
b

13-5 滑雪

滑雪需要絕佳的平衡感以及良好的下半身肌力和肌耐力，同時也需要靠上半身伸展和提供推進力，因此也必須鍛鍊肱三頭肌和背闊肌。儘管滑雪板和滑雪裝備的技術越來越先進，膝蓋損傷依然佔了滑雪傷害高達 50% 的比例。強化股四頭肌和髖部肌肉會有助於穩定膝蓋並減少受傷的風險。為了避免跌倒造成如肩膀脫臼和上半身骨折的創傷，平衡感的訓練也不能忽略。

滑雪時的肌肉運作複雜，讓滑雪者可以在關節穩定的狀態下做出特定動作，例如轉彎以及因應地形調整身體姿勢的各種動作。滑雪者特別依賴臀肌、股四頭肌、腿後肌以及內收肌（腹股溝）和小腿肌肉。這些肌肉的動作讓滑雪者即使在狹小有限的支撐基礎（滑雪板）下亦能控制身體重心。下列的訓練計劃適用於所有滑雪者，至於進階或高階滑雪者也可以調整為更具挑戰性，只需腳踩在平衡墊上就能提高訓練難度以及穩定肌群在訓練過程中的收縮次數。

專業教練和醫生們普遍建議滑雪者要進行能改善肌力和肌耐力的訓練計劃。利用下列調整過的訓練動作來強化股四頭肌、腿後肌和臀肌，能訓練滑雪者的體能需求，同時亦能在各種險峻環境中吸收衝擊力和靈活控制身體的動作。平衡感和離心收縮相關的訓練對滑雪運動來說非常重要。

基礎訓練

髖關節屈曲 第 60 頁
髖關節伸展 第 61 頁
髖關節外展 第 62 頁
彈力帶弓步蹲 第 112 頁
彈力帶單腿深蹲 第 118 頁
彈力帶背部下拉 第 84 頁
肘關節伸展 第 51 頁
彈力繩側向弓步蹲 第 114 頁

運動模擬訓練

滑雪姿勢迷你深蹲 第 233 頁
長椅單腿下蹲平衡訓練 第 234 頁
雙腿抗阻力半蹲 第 235 頁

滑雪姿勢迷你深蹲

目標肌群：髖伸肌群、股四頭肌、小腿肌群

拿一條長的彈力帶，將中段繞過下背部，並用雙腳踩穩彈力帶的兩端，身體擺出滑雪姿勢。維持此姿勢同時進行迷你深蹲。

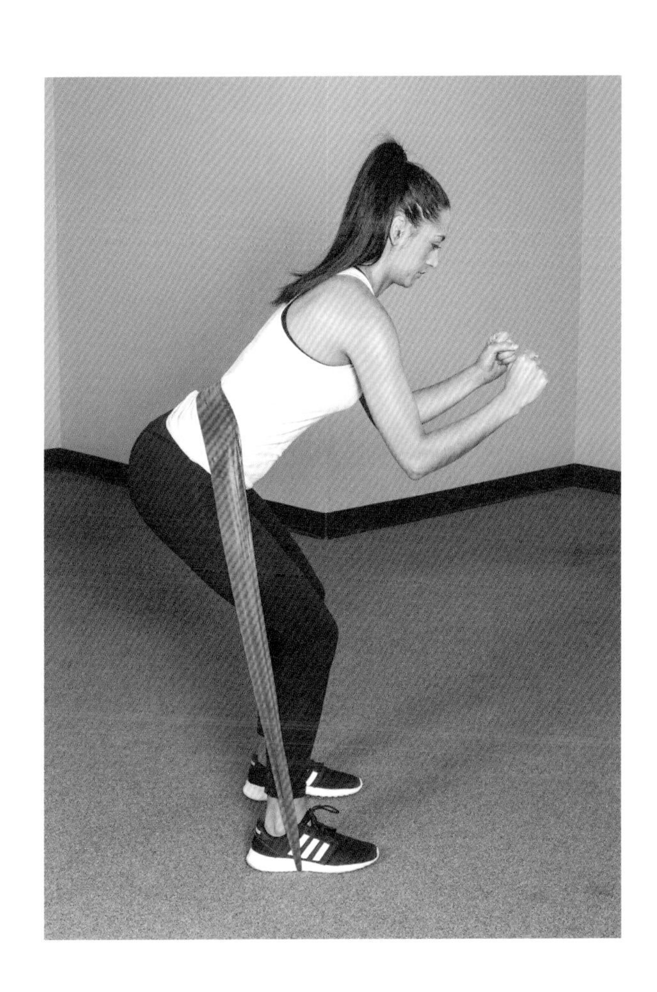

長椅單腿下蹲平衡訓練

目標肌群：所有肌肉群

單腳站立，同時將彈力帶或彈力繩中段繞過腳底，雙手分別抓住彈力帶一端並拉伸至腰部高度。身體背對長椅，另一隻腳往後放在長椅上。站立腿膝蓋彎曲 45～60 度，進行單腿下蹲動作。身體保持挺直同時眼睛直視前方。

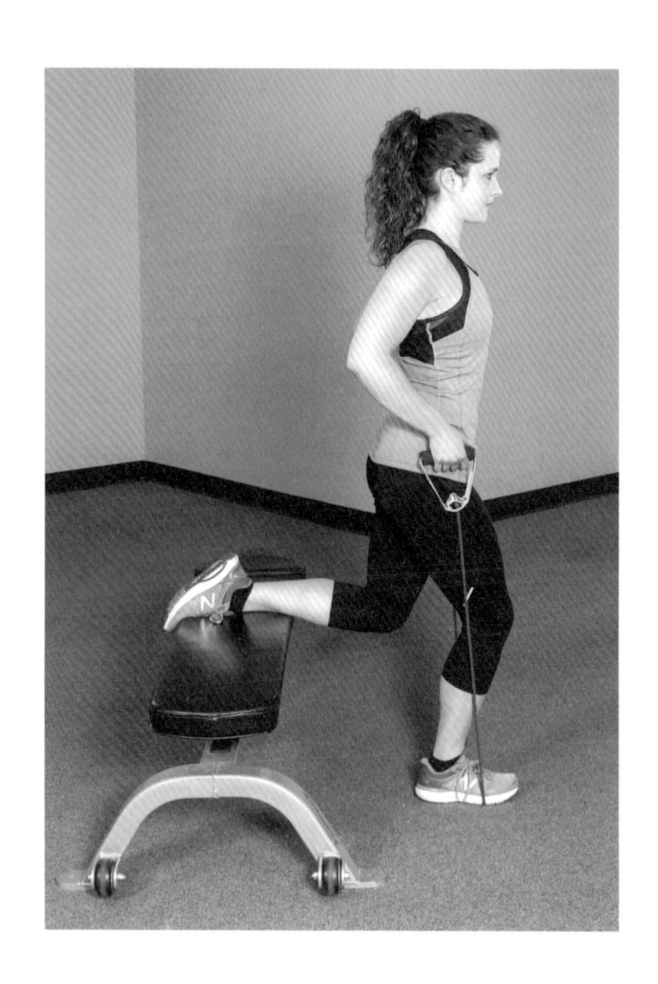

雙腿抗阻力半蹲

目標肌群：髖伸肌群、股四頭肌、小腿肌群

雙腳踩住一條長彈力帶的中段，將彈力帶兩端從身體後方繞過肩膀，雙手從身體前方分別抓住彈力帶一端。進行半蹲動作，過程中眼睛要直視前方，軀幹儘可能不要朝前彎曲。慢慢地返回至起始位置。

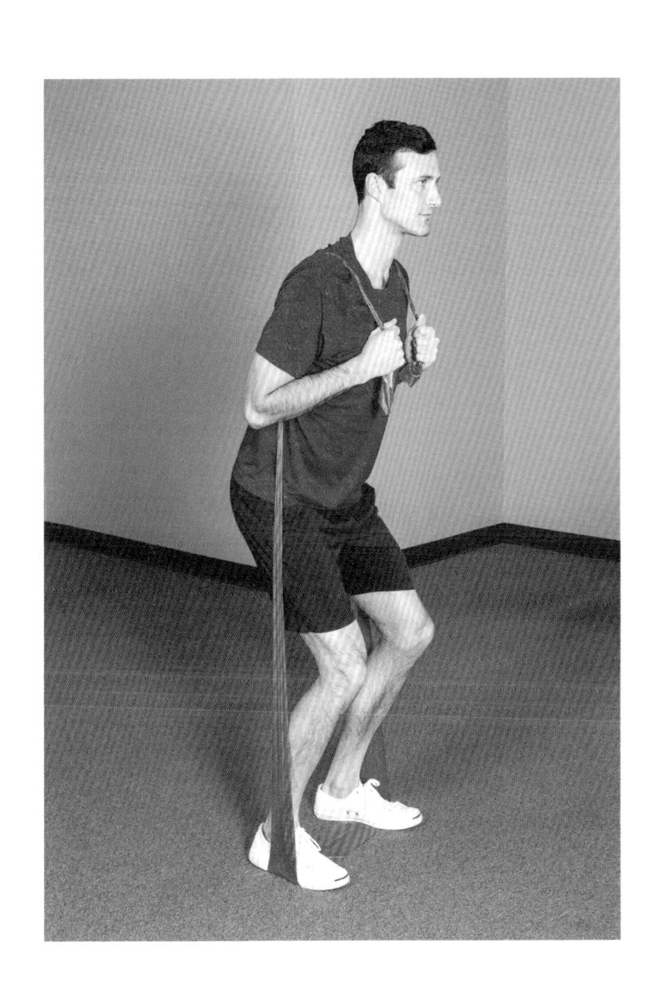

13-6 自行車

自行車運動本身就能鍛鍊出非常強健的股四頭肌和小腿後肌，因此早期被認為不太需要額外進行訓練。然而，彈性阻力訓練可以鍛鍊到輔助的肌肉群，讓訓練計劃更加完善，對自行車運動員非常有助益。因為自行車手把位置較低的關係，運動員需要長時間處於軀幹彎曲的狀態，因而對下背部造成壓力。除此之外，身體前傾讓重量落在上臂的姿勢也容易造成上背部和斜方肌緊繃。

彈性阻力訓練是非常好的輔助訓練，讓自行車運動員能鍛鍊到這些區域的肌肉群，有助於改善騎車姿勢和整體肌力發展。下列的基礎訓練可以鍛鍊到肩胛肌群、下背部肌肉以及髖部穩定肌，能讓下半身肌肉獲得充分的刺激。

鑒於自行車運動員需要長時間不斷重複相同動作，建議採行多組訓練，每組反覆 15～25 次，或是以計時的方式，每組 20～30 秒。

基礎訓練

前鋸肌拳擊	第 49 頁
彈力帶聳肩	第 83 頁
彈力帶坐姿划船	第 81 頁
彈力帶橋式	第 104 頁
彈力帶四足跪姿穩定訓練	第 139 頁
彈力帶背部下拉	第 84 頁
彈力帶快速踢腿	第 124 頁
髖關節伸展	第 61 頁
雙手爬牆運動（60～90 度）	第 99 頁

運動模擬訓練

CLX 彈力帶羅馬尼亞硬舉	第 237 頁
抗阻力向前跨越訓練	第 238 頁

CLX 彈力帶羅馬尼亞硬舉

目標肌群：所有下肢肌肉群、核心肌群

身體站立，將 CLX 彈力帶的一端套在大腿上，讓另一端朝向大腿內側，用彈力帶朝外側纏繞腿部一圈，分別繞過膝蓋上方和下方的位置，然後將另一端套在對側腳掌上，讓彈力帶在運動過程中維持強烈張力 (a)。保持軀幹挺直，從腰部往前彎曲，同時腳掌套有彈力帶的那條腿往後伸展，維持單腿站立姿勢並停留一段時間，停留期間盡量保持平衡，身體儘可能保持靜止不動 (b)。返回至起始位置。反覆執行多次，每次停留時間最好能讓身體有力竭的感覺 (例如 20～30 秒)。

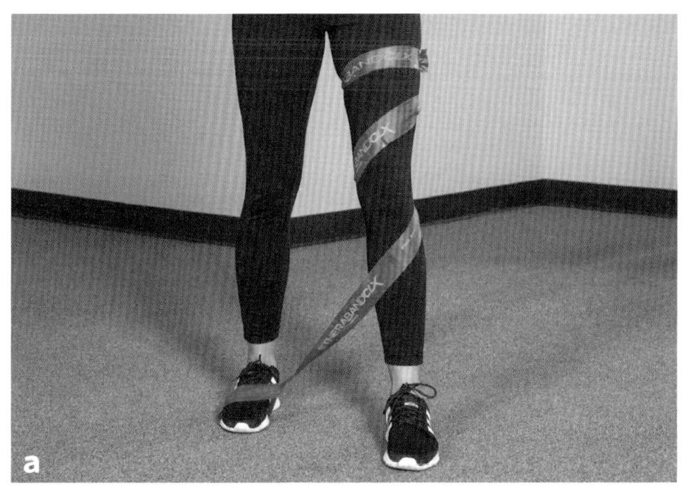
a

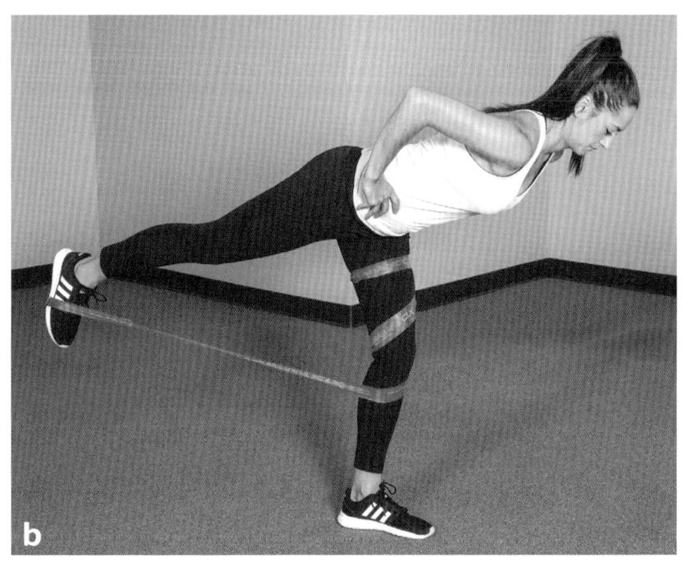
b

抗阻力向前跨越訓練

目標肌群：股四頭肌、腓腸肌、髖屈肌群、臀肌群、核心肌群

將彈力帶固定於腰部高度的堅固物體上，身體背向固定處，讓彈力帶繞過腰部前側。將一隻腳放在高度約 15～20 公分的平台或健身踏板上 (a)。身體抵抗彈力帶的阻力，後腳往前跨越平台並碰觸平台前方的地面 (b)。慢慢地以適度的力道和速度返回至起始位置，然後換另一隻腳放在平台上並重複相同動作。兩腳交替輪流進行，讓肌肉得到均衡的鍛鍊。

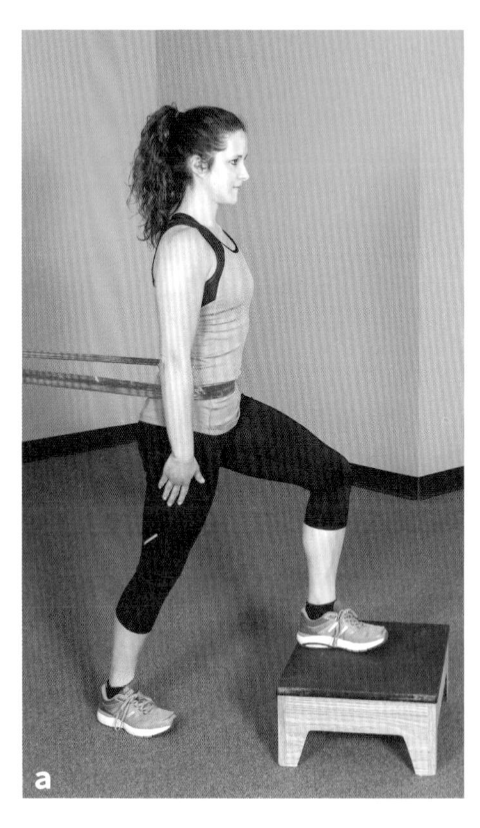
a

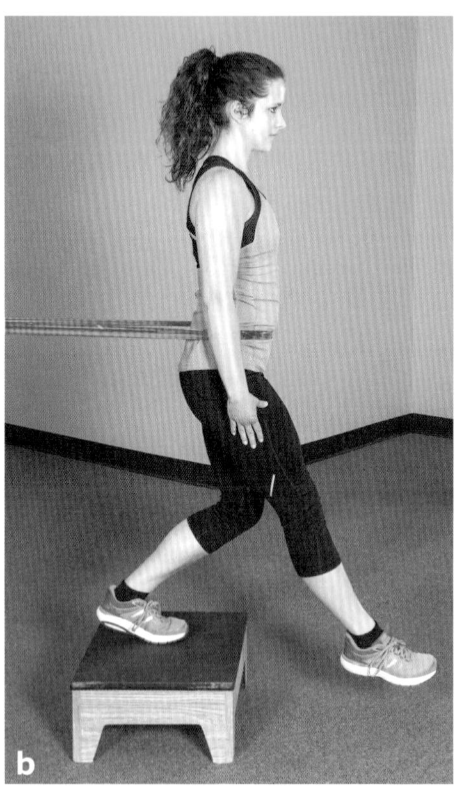
b

14

復健運動

本章旨在提供一般性建議，教導大家如何利用彈性阻力訓練來進行肌肉骨骼損傷的復健，但在進行訓練時請務必小心謹慎。本章提供的建議並非取代復健科醫師、物理治療師或是相關醫療人員的專業評估，而是希望針對一些常見傷害提供有幫助的示範運動教學。這裡介紹的肌力強化運動，利用特定的動作模式搭配適當強度的阻力，有助於改善傷害或症狀。請記住！在進行任何一項訓練時，若關節或受傷區域產生局部疼痛，請不要繼續該項訓練並尋求專業醫療人員的評估或協助。

14-1 在傷處實施彈性阻力訓練復健的原則

想將彈性阻力訓練運用在尚未傷癒或是有傷病史的區域，有一些基本原則必須進一步釐清和討論。彈性阻力訓練的其中一個優點是只需改變拉伸長度或是選用不同阻力級數的彈力帶，很簡單就能調整阻力強度。千萬不要一下子就使用太大的阻力，特別是在鍛鍊受傷區域時。

物理治療師在進行肌肉骨骼傷害復健時，通常會建議患者採取低阻力、高反覆次數的訓練方式。除此之外，要選擇運動過程中不會產生疼痛感以及關節不用移動至末端位置的訓練動作，這樣能讓受傷區域即使無法做全關節活動範圍的運動，還是能促進重要肌肉收縮，達到鍛鍊肌肉的效果。

最後要講的是在進行遠端(遠離身體中線)部位傷害的復健治療時，通常會建議也將近端(靠近身體中線)部位的訓練動作納入復健訓練計劃中。請注意！肌肉骨骼損傷的適當復健方式很少只針對受傷部位做孤立訓練，而會將受傷部位的上下區域都納入復健範圍。這個重要概念被稱為「動力鏈」(kinetic chain)，是進行人體四肢所有部位復健的重要原則。例如，在肩膀或手肘損傷復健計劃中也將訓練肩胛肌群(背部中間)的運動一併納入，便是基於這樣的概念。

14-2 上肢傷害的復健

提升整個上肢動力鏈肌肉系統的肌耐力和肌力，有助於降低上肢部位受傷的風險。其中一個重點就是要讓身體前側肌肉以及肩膀後側和上背部肌肉維持適度的平衡，前者主要的作用是讓身體往前推進和加速；後者則是負責將身體往後拉和讓身體減速。

避免身體前側和後側肌肉失衡，是預防傷害和復健訓練很重要的一環，而彈性阻力訓練是促進肌肉均衡發展很好的健身方式，有助改善身體整體的功能性和動作效率。彈性阻力訓練同時也是兼顧向心收縮(肌肉縮短)和離心收縮(肌肉拉長)的最佳訓練方式。接下來將介紹彈性阻力訓練在肩膀、手肘和手腕常見傷害的預防和復健上的運用。

肩膀傷害

肩關節是全身活動度最大的關節，因此非常依賴肌肉來穩定這個重要的關節，而負責維持穩定的肌群就是旋轉肌袖的幾個組成肌肉。能改善旋轉肌袖肌力以及肩胛肌群(支撐肩胛骨的肌肉)的肌力和肌耐力的運動，通常都能有效治療肩膀傷害，例如旋轉肌袖肌腱炎、肩關節夾擠症候群、肩關節不穩定。除此之外，很多運動員或是運動愛好者在做傳統重量訓練時，經常會忽略旋轉肌袖和肩胛肌群。

下列的訓練動作經常會推薦給因旋轉肌袖受傷而肩膀疼痛的人，成為其復健計畫的重要項目。在做這些訓練動作時建議以低阻力、高反覆次數的方式進行。此外，要避免涉及手臂高舉過頭或是手臂往身體後方伸展或扭轉的動作。雖然運動愛好者經常會利用這類特殊動作來鍛鍊肩膀肌力，但是這類動作也在無形中對旋轉肌袖和穩定肩關節的結締組織造成很大的壓力。

建議訓練動作

側向肩關節外轉	第 48 頁
側向肩關節內轉	第 47 頁
彈力帶坐姿划船	第 81 頁
肩關節外轉合併肩胛骨後縮	第 94 頁
雙肩伸展後縮	第 87 頁
雙手爬牆運動（60～90 度）	第 99 頁
彈力帶肱二頭肌肩高彎舉	第 89 頁
前鋸肌拳擊	第 49 頁

當你覺得這些基礎訓練變得簡單輕鬆時（能熟練掌握並正確完成動作），可以把下列的進階訓練加入基礎計劃裡以提升困難度。

進階訓練

肩關節 90 度外轉	第 97 頁
肩關節 90 度內轉	第 96 頁
肩關節水平外展合併外轉	第 219 頁

手肘傷害

手肘最常見的損傷是俗稱「網球肘」的過度使用傷害。這種傷害發生的主要原因是長期反覆使用手肘，其可能會影響到日常活動和體育運動的表現。這種傷害主要有兩種類型：手肘外側和手肘內側。下列的訓練對手肘復健有幫助，同時涵蓋整個上肢動力鏈。由於網球肘是過度使用造成，因此不建議忍痛進行較高強度或次數頻繁的訓練，因為其可能延緩復原的時間。大多數的網球肘可以藉由休息以及適當治療和訓練而復原。

手肘復健運動的一個特點是去活化穿越手肘的肌肉和肌腱，動作的執行不是靠手肘本身，而是藉助手腕和前臂。下面列出的建議訓練動作有助於治療網球肘。很重要的一點是，無論症狀（疼痛）是發生於手肘外側還是手肘內側，都建議使用以下的訓練動作來提高前臂的肌力和局部肌耐力。

建議訓練動作

腕關節伸展 第 53 頁
腕關節屈曲 第 52 頁
前臂旋前 第 55 頁
前臂旋後 第 54 頁
手腕橈側偏移 第 57 頁
手腕尺側偏移 第 56 頁
彈力帶坐姿划船 第 81 頁
肩關節外轉合併肩胛骨後縮 第 94 頁
側向肩關節外轉 第 48 頁

手腕傷害

手腕部位的肌肉量很少，傷害主要都是因為肌腱發炎，這是因前臂肌肉是以肌腱的形式穿越手腕，支撐腕關節並控制腕關節的活動。重複使用（例如打字、做家事或是運動活動）很容易造成手腕受傷。跟網球肘的治療方式類似，都是藉由手腕和前臂的訓練動作來鍛鍊前臂肌肉，因此手腕復健與手肘復健的建議訓練項目是相同的。能活化手腕周圍的前臂肌肉運動，可以改善手腕的穩定度，亦能強化肘關節的力量和穩定度。針對肩胛肌群和旋轉肌袖（外轉）的運動能有效徵召整個上肢動力鏈，有助於治療此重要區域的損傷。

14-3 下肢傷害的復健

我們針對下肢復健採用的運動會有比較多的孤立訓練，這類訓練通常被稱為開放鏈運動，也就是下肢的末端（腳）不會放在地面、平台或物體上，然後再搭配閉鎖鏈運動，也就是使用彈力帶搭配身體去推的動作，或是讓身體穩穩靠在地面或固定物上。這兩種類型的運動對於活化下半身關鍵肌肉非常重要。本節介紹的訓練動作會把焦點放在下肢動力鏈。

髖部傷害

髖部傷害包括髖部肌肉以及穿越髖關節的肌腱的損傷。髖關節是比肩關節相對穩定許多的關節，但仍然需要良好的肌力和穩定性，才能確保髖關節發揮最佳運作功能。最常見的傷害是發生在跨越髖關節的肌肉：股四頭肌、腿後肌和髖內收肌群（腹股溝）。這些肌肉被稱為雙關節肌肉，因為它們同時跨越髖關節和膝關節。

能改善髖部和核心肌群肌力和穩定性的運動，是任何髖部復健計劃不可或缺的項目。仰躺或側躺的孤立訓練可以鍛鍊到特定的髖部肌肉，而配合自體負重的運動（閉鎖鏈運動），例如弓步蹲或深蹲，能同時鍛鍊到多個肌肉，讓髖關節獲得更全面的強化效果。下列訓練動作能改善導致髖部傷害的髖部無力問題。

建議訓練動作

動作	頁碼
彈力帶蚌式開合	第 108 頁
怪獸行走	第 119 頁
彈力帶側躺提髖	第 107 頁
彈力帶快速踢腿	第 124 頁
髖關節內收	第 63 頁
環形彈力帶橋式	第 105 頁
髖關節伸展	第 61 頁
髖關節內轉和髖關節外轉	第 58-59 頁
雙腿抗阻力半蹲	第 235 頁
彈力帶髖部時鐘繞圈	第 125 頁
腿部伸展	第 173 頁
CLX 彈力帶羅馬尼亞硬舉	第 237 頁
抗阻力向前跨越訓練	第 238 頁

膝蓋傷害

膝蓋傷害可能的原因有韌帶扭傷或斷裂以及軟骨或骨頭損傷。其中最常見的病症之一是與髕骨關節有關的髕骨軟骨軟化症。膝關節必須靠肌肉支撐以穩定髕骨（俗稱膝蓋骨）和股骨末端。此關節是很常見的受傷部位，會影響到日常生活和運動能力。

膝蓋傷害的復健治療有很多種方式，能改善髖部和核心穩定度的運動，是近幾年來經常被建議用來治療大多數膝蓋傷害的方式。傳統方式很常利用訓練股四頭肌的運動來治療膝蓋損傷，但是隨著髖部肌肉能穩定下肢的重要性日漸獲得認識和了解，有必要將能訓練髖部與核心肌群的運動也納入膝蓋復健計劃裡。

建議訓練動作

膝關節末端伸展 第 66 頁
膝關節伸展 第 65 頁
彈力帶前蹲舉 第 116 頁
CLX 彈力帶羅馬尼亞硬舉 第 237 頁
抗阻力向前跨越訓練 第 238 頁
髖關節外展 第 62 頁
怪獸行走 第 119 頁

腳踝傷害

最常見的腳踝傷害是腳踝蹠曲內翻位扭傷，其發生原因是足部過度內翻，導致腳踝外側的重要韌帶扭傷。如果支撐和穩定下肢的肌肉肌力和肌耐力不足，很可能會導致腳踝經常性的受傷。而同樣重要的還有髖部肌肉的肌力，研究顯示髖部肌肉衰弱無力的運動員經常會伴隨慢性踝關節不穩定的問題。這又再度突顯出整個動力鏈的運動對解決腳踝傷害的重要性。

下半身復健運動很重要的其中一環，是利用能夠挑戰身體平衡系統（學術上稱之為本體感覺）的運動。有文獻顯示，腳踝慣性扭傷或甚至是初次扭傷的患者會發生本體感覺改變的情況。在做腳踝和下肢訓練時，建議站在平衡墊上或是在能提高挑戰性的環境中進行，對於促進本體感覺相當有幫助。這個概念也可以應用在髖部、核心肌群和膝蓋訓練上面。本書介紹的許多訓練動作便藉助平衡墊或健身球來挑戰平衡系統，以增加下半身肌肉的訓練強度。

建議訓練動作

踝關節蹠屈 第 68 頁
踝關節背屈 第 67 頁
踝關節內翻 第 69 頁
踝關節外翻 第 70 頁
髖關節外展 第 62 頁
彈力帶快速踢腿運動 第 124 頁
彈力帶蚌式開合 第 108 頁
弓步蹲結合藥球旋轉 第 145 頁
怪獸行走 第 119 頁

14-4 脊椎傷害的復健

能提高肩膀和髖部肌力和穩定性的訓練，最終也會影響到脊椎的穩定性，因此應該納入脊椎復健計劃的一部分。此外，傳統上用於改善核心和肩胛骨穩定度的特定訓練動作，對脊椎傷害復健也有效果。本節要討論如何將彈性阻力應用在上背部和下背部傷害的復健訓練。

上背部和頸部傷害

藉由運動鍛鍊肩胛骨穩定肌群，以及附著點位於頭部、頸部與肩關節的肌肉，可以增加其對頸椎和胸椎的支撐力。人們使用電腦、閱讀、駕駛和進行其它位於身體前方的日常活動時，經常會出現圓肩和頭部前傾的不良姿勢，進而導致這些支撐頭頸部的重要肌肉緊繃。跟本書之前討論過的其它區域傷害類似，建議這個區域受過傷的人可以利用低負荷、高反覆次數的訓練方式去建立肌耐力。在做這些訓練動作時，姿勢和體位的正確與否非常重要。利用鏡子或其它生物反饋儀器會有助於訓練時檢視自己姿勢是否正確。

建議訓練動作

彈力帶聳肩 第 83 頁
鍛鍊頸部穩定肌群 第 159 頁
彈力帶坐姿划船 第 81 頁
彈力帶屈體划船 第 85 頁
肩關節外轉合併肩胛骨後縮 第 94 頁

下背部傷害

下背部傷害是所有年齡層最常見的傷害之一。運動員可能會因為反覆大幅度和用力旋轉而導致下背部受傷，而一般民眾可能因為姿勢不良、腹肌無力、體重過重而傷害到下背部。因此兼具預防和治療該區域傷害的運動會是最有幫助的。這裡介紹的訓練動作除了能改善髖部和核心穩定度，還能強化重要的豎脊肌群與其它分佈於下背部至髖部的重要肌肉，進而提升下背部的穩定度和支撐力。

在做這些訓練動作時，姿勢和脊椎位置的正確性非常重要，本書提供的說明、示範圖片能幫助讀者更容易了解正確訓練的關鍵技巧。在進行下背部的訓練時，一樣建議採取高組數和多反覆次數的訓練原則以提升局部肌耐力。

建議訓練動作

本節介紹的訓練動作和描述說明的目的，是提供一般性建議給想要提升受傷區域肌力和穩定性以改善整體功能性的讀者。切記！這些訓練動作的目的並不是要取代合格醫療專業人員的復健評估或訓練計劃，兩者相輔相成會更有幫助。本章提供的訓練計劃，加上前面介紹過的全身健身訓練，能協助每個人利用隨時隨地可做的彈性阻力運動坐到自我改善。

參考文獻

第 1 章

Aboodarda, S.J., J. George, A.H. Mokhtar, and M. Thompson. 2011. "Muscle Strength and Damage Following Two Modes of Variable Resistance Training." *J Sports Sci Med* 10: 635-642.

Aboodarda, S.J., M.S.A. Hamid, A.M.C. Muhamed, F. Ibrahim, and M. Thompson. 2013. "Resultant Muscle Torque and Electromyographic Activity During High Intensity Elastic Resistance and Free Weight Exercises." *Eur J Sport Sci* 13 (2): 155-163.

Aboodarda, S.J., P.A. Page, and D.G. Behm. 2015. "Eccentric and Concentric Jumping Performance During Augmented Jumps With Elastic Resistance: A Meta-Analysis." *Int J Sports Phys Ther* 10, (6): 839-849.

Aboodarda, S.J., P.A. Page, and D.G. Behm. 2016. "Muscle Activation Comparisons Between Elastic and Isoinertial Resistance: A Meta-Analysis." *Clin Biomech (Bristol, Avon)* 39 (November): 52-61.

Biscarini, A. 2012. "Determination and Optimization of Joint Torques and Joint Reaction Forces in Therapeutic Exercises With Elastic Resistance." *Med Eng Phys* 34 (1): 9-16.

Calatayud, J., S. Borreani, J.C. Colado, F. Martin, and M.E. Rogers. 2014. "Muscle Activity Levels in Upper-Body Push Exercises With Different Loads and Stability Conditions." *Phys Sportsmed* 42 (4): 106-119.

Colado, J.C., and N.T. Triplett. 2008. "Effects of a Short-Term Resistance Program Using Elastic Bands Versus Weight Machines for Sedentary Middle-Aged Women." *J Strength Cond Res* 22 (5): 1441-1448.

Hughes, C.J., K. Hurd, A. Jones, and S. Sprigle. 1999. "Resistance Properties of Thera-Band Tubing During Shoulder Abduction Exercise." *J Orthop Sports Phys Ther* 29 (7): 413-420.

Jakobsen, M.D., E. Sundstrup, C.H. Andersen, P. Aagaard, and L.L. Andersen. 2013. "Muscle Activity During Leg Strengthening Exercise Using Free Weights and Elastic Resistance: Effects of Ballistic Vs Controlled Contractions." *Hum Mov Sci* 32 (1): 65-78.

Sundstrup, E., M.D. Jakobsen, C.H. Andersen, K. Jay, and L.L. Andersen. 2012. "Swiss Ball Abdominal Crunch With Added Elastic Resistance Is an Effective Alternative to Training Machines." *Int J Sports Phys Ther* 7 (4): 372-380.

第 2 章

Hughes, C.J., K. Hurd, A. Jones, and S. Sprigle. 1999. "Resistance Properties of Thera-Band Tubing During Shoulder Abduction Exercise." *J Orthop Sports Phys Ther* 29 (7): 413-20.

Page, P., L. Andersen, J.C. Colado, M. Rogers, M. Voight, and D. Behm. 2019. "The Science of Elastic Resistance Exercise Dosing." *J Perform Health Res* 3 (1): 19-29. In Review.

Page, P., R. Topp, P. Maloney, E. Jaeger, A. Labbe, and G.W. Stewart. 2017. "A Comparison of Resistive Torque Generated by Elastic Resistance and Isotonic Resistance (Abstract)." *J Orthop Sports Phys Ther* 47 (1): A203.

U.S. Department of Health and Human Services. 2018. *Physical Activity Guidelines for Americans.* 2nd ed. Washington, DC: U.S. Department of Health and Human Services.

第3章

Andersen, L.L., J. Vinstrup, M.D. Jakobsen, and E. Sundstrup. 2017. "Validity and Reliability of Elastic Resistance Bands for Measuring Shoulder Muscle Strength." *Scand J Med Sci Sports* 27 (8): 887-894.

Behm, D.G., and K.G. Anderson. 2006. "The Role of Instability With Resistance Training." *J Strength Cond Res* 20 (3): 716-722.

Colado, J.C., X. Garcia-Masso, T.N. Triplett, J. Flandez, S. Borreani, and V. Tella. 2012. "Concurrent Validation of the Omni-Resistance Exercise Scale of Perceived Exertion With Thera-Band Resistance Bands." *J Strength Cond Res* 26 (11): 3018-3024.

Colado, J.C., F.M. Pedrosa, A. Juesas, P. Gargallo, J.J. Carrasco, J. Flandez, M.U. Chupel, A.M. Teixeira, and F. Naclerio. 2018. "Concurrent Validation of the Omni-Resistance Exercise Scale of Perceived Exertion With Elastic Bands in the Elderly." *Exp Gerontol* 103 (March): 11-16.

Colado, J.C., and N.T. Triplett. 2008. "Effects of a Short-Term Resistance Program Using Elastic Bands Versus Weight Machines for Sedentary Middle-Aged Women." *J Strength Cond Res* 22 (5): 1441-1448.

Garber, C.E., B. Blissmer, M.R. Deschenes, B.A. Franklin, M.J. Lamonte, I.M. Lee, D.C. Nieman, D.P. Swain, and Medicine American College of Sports. 2011. "American College of Sports Medicine Position Stand. Quantity and Quality of Exercise for Developing and Maintaining Cardiorespiratory, Musculoskeletal, and Neuromotor Fitness in Apparently Healthy Adults: Guidance for Prescribing Exercise." *Med Sci Sports Exerc* 43 (7): 1334-1359.

Reibe, D., ed. 2018. *ACSM's Guidelines for Exercise Testing and Prescription.* 10th ed. Philadelphia: Wolters Kluwer.

Topp, R., A. Mikesky, and K. Thompson. 1998. "Determinants of Four Functional Tasks Among Older Adults: An Exploratory Regression Analysis." *J Orthop Sports Phys Ther* 27 (2): 144-153.

U.S. Department of Health and Human Services (HHS). 2018. *Physical Activity Guidelines for Americans.* 2nd ed. Washington, DC: U.S. Department of Health and Human Services. Available online: https://health.gov/PAGuidelines

第5章

Andersen, L.L., C.A. Saervoll, O.S. Mortensen, O.M. Poulsen, H. Hannerz, and M.K. Zebis. 2011. "Effectiveness of Small Daily Amounts of Progressive Resistance Training for Frequent Neck/Shoulder Pain: Randomised Controlled Trial." *Pain* 152 (2): 440-446.

Brandt, M., M.D. Jakobsen, K. Thorborg, E. Sundstrup, K. Jay, and L.L. Andersen. 2013. "Perceived Loading and Muscle Activity During Hip Strengthening Exercises: Comparison of Elastic Resistance and Machine Exercises." *Int J Sports Phys Ther* 8 (6): 811-819.

Hopkins, J.T., C.D. Ingersoll, M.A. Sandrey, and S.D. Bleggi. 1999. "An Electromyographic Comparison of 4 Closed Chain Exercises." *J Athl Train* 34 (4): 353-357.

Jakobsen, M.D., E. Sundstrup, C.H. Andersen, T. Bandholm, K. Thorborg, M.K. Zebis, and L.L. Andersen. 2012. "Muscle Activity During Knee-Extension Strengthening Exercise Performed With Elastic Tubing and Isotonic Resistance." *Int J Sports Phys Ther* 7 (6): 606-616.

Jakobsen, M.D., E. Sundstrup, C.H. Andersen, R. Persson, M.K. Zebis, and L.L. Andersen. 2014. "Effectiveness of Hamstring Knee Rehabilitation Exercise Performed in Training Machine Vs. Elastic Resistance: Electromyography Evaluation Study." *Am J Phys Med Rehabil* 93 (4): 320-327.

Reinold, M.M., K.E. Wilk, G.S. Fleisig, N. Zheng, S.W. Barrentine, T. Chmielewski, R.C. Cody, G.G. Jameson, and J.R. Andrews. 2004. "Electromyographic Analysis of the Rotator Cuff and Deltoid Musculature During Common Shoulder External Rotation Exercises." *J Orthop Sports Phys Ther* 34 (7): 385-394.

Serner, A., M.D. Jakobsen, L.L. Andersen, P. Holmich, E. Sundstrup, and K. Thorborg. 2014. "EMG Evaluation of Hip Adduction Exercises for Soccer Players: Implications for Exercise Selection in Prevention and Treatment of Groin Injuries." *Br J Sports Med* 48 (14): 1108-1114.

Thigpen, C.A., D.A. Padua, N. Morgan, C. Kreps, and S.G. Karas. 2006. "Scapular Kinematics During Supraspinatus Rehabilitation Exercise: A Comparison of Full-Can Versus Empty-Can Techniques." *Am J Sports Med* 34 (4): 644-652.

Willett, G.M., J.B. Paladino, K.M. Barr, J.N. Korta, and G.M. Karst. 1998. "Medial and Lateral Quadriceps Muscle Activity During Weight-Bearing Knee Extension Exercise." *J Sport Rehabil* 7: 248-257.

第 6 章

Calatayud, J., S. Borreani, J.C. Colado, F. Martin, and M.E. Rogers. 2014. "Muscle Activity Levels in Upper-Body Push Exercises With Different Loads and Stability Conditions." *Phys Sportsmed* 42 (4): 106-119.

Choi, W.J., T.L. Yoon, S.A. Choi, J.H. Lee, and H.S. Cynn. 2017. "Different Weight Bearing Push-Up Plus Exercises With and Without Isometric Horizontal Abduction in Subjects With Scapular Winging: A Randomized Trial." *J Bodyw Mov Ther* 21 (3): 582-588.

Decker, M.J., R.A. Hintermeister, K.J. Faber, and R.J. Hawkins. 1999. "Serratus Anterior Muscle Activity During Selected Rehabilitation Exercises." *Am J Sports Med* 27 (6): 784-791.

Hintermeister, R.A., G.W. Lange, J.M. Schultheis, M.J. Bey, and R.J. Hawkins. 1998. "Electromyographic Activity and Applied Load During Shoulder Rehabilitation Exercises Using Elastic Resistance." *Am J Sports Med* 26 (2): 210-220.

Iversen, V.M., P.J. Mork, O. Vasseljen, R. Bergquist, and M.S. Fimland. 2017. "Multiple-Joint Exercises Using Elastic Resistance Bands Vs. Conventional Resistance-Training Equipment: A Cross-Over Study." *Eur J Sport Sci* 17 (8): 973-982.

Reinold, M.M., K.E. Wilk, G.S. Fleisig, N. Zheng, S.W. Barrentine, T. Chmielewski, R.C. Cody, G.G. Jameson, and J.R. Andrews. 2004. "Electromyographic Analysis of the Rotator Cuff and Deltoid Musculature During Common Shoulder External Rotation Exercises." *J Orthop Sports Phys Ther* 34 (7): 385-394.

Witt, D., N. Talbott, and S. Kotowski. 2011. "Electromyographic Activity of Scapular Muscles During Diagonal Patterns Using Elastic Resistance and Free Weights." *Int J Sports Phys Ther* 6 (4): 322-332.

第 7 章

Berry, J.W., T.S. Lee, H.D. Foley, and C.L. Lewis. 2015. "Resisted Side Stepping: The Effect of Posture on Hip Abductor Muscle Activation." *J Orthop Sports Phys Ther* 45 (9): 675-682.

Colado, J.C., and N.T. Triplett. 2008. "Effects of a Short-Term Resistance Program Using Elastic Bands Versus Weight Machines for Sedentary Middle-Aged Women." *Strength Cond Res* 22 (5): 1441-1448.

Cordova, M.L., L.S. Jutte, and J.T. Hopkins. 1999. "EMG Comparison of Selected Ankle Rehabilitation Exercises." *J Sport Rehabil* 8 (3): 209-218.

Hintermeister, R.A., M.J. Bey, G.W. Lange, J.R. Steadman, and C.J. Dillman. 1998. "Quantification of Elastic Resistance Knee Rehabilitation Exercises." *J Orthop Sports Phys Ther* 28 (1): 40-50.

Hoogenboom, B.J., A. Stinson, A. Huyser, and M. Suter. 2018. "2D Video Analysis of the Effects of Theraband CLX Neuromuscular Exercises on Overhead Deep Squat: An Observational Cohort Study." *J Perform Health Res* 2 (1): 27-39.

Hopkins, J.T., C.D. Ingersoll, M.A. Sandrey, and S.D. Bleggi. 1999. "An Electromyographic Comparison of 4 Closed Chain Exercises." *J Athl Train* 34 (4): 353-357.

Iversen, V.M., P.J. Mork, O. Vasseljen, R. Bergquist, and M.S. Fimland. 2017. "Multiple-Joint Exercises Using Elastic Resistance Bands Vs. Conventional Resistance-Training Equipment: A Cross-Over Study." *Eur J Sport Sci* 17 (8): 973-982.

Kang, M.H., J.H. Jang, T.H. Kim, and J.S. Oh. 2014. "Effects of Shoulder Flexion Loaded by an Elastic Tubing Band on Emg Activity of the Gluteal Muscles During Squat Exercises." *J Phys Ther Sci* 26 (11): 1787-1789.

Reinold, M.M., K.E. Wilk, G.S. Fleisig, N. Zheng, S.W. Barrentine, T. Chmielewski, R.C. Cody, G.G. Jameson, and J.R. Andrews. 2004. "Electromyographic Analysis of the Rotator Cuff and Deltoid Musculature During Common Shoulder External Rotation Exercises." *J Orthop Sports Phys Ther* 34 (7): 385-394.

Selkowitz, D.M., G.J. Beneck, and C.M. Powers. 2013. "Which Exercises Target the Gluteal Muscles While Minimizing Activation of the Tensor Fascia Lata? Electromyographic Assessment Using Fine-Wire Electrodes." *J Orthop Sports Phys Ther* 43 (2): 54-64.

Spracklin, K.F., D.C. Button, and I. Halperin. 2018. "Looped Band Placed Around Thighs Increases EMG of Gluteal Muscles Without Hindering Performance During Squatting." *J Perform Health Res* 1 (1): 60-71.

Sundstrup, E., M.D. Jakobsen, C.H. Andersen, T. Bandholm, K. Thorborg, M.K. Zebis, and L.L. Andersen. 2014. "Evaluation of Elastic Bands for Lower Extremity Resistance Training in Adults With and Without Musculo-Skeletal Pain." *Scand J Med Sci Sports* 24 (5): e353-e359.

第 8 章

Gottschall, J.S., J. Mills, and B. Hastings. 2013. "Integration Core Exercises Elicit Greater Muscle Activation Than Isolation Exercises." *J Strength Cond Res* 27 (3): 590-596.

Sundstrup, E., M.D. Jakobsen, C.H. Andersen, K. Jay, and L.L. Andersen. 2012. "Swiss Ball Abdominal Crunch With Added Elastic Resistance Is an Effective Alternative to Training Machines." *Int J Sports Phys Ther* 7 (4): 372-380.

Vinstrup, J., E. Sundstrup, M. Brandt, M.D. Jakobsen, J. Calatayud, and L.L. Andersen. 2015. Core Muscle Activity, Exercise Preference, and Perceived Exertion During Core Exercise With Elastic Resistance Versus Machine." *Scientifica* 2015 (403068): 1-6.

第 10 章

Garber, C.E., B. Blissmer, M.R. Deschenes, B.A. Franklin, M.J. Lamonte, I.M. Lee, D.C. Nieman, D.P. Swain, and Medicine American College of Sports. 2011. "American College of Sports Medicine Position Stand. Quantity and Quality of Exercise for Developing and Maintaining Cardiorespiratory, Musculoskeletal, and Neuromotor Fitness in Apparently Healthy Adults: Guidance for Prescribing Exercise." *Med Sci Sports Exerc* 43 (7): 1334-1359.

作者簡介

菲爾·佩奇(Phil Page) 博士

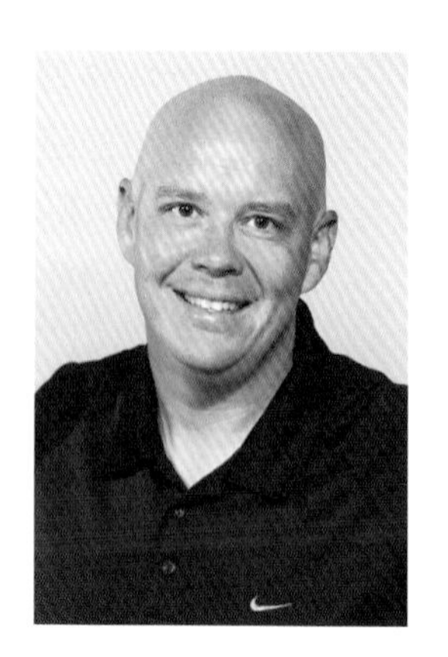

擁有運動學博士學位以及物理治療師(PT)、運動傷害防護師(ATC)、運動訓練師(LAT)、肌力與體能訓練專家(CSCS)等多項專業證照,同時還擔任 Performance Health 公司(TheraBand、Biofreeze 與 Cramer 等品牌的製造商)所屬之臨床教育與研究單位的全球總監,並且也是方濟各大學(Franciscan University)物理治療博士班的兼職講師以及美國杜蘭大學(Tulane University)醫學院骨科臨床講師。他在路易斯安那州立大學修習物理治療,並在密西西比州立大學取得運動生理學碩士學位,然後再回到路易斯安那州立大學拿到運動學博士學位。佩奇博士獲頒美國體育物理治療學會的終身卓越教育獎,並擔任研究委員會主席,同時也是美國運動醫學學會資深會員(FACSM)。

佩奇博士臨床研究的主要方向包括肌肉失衡與骨骼肌肉疼痛的關係,以及能提升健康體適能的體能活動推廣,特別是慢性疾病管理。他是《體能健康研究期刊》(Journal of Performance Health Research)主編、《運動物理治療國際期刊》(International Journal of Sports Physical Therapy)編輯委員會成員,同時也是國家諮詢委員會的成員。

佩奇博士針對各種主題在全世界舉辦多次演講與研討會。他發表超過一百項文獻,其中包括三本書。他曾經參與路易斯安那州立大學和杜蘭大學的體育教學課程,亦與新奧爾良聖人隊、西雅圖海鷹隊和美國田徑運動奧林匹克選拔賽合作過。他與妻子及四個孩子目前定居於美國路易斯安那州。

托德·埃倫貝克（Todd S. Ellenbecker）博士

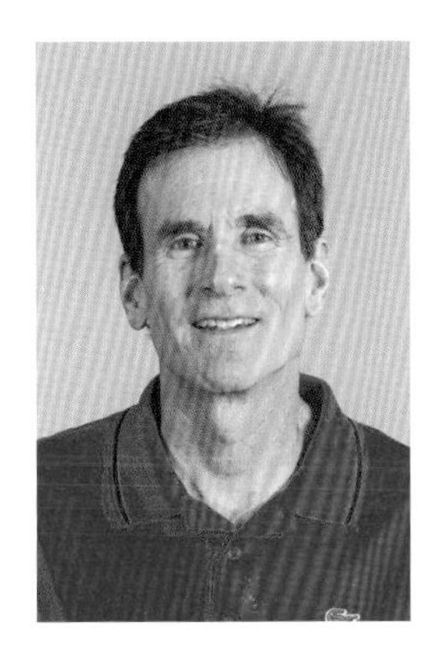

擁有理工碩士與物理治療臨床博士（DPT）學位。其從事物理治療師工作超過 30 年，在 2018 年 8 月加入位於美國亞利桑納州斯科茨代爾的「Rehab Plus Sports Therapy」物理治療診所。他擔任 ATP 世界巡迴賽醫療服務團隊的副總經理，也是 TheraBand 研究諮詢委員會（TRAC）的成員。他取得的專業證照包括美國物理治療協會（APTA）的運動臨床專家（SCS）、骨科臨床專家（OSC）和美國國家肌力與體能協會（NSCA）的肌力與體能訓練專家（CSCS）。他亦是美國職業網球協會（USPTA）認證的網球教學專家。

埃倫貝克取得威斯康辛大學物理治療學士學位、亞利桑那州立大學運動生理學碩士學位和 MGH 健康職業學院的物理治療博士學位。他擁有豐富的專業知識，並曾獲頒許多獎項，包括美國國家肌力與體能協會 2003 年度運動醫學專業獎以及 2007 年度運動物理治療領域的羅恩・佩頓獎（Ron Peyton Award）。2008 年，他也獲得國際網球名人堂的山繆・哈迪獎（Samuel Hardy Award）。

他是《美國運動醫學期刊》（American Journal of Sports Medicine）的審稿委員，任職於三個編輯委員會，參與過 15 本書、75 篇專書論文和超過 55 篇科學期刊同儕評鑑文章的撰寫或編輯。埃倫貝克與妻子蓋兒目前定居於美國亞利桑那州。

MEMO